中国医学科技发展报告2020

The 2020 Annual Report of Medical Science and Technology Development in China

中国医学科学院 编著

科学出版社

北京

内 容 简 介

《中国医学科技发展报告 2020》是该系列报告的第十一本。延续往年内容,在报告中对我国 2020 年医学科技发展政策环境、医学科技投入产出、医学科技创新基地建设情况进行了系统阐述,邀请专业领域内的院士、教授级专家对 2020 年我国在肿瘤领域、心血管疾病领域、呼吸系统疾病领域、精神医学领域、妇产科领域、免疫学领域、药学领域、生物医药领域、公共卫生等领域所取得的研究进展及主要成果进行了总结与分析,同时增加了由中国医学科学院组织领域专家与情报研究团队共同评选的 40 项"2020 年度中国重要医学进展"的解读,其中 12 项为新冠肺炎防治重要医学进展。

本书具有权威性、全面性和客观性,可供所有想要了解中国医学科技发展情况的读者,特别是各级行政人员、政策和管理研究人员、科技工作者参考。

图书在版编目(CIP)数据

中国医学科技发展报告 2020/中国医学科学院编著. —北京: 科学出版社, 2021.12
   ISBN 978-7-03-071163-2

   Ⅰ. ①中… Ⅱ. ①中… Ⅲ. ①医学–技术发展–研究报告–中国–2020
Ⅳ. ①R-12

中国版本图书馆 CIP 数据核字(2021)第 268771 号

责任编辑:李 悦 刘 晶 / 责任校对:郑金红
责任印制:吴兆东 / 封面设计:陈 敬

科 学 出 版 社 出版
北京东黄城根北街 16 号
邮政编码:100717
http://www.sciencep.com

北京九州迅驰传媒文化有限公司 印刷
科学出版社发行 各地新华书店经销
*

2021 年 12 月第 一 版 开本:787×1092 1/16
2021 年 12 月第一次印刷 印张:13 1/2
字数:347 000
定价:198.00 元
(如有印装质量问题,我社负责调换)

《中国医学科技发展报告 2020》编委会

目　录

第一章　中国医学科技发展环境

一、医学科技发展政策环境

孙晓北　殷　环

中国医学科学院医学信息研究所

随着经济发展和人民生活水平普遍提高，人们对健康的需求与日俱增。党中央、国务院高度重视人民健康。党的十八届五中全会明确做出推进健康中国建设的决策部署，从统筹推进"五位一体"总体布局和协调推进"四个全面"战略布局出发，对未来一段时期发展卫生与健康事业、更好地维护和增进人民健康做出了制度性安排。2016 年 8 月召开的全国卫生与健康大会提出了新形势下卫生与健康工作方针，对推进健康中国建设做出了部署。2015 年党的十八届五中全会把建设"健康中国"上升为国家战略，2016年 10 月，中共中央、国务院发布《"健康中国 2030"规划纲要》。继互联网产业之后，"大健康"产业成为中国经济的新引擎，将成为"十三五"时期引领我国经济发展的新增长点。为实现健康中国的宏伟目标，中国政府把人民健康放在优先发展的战略地位，在经济社会发展规划中突出健康目标，在公共政策制定实施中向健康倾斜，在财政投入上着力保障健康需求。

为深入贯彻落实《国家创新驱动发展战略纲要》《"健康中国 2030"规划纲要》等一系列重大决策，推进《关于全面推进卫生与健康科技创新的指导意见》《关于加强卫生与健康科技成果转移转化工作的指导意见》等系列政策，在全社会营造卫生与健康科技创新的氛围，国家制定了一系列相关政策，涉及激发各类创新主体、布局高水平创新基地平台和重大项目工程、加强临床医学研究体系与能力建设、推动中医药科技创新、构建开放协同的科技创新网络、提高疾病防治能力、促进科技成果转移转化等多个方面。

2020 年卫生健康方面的政策绝大部分围绕新冠肺炎疫情防控方面，包括封闭措施、市场管理、遗体处理等，较少涉及科技和宏观层面，仅有微观领域的一些政策。本文对2020 年出台的卫生健康科技政策进行了梳理，以下为其中重要的几项。

（一）《中华人民共和国基本医疗卫生与健康促进法》正式公布实施

《中华人民共和国基本医疗卫生与健康促进法》（以下简称《基本医疗卫生与健康促进法》）于 2019 年 12 月 28 日由第十三届全国人民代表大会常务委员会第十五次会议审议通过，自 2020 年 6 月 1 日起施行。该法的公布施行，是贯彻党的十九大和十九届四中全会精神，推进卫生与健康领域治理体系和治理能力现代化的重要举措。《基本医疗卫生与健康促进法》总结了我国医药卫生体制改革的经验，就落实党中央、国务院在基本医疗卫生与健康促进方面的战略部署作出了顶层的、制度性的、基本的安排，是我国卫生与健康领域的第一部基础性、综合性法律，对于推动我国卫生与健康领域法治建设，在卫生与健康工作中落实全面依法治国方略具有基础性和全局性的作用；对于构建中国特色基本医疗卫生制度，全方位、全周期保障人民健康，推进健康中国建设具有重要意义。《基本医疗卫生与健康促进法》明确了我国医疗卫生与健康事业应当坚持以人民为中心，为人民健康服务，规定了医疗卫生事业应当坚持公益性原则，确立了健康优先发展的战略地位，强调健康理念融入各项政策，体现了卫生与健康工作理念从"以治病为中心"到"以人民健康为中心"的转变，是我国医药卫生事业的核心。

《基本医疗卫生与健康促进法》分为总则、基本医疗卫生服务、医疗卫生机构、医疗卫生人员、药品供应保障、健康促进、资金保障、监督管理、法律责任、附则共 10 章。在科技与教育方面，《基本医疗卫生与健康促进法》明确指出，国家加强医学基础科学研究，鼓励医学科学技术创新，支持临床医学发展，促进医学科技成果的转化和应用，推进医疗卫生与信息技术融合发展，推广医疗卫生适宜技术，提高医疗卫生服务质量；国家发展医学教育，完善适应医疗卫生事业发展需要的医学教育体系，大力培养医疗卫生人才；国家大力发展中医药事业，坚持中西医并重、传承与创新相结合，发挥中医药在医疗卫生与健康事业中的独特作用。同时，鼓励和支持医疗卫生与健康促进领域的对外交流合作。

针对基本医疗卫生服务，《基本医疗卫生与健康促进法》明确了国家实行预防接种制度，加强职业健康保护，建立传染病防控制度、慢性非传染性疾病防控与管理制度，建立健全突发事件卫生应急体系、院前急救体系。国家发展妇幼保健事业、老年人保健事业、残疾预防和残疾人康复事业、精神卫生事业，推进基本医疗服务实行分级诊疗制度、基层医疗卫生机构实行家庭医生签约服务。

针对健康促进，《基本医疗卫生与健康促进法》明确了国家建立疾病和健康危险因素监测、调查和风险评估制度，建立科学、严格的食品、饮用水安全监督管理制度，建立营养状况监测制度；大力开展爱国卫生运动；推进全民健康信息化；加强重点人群健康服务；完善公共场所卫生管理制度；采取措施，减少吸烟对公民健康的危害。

（二）强能力、补短板、调布局，全面加强公共卫生防控救治能力建设

为全面贯彻习近平总书记系列重要指示批示精神，落实党中央、国务院决策部署，聚焦新冠肺炎疫情暴露的公共卫生特别是重大疫情防控救治能力短板，调整优化医疗资源布局，提高平战结合能力，强化中西医结合，深入实施爱国卫生运动，集中力量加强能力建设，补齐短板弱项，构筑起保护人民群众健康和生命安全的有力屏障。国家发展改革委、国家卫生健康委、国家中医药局制定了《公共卫生防控救治能力建设方案》，方案任务包括疾病预防控制体系现代化建设、全面提升县级医院救治能力、健全完善城市传染病救治网络、改造升级重大疫情救治基地、推进公共设施平战两用改造 5 部分。疾病预防控制体系现代化建设目标为全面改善疾控机构设施设备条件，实现每省至少有一个达到生物安全三级（P3）水平的实验室，每个地级市至少有一个达到生物安全二级（P2）水平的实验室，具备传染病病原体、健康危害因素和国家卫生标准实施所需的检验检测能力；在全面提升县级医院救治能力方面，建设目标适应县城城镇化补短板需要，

适度超前规划布局，重点改善 1 所县级医院（含县中医院）基础设施条件，充分发挥县级医院龙头作用，辐射带动县域内医疗服务能力整体提升，筑牢疫情救治第一道关口；在健全完善城市传染病救治网络方面，以"平战结合、分层分类、高效协作"为原则，构建分级、分层、分流的城市传染病救治网络，直辖市、省会城市、地级市要建有传染病医院或相对独立的综合性医院传染病区，实现 100%达标，作为区域内重大疫情中西医结合诊治、医护人员培训的主体力量，人口较少的地级市指定具备条件的三级综合性医院作为传染病定点收治医院；改造升级重大疫情救治基地，建设目标依托综合实力强，特别是感染性疾病、呼吸、重症等专科优势突出的高水平医院（含中医医院），按照人口规模、辐射区域和疫情防控压力，结合国家应急队伍建设，每省份建设 1～3 所重大疫情救治基地，承担危重症患者集中救治和应急物资集中储备任务，能够在重大疫情发生时快速反应，有效提升危重症患者治愈率、降低病亡率；推进公共设施平战两用改造，借鉴方舱医院和人防工程改造经验，提高大型体育场馆、展览馆（会展中心）等公共设施建设标准，在相关设施新建或改建过程中充分考虑应急需求，完善场地设置、通风系统、后勤保障设计，预留管道、信息等接口和改造空间，具备快速转化为救治和隔离场所的基本条件。

（三）强化医疗机构感染防控各项措施，最大限度降低院内感染发生风险

为贯彻落实常态化疫情防控工作中"外防输入、内防反弹"的工作要求，国务院应对新冠肺炎疫情联防联控机制综合组印发《关于落实常态化疫情防控要求进一步加强医疗机构感染防控工作的通知》（以下简称《通知》），进一步强化医疗机构感染防控的各项措施，最大限度降低院内感染发生风险，巩固来之不易的防控成果。

《通知》从 7 个方面对进一步加强医疗机构感染防控工作提出了具体要求。一是充分认识院内感染防控面临的严峻形势，要求各地深入贯彻落实党中央关于常态化疫情防控工作的部署要求，持续强化医院感染管理，落实细化医疗机构内感染防控的各项工作措施；二是严格落实发热门诊管理要求，要求压实医疗机构发热门诊的"前哨"责任，对新冠肺炎疑似或确诊患者，应当按照有关规定迅速报告和隔离，及时转入定点医院进一步诊断治疗；三是加强患者收入院管理，要求医疗机构严格执行本地人民政府关于"四类人员"相关管理要求，制定疫情期间患者入院筛查流程，有条件的可以设置过渡（缓冲）病房，降低潜在院内交叉感染风险；四是加强病房管理，制定严格的陪护、探视制度，鼓励医疗机构实施视频探视，对必须陪护或探视的，严格限制人员数量和时间，并做好个人防护及体温检测、健康状况和信息登记等工作；五是强化新冠病毒核酸检测，要求各地加强医疗机构实验室建设，尽快提高新冠病毒核酸检测能力，医疗机构要按照"应检尽检、愿检尽检"的原则，开展新冠病毒核酸检测，及时发现院内感染的风险并实施精准管控；六是严格落实标准预防规定，要求医疗机构加强诊疗环境的通风管理和清洁消毒处置，医务人员做好个人防护，并根据诊疗操作的风险高低进行额外防护；七是开展院内感染风险排查整顿，要求各级各类医疗机构对感染防控重点部门、重点环节，以及感染防控的基础设施、基本流程逐一进行梳理，抓紧排查、补齐短板。卫生健康行政部门要对医疗机构院内感染防控工作进行督导检查，进一步强化医疗机构感染防控工作。

（四）加强职业病防治技术支撑体系建设，加快推进职业健康治理体系和治理能力现代化

职业病防治技术支撑体系是公共卫生体系的重要组成部分，是政府履行职业病防治职责、用人单位落实职业病防治主体责任和维护劳动者职业健康的重要保障。为加快推进职业健康治理体系和治理能力现代化，按照国家卫生健康委等 10 部门《关于印发尘肺病防治攻坚行动方案的通知》的要求，国家卫生健康委制定、出台了《关于加强职业病防治技术支撑体系建设的指导意见》，包括总体要求、完善职业病防治技术支撑体系的布局、加快推进职业病防治技术支撑体系建设、保障措施 4 个方面内容，目标到 2025年，健全完善国家、省、市、县四级并向乡镇延伸的职业病防治技术支撑体系，基础设施、人才队伍和学科建设进一步加强，监测评估、工程防护、诊断救治等技术支撑能力进一步提升，满足新时期职业病防治工作的需要。

在完善职业病防治技术支撑体系的布局方面，主要包括：以疾病预防控制机构、职业病防治院（所、中心）为主干，完善"国家、省、市、县"四级职业病监测评估技术支撑网络；充分利用卫生健康系统内外技术资源，构建"国家—行业（领域）—省"的职业病危害工程防护技术支撑网络；充分发挥职业病专科医院、综合医院的作用，构建"国家—省—市"并向重点县区、乡镇延伸的职业病诊断救治技术支撑网络；支持职业卫生及放射卫生技术服务机构、职业健康检查机构、职业病诊断机构、化学品毒性鉴定机构及有关康复机构参与技术支撑，支持条件较好的企业依托现有技术力量设立职业病防治技术支撑机构，支持高等院校、科研院所、企事业单位、行业学会协会、基金会等社会团体增强技术支撑力量。

在加快推进职业病防治技术支撑体系建设方面。要求各级卫生健康行政部门要研究确定技术支撑的依托单位及其具体任务，指导技术支撑机构加强组织机构和人才队伍建设、加强基础设施建设、加强职业病危害工程防护和治理能力建设、提升职业病危害因素检测检验能力、提升职业健康检查和职业病诊断及救治的技术支撑能力、提升政策研究和科研能力、提升信息化和大数据管理水平、加强国际交流与合作。

为增强指导意见的针对性和实效性，还配套印发了《职业病监测评估技术支撑机构建设推荐标准》《职业病危害工程防护技术支撑机构建设推荐标准》《职业病诊断救治技术支撑机构建设推荐标准》三个附件。

（五）加强新形势下卫生健康统计工作，反映真实情况，做好决策支撑

卫生健康统计工作是反映卫生健康发展现状、进程和规律的重要基础性工作，对宏观决策、行业治理和服务社会具有重要支撑作用。为贯彻落实党中央、国务院有关决策部署，进一步加强新形势下卫生健康统计工作，国家卫生健康委根据《中华人民共和国统计法》及《中华人民共和国统计法实施条例》《关于深化统计管理体制改革提高统计数据真实性的意见》《统计违纪违法责任人处分处理建议办法》《防范和惩治统计造假、弄虚作假督察工作规定》等法律法规及有关规定，在广泛听取国家统计局、卫生健康委

有关单位、各省级卫生健康委及有关专家和一线统计人员意见建议的基础上，研究制定了《国家卫生健康委关于加强卫生健康统计工作的指导意见》（以下简称《指导意见》）。

《指导意见》主要包括总体要求、主要任务、组织保障三个部分的内容。总体要求提出力争到 2025 年，实现卫生健康统计调查体系、队伍建设、数据资源、方式方法日臻完备，统计数据真实性、准确性、完整性不断增强，统计工作法制化、规范化、信息化水平明显提高，有效支撑卫生健康事业高质量发展。到 2030 年，建立健全科学治理、权威统一、创新驱动、安全高效的统计工作体系，为实施健康中国战略提供重要支持。主要任务一是健全统计调查体系，适应卫生健康工作职能拓展需要，科学设置统计指标，修订完善统计调查制度，加快建立基本单位名录库，整合统计信息闭环，推动统计工作以治病为中心转向以健康为中心；二是突出统计工作重点，包括支撑实施健康中国战略、服务公共卫生安全管理、加强医改监测评估、完善全国生命登记管理制度、推进健康服务业和健康产业核算、做好其他新增领域统计工作；三是规范统计过程管理，包括依法规范项目管理、逐级强化数据质控、推进信息发布共享；四是转变统计方式方法，包括创新技术应用、优化顶层设计、减轻基层负担；五是强化统计分析应用，包括加强决策支撑、促进监管服务、支持学术研究。

（六）2019 年我国卫生健康事业发展统计公报

2020 年 6 月，国家卫生健康委发布《2019 年我国卫生健康事业发展统计公报》（以下简称《公报》）。从卫生资源、医疗服务、基层卫生服务、中医药服务、病人医药费用、疾病控制与公共卫生、妇幼卫生与健康老龄化、食品安全与卫生监督等不同方面，通过系统、详细的统计数据展示了新一轮医改 10 年后，我国国民健康水平及卫生健康事业发生的一系列变化。

《公报》开篇统计数据显示，2019 年我国居民人均预期寿命为 77.3 岁、孕产妇死亡率 17.8/10 万、婴儿死亡率 5.6‰，较前三年的数据，均有不同程度的改善。截至 2019 年年底，我国医疗卫生机构总数为 1 007 545 个，比去年增加 10 112 个，其中医院 34 354 个，基层医疗卫生机构 954 390 个，专业公共卫生机构 15 924 个。截至 2019 年年底，我国医疗卫生机构床位已达 880.7 万张，其中，医院 686.7 万张（占 78.0%）、基层医疗卫生机构 163.1 万张（占 18.5%）、专业公共卫生机构 28.5 万张（占 3.2%），与上一年相比，总床位数增加 40.3 万张，医院床位增加 34.7 万张，基层医疗卫生机构床位增加 4.8 万张，专业公共卫生机构床位增加 1.1 万张。2019 年，我国医院每千人口医疗卫生机构床位数已达到 6.3 张，已超过全球高收入国家每千人口病床数 4.1 张的标准；同期，我国卫生人员总数达 1292.8 万人，比去年增加 62.8 万人（增长 5.1%）；2019 年，我国卫生总费用达 65 195.9 亿元，占 GDP 百分比为 6.58%，近三年，卫生总费用占比呈现出小幅增长。2019 年，我国医疗卫生机构总诊疗数达 87.2 亿人次，其中，医院 38.4 亿人次（占总比 44.0%），基层医疗卫生机构 45.3 亿人次（占总比 52.0%），其他医疗卫生机构 3.5 亿人次（占总比 4.0%），总诊疗人次比去年增加 4.1 亿人次（增幅 4.9%），医疗卫生机构入院人数为 26 596 万人（较去年增加 1 143 万人，增幅 4.5%），年住院率为 19.0%。

《公报》中，疾病控制与公共卫生统计数据显示，2019 年，我国甲、乙类传染病报告发病 307.2 万例，报告死亡 24 981 人。报告发病数居前五位的分别为病毒性肝炎、肺结核、梅毒、淋病和猩红热，占甲乙类传染病报告发病总数的 91.1%。报告死亡数居前五位的分别为艾滋病、肺结核、病毒性肝炎、狂犬病和流行性出血热，占甲、乙类传染病报告死亡总数的 99.6%。全国甲、乙类传染病报告发病率为 220.0/10 万，死亡率为 1.8/10 万。

（七）加快推进医联体建设，实现网格化布局管理，完善分级诊疗制度

2020 年 7 月 9 日，国家卫生健康委与国家中医药管理局联合印发《医疗联合体管理办法（试行）》（以下简称《办法》），加快推进医联体建设，逐步实现医联体网格化布局管理。按照党中央、国务院决策部署，国家卫生健康委将医疗联合体建设作为构建分级诊疗制度的重要抓手加快推进，会同国家中医药管理局启动城市医联体和县域医共体建设试点，在全国 118 个城市、567 个县推进紧密型医联体、医共体建设，逐步实现医联体网格化布局管理。截至 2019 年年底，全国组建城市医疗集团 1408 个，县域医疗共同体 3346 个，跨区域专科联盟 3924 个，面向边远贫困地区的远程医疗协作网 3542 个，另有 7840 家社会办医疗机构加入医联体。国家卫生健康委梳理了医联体建设试点工作情况，总结提炼各地典型经验，形成医联体管理规范性文件，这对于推动医联体持续规范发展、构建分级诊疗制度具有重要意义。

《办法》总则明确了医联体发展的指导思想和基本原则：一是坚持政府主导。城市医疗集团和县域医共体建设应当坚持政府主导，根据区域医疗资源结构布局和群众健康需求实施网格化管理；二是坚持政府办医主体责任不变，切实维护和保障基本医疗卫生事业的公益性；三是坚持医疗、医保、医药联动改革，引导医联体内建立完善分工协作与利益共享机制；四是应当坚持以人民健康为中心，引导优质医疗资源下沉，推进疾病预防、治疗、管理相结合，逐步实现医疗质量同质化管理。同时，城市医疗集团和县域医共体实施网格布局管理，要按照"规划发展、分区包段、防治结合、行业监管"的原则加以规划、布局、建设；发挥地市级医院和县级医院以及代表区域医疗水平医院的牵头作用，同时鼓励中医医院牵头组建各种形式的医联体。

设区的地市和县级卫生健康行政部门制定本区域医联体建设规划，根据地缘关系、人口分布、群众就医需求、医疗卫生资源分布等因素，将服务区域划分为若干个网格，整合网格内医疗卫生资源，组建由三级公立医院或者代表辖区医疗水平的医院牵头，其他若干家医院、基层医疗卫生机构、公共卫生机构等为成员的医联体。原则上，每个网格由一个医疗集团或者医共体负责，为网格内居民提供疾病预防、诊断、治疗、营养、康复、护理、健康管理等一体化、连续性医疗卫生服务。《办法》明确要求充分调动社会办医参与的积极性，鼓励社会力量办医疗机构按照自愿原则参加医联体。

在落实急慢分治方面，《办法》要求医联体内各医疗机构应当严格落实自身功能定位，落实急慢分治要求。牵头医院应当逐步减少常见病、多发病、病情稳定的慢性病患者比例，主动将急性病恢复期患者、术后恢复期患者及危重症稳定期患者及时转诊至下级医疗机构继续治疗和康复，为患者提供疾病诊疗—康复—长期护理连续性服务。

《办法》要求城市医疗集团和县域医共体应当落实防治结合要求，做到防治服务并重。医联体内医院会同公共卫生机构指导基层医疗卫生机构落实公共卫生职能，注重发挥中医治未病的优势作用，推进疾病三级预防和连续管理，共同做好疾病预防、健康管理和健康教育等工作。

此外，《办法》还对医联体发挥对基层的辐射带动作用、专科联盟建设、远程协作医疗网络建设、对医联体的评估、绩效考核等进行了阐述和要求。

（八）全面规范我国人体器官移植技术临床应用，促进我国人体器官移植事业健康发展

2006 年 6 月，卫生部印发《肝脏、肾脏、心脏、肺脏移植技术管理规范》，对规范我国人体器官移植技术临床应用发挥了重要作用。随着我国器官捐献与移植事业的不断深入，此文件已不能完全适应当前的人体器官捐献与移植高质量发展的需要，加之近年来胰腺、小肠移植手术的发展愈发成熟，2006 年的文件尚未包含相关内容。2019 年国家卫生健康委启动了对《肝脏、肾脏、心脏、肺脏移植技术管理规范》的修订工作，并且增加了胰腺、小肠移植技术管理规范内容。新印发的《人体器官移植技术临床应用管理规范（2020 年版）》（以下简称《管理规范 2020》）是我国开展人体肝脏、肾脏、心脏、肺脏、胰腺、小肠等 6 种人体器官移植技术的基本要求，包括医疗机构、人员、技术管理、培训管理等方面内容。

在对医疗机构的要求中，《管理规范 2020》中取消了开展人体器官移植技术的医疗机构等级限制。同时，加强了医疗机构人体器官移植技术临床应用管理的要求：一是明确医疗机构需具有符合规定的人体器官移植临床应用与伦理委员会；二是对医疗机构人体器官移植技术管理的制度建设及规范开展提出要求；三是对开展人体器官移植技术的场地、设备和设施要求进行细化，并进一步明确了开展肝脏、肾脏、心脏、肺脏、胰腺、小肠等人体器官移植技术还应分别具备的条件。在对人员要求方面，《管理规范 2020》中取消了人体器官移植医师相关手术例数要求；明确人体器官移植技术临床应用应当由经省级卫生健康行政部门或军队卫生部门认定的人体器官移植医师开展，并对医疗机构开展相关移植项目的人体器官移植医师数量提出了具体要求；增加了对脑死亡判定技术人员及移植数据网络直报人员的相关要求。技术管理要求方面，《管理规范 2020》中取消了应在相关专业诊疗规范中进行规定的人体捐献器官保存过程中冷缺血时间等非技术管理类要求，及医疗机构开展人体器官移植手术例数要求。调整了部分人体器官移植手术术前必查项目；进一步强化了医疗机构的主体责任，对医疗机构内人体器官移植医师准入、移植手术实施、伦理审查程序、移植质量管理等提出具体要求。明确规范使用中国人体器官分配与共享计算机系统（COTRS），术后 72 小时内完成相关数据上报。

《人体器官移植技术临床应用管理规范（2020 年版）》的出台，将进一步规范和加强人体器官移植技术临床应用管理，对促进我国人体器官移植事业健康发展、保障医疗质量和医疗安全发挥重要作用。

（九）构建科学、规划的移植技术医疗质量控制指标体系，促进医疗质量持续改进

质量控制指标体系是医疗质量管理与控制体系的重要组成部分。构建科学、规范的医疗质量控制指标体系对加强科学化、精细化医疗质量管理，促进医疗质量持续改进具有重要意义。近年来，国家卫生健康委陆续制定印发了一批单病种和临床专业质量控制

指标，对促进相关专业的医疗质量管理工作发挥了重要作用。

在组织、制定质量控制指标体系时，指标遴选体现了以下几个方面的特点：一是科学性，根据相关技术和诊疗过程关键环节遴选指标，充分考虑指标的监测价值、敏感度和导向作用；二是规范性，参照国际通行做法，对指标的定义、计算公式、意义进行了明确界定，对部分指标进行了补充说明，防止出现误解、误读；三是可操作性，充分考虑指标相关信息的可获得性，并对指标进行了统一编码，便于行业交流和信息统计，适合各级卫生健康行政部门、质量控制组织和相关移植医院在管理工作中应用。《国家卫生健康委办公厅关于印发肝脏、肾脏、心脏、肺脏移植技术医疗质量控制指标（2020年版）的通知》要求，相关移植医院要结合自身实际情况，充分利用相关指标开展器官移植质量管理工作，不断提升管理的科学化、精细化、规范化水平。

（十）进一步充实完善医疗质量管理与控制指标体系，规范临床诊疗行为

质量控制指标体系是医疗质量管理与控制体系的重要组成部分。构建科学、规范的医疗质量控制指标体系对加强科学化、精细化医疗质量管理，促进医疗质量持续改进具有重要意义。

近年来，国家卫生健康委制定印发了《三级综合医院医疗质量管理与控制指标（2011年版）》、多项国家限制类技术质量控制指标和单病种质量控制指标，对促进相关专业的医疗质量管理工作发挥了重要作用。为进一步充实完善医疗质量管理与控制指标体系，加强医疗质量管理，规范临床诊疗行为，促进医疗服务的标准化、同质化，国家卫生健康委在前期工作的基础上，组织制定了《药事管理和护理专业医疗质量控制指标（2020年版）》，要求各级各类医疗机构要充分利用相关质量控制指标开展质量管理工作，不断提升医疗质量管理的科学化和精细化水平。各省级卫生健康行政部门和相关专业质量控制中心要加强对辖区内医疗机构的培训和指导，采用信息化手段加强指标信息收集、分析和反馈，指导医疗机构持续改进医疗质量。

（十一）充分发挥信息化在疫情监测分析、促进人员安全有序流动等方面的重要支撑作用

为充分发挥信息化在支撑疫情监测分析、创新诊疗模式、提升服务效率、促进人员安全有序流动等方面的作用，国家卫生健康委印发《关于做好信息化支撑常态化疫情防控工作的通知》，指导各地利用信息化手段支撑常态化疫情防控工作。文件分22条，从强化疫情监测预警，支持疫情防控工作；完善健康通行码政策标准，推动人员安全有序流动；推广疫情期间线上服务经验，大力发展"互联网+医疗健康"；拓展"互联网+政务"服务，推动政务信息共享和"一网通办"；推进信息化新型基础设施建设，加快建立应急指挥系统；强化网络安全工作，切实保障个人信息和网络安全六方面，对信息化支撑常态化疫情防控工作进行了部署、指导。

（十二）进一步加强新冠肺炎疫情常态化防控过程中的实验室生物安全监督管理

2020年7月，为落实国务院应对新冠肺炎疫情联防联控机制《关于做好新冠肺炎疫情常态化防控工作的指导意见》要求，确保疫情防控期间实验室生物安全，防范发生次生灾害，国家卫生健康委印发《关于在新冠肺炎疫情常态化防控中进一步加强实验室生物安全监督管理的通知》（以下简称《通知》），就做好实验室生物安全监督管理工作提出要求。

《通知》从 4 个方面对进一步加强实验室生物安全监督管理提出具体要求。一是严格执行新型冠状病毒实验活动管理要求。强调新型冠状病毒（以下简称新冠病毒）按照第二类病原微生物进行管理，要求各地卫生健康行政部门应当要求生物安全实验室严格按照防护要求开展相关实验活动。二是做好实验室生物安全服务保障和规范管理。要求各地卫生健康行政部门做好检测实验室备案管理工作，压实实验室设立单位主体责任。三是加强新冠病毒毒株及相关样本管理。要求各地卫生健康行政部门依法依规严格管理新冠病毒毒株和相关样本，确保安全。提出对"应检尽检"和"愿检尽检"人员检测样本进行区别管理。"应检尽检"人员检测样本严格按照高致病性病原微生物样本管理；"愿检尽检"人员检测样本，经样本运出单位生物安全专家委员会进行风险评估后，可按照普通样本管理。四是加强实验室生物安全监管。要求各省级卫生健康行政部门切实加强组织领导，提升实验室生物安全监管能力，按照属地化、分级分类的原则开展实验室生物安全监管工作，强化新冠病毒实验活动监督检查。

二、医学科研投入

李　玲

中国医学科学院医学信息研究所

科研投入的持续增加是支撑科技创新发展的重要基础。2020 年，受新冠肺炎疫情的影响，全球经济发展遭受重创，而全球科技领域的创新活动却在严峻的市场环境下蓬勃发展。在各国抗击新冠肺炎疫情的工作中，大数据、人工智能、生命科学等科技应用助力各国的疫情防控。

当前，人民对健康生活的需求不断提升，卫生健康事业在国家战略中的地位也愈显突出。在新冠肺炎疫情防控常态化背景下，人民群众多层次、多样化的健康需求还会持续快速增长，国家对医学科技创新也将提出更高要求。医学科技工作者要肩负起历史责任，在构建国家医学科技创新体系、引领推动健康产业发展、构建人类卫生健康共同体上做出贡献，不断向科学技术广度和深度进军，为"面向人民生命健康"提供强有力的科技支撑。

（一）国家科技重大专项

1."重大新药创制"科技重大专项

"重大新药创制"科技重大专项实施十余年来，科研人员集中攻关、产出了一批重大标志性成果，实现了重点领域的跨越式发展，提升了我国的自主创新能力，取得了显著的经济社会效益。

第一，重大品种研发成果显著。专项实施以来，获得新药证书的重大品种累计 139 个，其中 1 类新药 44 个，数量是专项实施前的 8 倍。

第二，初步建成国家药物创新技术体系。专项实施过程中布局建设了一系列技术平台。初步建成了以科研院所和高校为主的源头创新，以企业为主的技术创新，上中下游紧密结合、政产学研用深度融合的网格化创新体系，自主创新能力显著提升。

第三，积极推进中药现代化。专项大力推动了中药大品种技术改造与临床再评价，提升中药生产技术和质量控制水平，加快中药国际化步伐。专项支持的 32 个中药品种获得新药证书，48 个品种获得临床批件。

第四，新药研发和产业国际化步伐加快。专项支持的超过 280 个通用名药物已通过欧美注册，29 个品种在欧美发达国家获批上市，23 个制剂品种及 4 个疫苗产品通过了世界卫生组织（WHO）预认证，近百个新药相继开展欧美临床试验，一批自主研制新药及高端制剂走向国际。

第五，促进医药产业稳步发展。在新药创制专项带动下，我国医药工业累计实现主营业务收入 25 840 亿元，同比增长 12.7%；累计实现利润总额 3364.5 亿元，同比增长 10.9%。我国百亿规模以上医药企业数量由专项实施前的 2 家增至 17 家，逐步形成以京津冀、环渤海、长三角、珠三角等地区相对集中、各具特色的生物医药产业集群，加速区域经济发展和产业转型升级。

"重大新药创制"科技重大专项现进入收官冲刺阶段。新药创制专项瞄准国家战略目标，聚焦人民的健康和医疗需求，不断研制出老百姓"用得上、用得起"的好药、新药，进一步提升了人民群众的获得感，助力健康中国战略的实施。

2. "艾滋病和病毒性肝炎等重大传染病防治"科技重大专项

"艾滋病和病毒性肝炎等重大传染病防治"科技重大专项以完善国家传染病防控科技支撑体系，全面提升我国传染病的诊、防、治水平为目标，通过核心技术突破和关键技术集成，使我国传染病科学防控自主创新能力达到国际先进水平，为有效应对重大突发疫情、保持艾滋病低流行水平、乙肝向中低流行水平转变、肺结核新发感染率和病死率降至中等发达国家水平，提供了强有力的科技支撑。专项实施以来，在突发急性传染病防控方面重点部署，投入 28 亿元支持 170 项科研项目，针对严重危害人民健康的重大疾病，集成优势资源，加强协同攻关，在保障和改善民生、促进产业发展、支撑服务医改、应对突发疫情等方面发挥了重要作用。

第一，传染病专项强化技术体系建设、突发急性传染病应对能力得到跨越式提升。初步建立了 72 小时内鉴定 300 种已知病原的检测技术体系及未知病原的筛查技术体系，在病原监测预警、检测、确证和患者应急救治等方面突破了一批关键技术，为有效应对近年来甲型 H1N1 流感、H7N9 流感、中东呼吸综合征、埃博拉出血热等重大突发疫情发挥了重要支撑作用，实现从被动应付疫情到主动应对威胁的重大转变。

第二，突破一批三病（艾滋病、病毒性肝炎和结核病）诊防治关键技术，为降低三病发病率和病死率提供科技支撑。在艾滋病方面，人类免疫缺陷病毒核酸筛查试剂实现国产,将检测窗口期从 28 天缩短到 7 天以内,大大降低输血传播风险;推广实施综合强化干预技术方案,使我国艾滋病单阳家庭配偶间艾滋病传播减少了 62%;基于国产药物优化一线治疗方案使治疗费用降低了 79%。在乙肝方面,优化乙肝疫苗免疫接种策略,大大降低接种无应答率及低应答率,提高母婴阻断率,5 岁以下儿童乙肝表面抗原携带率降至 1%以下;优化重型乙型肝炎治疗方案,将急性、亚急性重型肝炎病死率由 88.1%降至 21.1%,慢性重型肝炎病死率由 84.6%降至 56.6%。在结核病方面,产出一系列诊断试剂,使结核分枝杆菌检测时间由 4~8 周缩短至 6 小时以内,痰液中结核分枝杆菌的检出率由 25%提高到 50%以上。

第三,自主创新能力显著增强,为重大传染病科技事业可持续发展奠定基础。建立并完善了一批具备国际竞争力的技术平台,在三病领域,强化基础研究与临床诊治的结合,传染病防控科技综合支撑能力显著提高;在突发急性传染病防控方面,建立完善了病原体检测、监测预警、动物实验、生物安全、产品研发和评价等技术平台;在新发传染病病原学、病原体结构生物学等方面取得了一批国际领先成果;聚集、培养了一大批领军骨干人才和青年英才,专业人才队伍得到快速发展。专项实施以来,共获得国家级科技奖励 21 项,其中包括国家最高科学技术奖 1 项。

该专项大大提升了我国应对季节性流感及其他突发疫情防控中的监测预警、诊断和治疗的科技创新能力,为维护人民身体健康、社会稳定、经济可持续发展提供了强有力保障。

第一,流感监测预警能力大幅提升。实验室监测技术能够在临床病例和病原识别、预警,以及发现其流行规律等方面发挥基础性的作用。在传染病专项的支持下,我国建立了多种监测和检测网络平台,对季节性流感流行强度和病毒变异进行不间断地实时监测,及时预警,为我国流感防控提供了科学依据。

建立了各种亚型的流感病毒标准化的监测和检测技术平台,构建了结合计算机和生物信息技术的预测预警技术平台,将基因分析技术进一步普及,在人感染 H5N1 禽流感、甲型 H1N1 流感、人感染 H7N9 禽流感防控工作中提供了实验室检测、疫情报告等技术支撑,为疫情应对发挥了重要作用。在国际上首次发现并报道了高致病性 H7N9 禽流感病毒可以导致人的感染和死亡,首次阐明该疫情的流行病学特征和规律,发现活禽市场是 H7N9 禽流感的源头,从而及时关闭活禽市场,迅速控制疫情,实现了精准防控,为我国控制 H7N9 禽流感的传播与流行做出了重大贡献。同时系统阐明了 H5N6 禽流感病毒的演化规律,为疫苗研制和疫情防控提供了科学依据。

通过科研与疾控相结合的症候群病原谱实验室监测网络,为传染病监测从单病种零散监测、被动监测向多病原综合监测、主动监测奠定了技术基础和能力。建立了具有自主知识产权的信息网络传输分析系统,摆脱了对国外核心分析技术的依赖,为形成我国传染病流行病学监测和实验室监测相结合的新模式奠定了技术基础,已在多起暴发疫情溯源、预警中发挥了作用。建立了应用于传染病症候群实验室监测系统的病原监测和分析技术体系,促进了我国重大突发、新发传染病的病原识别、检测、复核、鉴定与应对水平的提高,使得我国传染病病原学监测技术与监测能力达到世界先进水平。各网络实验室开展的监测与检测技术研究,在重大突发传染病疫情防控中发挥了重要作用,为早期发现疫情和鉴定病原提供了科技支撑。

第二，病原体检测确证能力不断增强。通过专项实施，使我国传染病检测技术和诊断试剂在前沿性、集成性、系统性和标准化等方面明显缩小了与国际先进水平的差距。建立了72小时内筛查检测300种已知病原和4~5小时内完成常见病原体现场检测等多种综合检测方法与体系，突破了一批国际前沿水平的防控技术。建立了多项具有自主知识产权并投入实际应用的诊断基础技术，在国际同类先进成果中实现并跑，部分技术达到领跑水平。

我国科学家在国际上首次发现新型重配H7N9禽流感病毒能突破种属屏障导致人的感染和死亡，病原发现后 2 天内成功研发 H7N9 禽流感病毒快速检测试剂，检测试剂研发成功之后 72 小时内下发到全国各级疾控中心和临床机构，使我国迅速具备了 H7N9 流感检测能力，为及时采取有效的临床治疗和疫情防控提供了技术保障，还可以帮助早期发现病人和确诊病人采取措施。通过与世界卫生组织全球共享H7N9禽流感检测技术，为全球流感防控做出了重要贡献。世界卫生组织在《人感染 H7N9 禽流感防控联合考察报告》中评述："中国对 H7N9 禽流感疫情的风险评估和循证应对可作为今后类似事件应急响应的典范"。

第三，优化临床救治方案显著降低病死率。在专项支持下，开展了突发急性传染病病例临床救治技术研究，尤其是针对严重呼吸道传染病疫情，建立了病例重症化预测指标体系、临床救治新技术、救治路径和指南。探索了"李氏人工肝"、抗病毒治疗技术应用于重症甲型流感治疗，建成临床电子数据采集系统，纳入突发严重急性呼吸道传染病病例，建成突发急性呼吸道传染病样本管理系统库，搭建了多学科的联合诊治平台，培训了临床救治专家队伍，提高了突发急性传染病重症病例临床救治水平。通过对我国流感毒株开展的耐药研究，发现敏感药物，为流感的抗病毒临床治疗提供了科学依据。

在流感的中医药防治方面，总结了季节性流感、甲型流感、人感染 H7N9 等病毒感染的中医证候与传变规律，开展甲型流感重症、危重症及高危人群的研究，在国内首先制定了甲型流感重症、危重症及高危人群中医药救治方案，为临床决策与救治提供了技术支持。

第四，疫苗应急研发及储备能力显著提高。专项在新发传染病疫苗应急储备技术方面也一直持续部署。中国疾病预防控制中心病毒所国家流感中心成为世界卫生组织任命的全球第五家，也是发展中国家首家流感参比和研究合作中心。在"程序不减少、标准不降低"的原则下，从世界卫生组织获得可直接用于疫苗生产用毒株到正式获得生产批准，仅用 87 天，为应对重大新发突发传染病提供了快速研发疫苗新技术平台，使我国成为全球最早批准生产甲型 H1N1 流感疫苗的国家。通过分离季节性流感病毒并进行抗原性分析、全基因组序列分析，为世界卫生组织推荐流感疫苗株提供了科学依据，成功研制了我国首个 H7N9 病毒疫苗种子株，打破了我国流感疫苗株必须依赖国际提供的局面，提升了我国流感疫苗研发能力和水平。

重大专项在"十三五"期间，聚焦重大传染病的防控急需，服务国家战略目标和现实需求，聚焦标志性成果，优化调整技术路线，加大对专项成果的梳理凝练和推广应用，确保为实现有效防控重大传染病的国家目标提供了强有力的科技支撑。

（二）国家重点研发计划

2020 年，国家重点研发计划项目中，生物医药领域共涉及 11 项专项，分别为"数字诊疗装备研发""干细胞及转化研究""蛋白质机器与生命过程调控""精准医学研究""生物安全关键技术研发""生物医用材料研发与组织器官修复替代""生殖健康及重大出生缺陷防控研究""重大慢性非传染性疾病防控研究""合成生物学""中医药现代化研究""主动健康和老龄化科技应对"。其中，9 项专项均有立项，中央经费投入 16.15 亿元，各专项项目数及资助经费见表 1。

表 1 2020 年国家重点研发计划项目中生物医药类专项投入情况

序号	专项名称	经费总额/亿元
1	数字诊疗装备研发	0.84
2	干细胞及转化研究	2.40
3	蛋白质机器与生命过程调控	2.23
4	精准医学研究	—
5	生物安全关键技术研发	0.38
6	生物医用材料研发与组织器官修复替代	0.05
7	生殖健康及重大出生缺陷防控研究	—
8	重大慢性非传染性疾病防控研究	—
9	合成生物学	3.8
10	中医药现代化研究	0.5
11	主动健康和老龄化科技应对	5.95
	总计	16.15

数据来源：中华人民共和国科学技术部

1. 数字诊疗装备研发

数字诊疗装备研发专项旨在抢抓健康领域新一轮科技革命的契机，按照全链条部署、一体化实施的原则，以早期诊断、精确诊断、微创治疗、精准治疗为方向，以多模态分子成像、大型放疗设备等 10 个重大战略性产品为重点，系统加强核心部件和关键技术攻关，重点突破一批引领性前沿技术，协同推进检测技术提升、标准体系建设、应用解决方案、示范应用评价研究等工作，加快推进我国医疗器械领域创新链与产业链的整合，促进我国数字诊疗装备整体进入国际先进行列。

2020 年部署新型呼吸机及其核心部件研发、智能化重症监护医用系统研发等任务方向，国拨经费总概算约 0.5 亿元；在关键核心部件/集成电路/元器件/原材料问题攻关、前沿与共性技术创新、重大产品研发指南方向设置定向择优项目，国拨经费总概算约为 0.34 亿元。

2. 干细胞及转化研究

干细胞及转化研究试点专项是根据《国家中长期科技发展规划纲要（2006—2020

年)》部署和国务院《关于深化中央财政科技计划（专项、基金等）管理改革的方案》的安排率先设立的国家重点研发计划专项。2020 年，该专项国拨总经费约 2.40 亿元。

3. 蛋白质机器与生命过程调控

蛋白质机器与生命过程调控专项为提升我国蛋白质研究水平并推动应用转化，围绕我国经济与社会发展的重大战略需求和重大科技问题，结合国际蛋白质研究的前沿发展趋势，开展战略性、基础性、前瞻性研究，增强我国蛋白质机器研究的核心竞争力，产出一批国际领先、具有长远影响的标志性工作，实现重点领域对国际前沿的引领，在原创性基础和理论研究中取得突破，为人口健康、生物医药、农业与环境、生物安全等领域提供理论支持和技术方法支撑。

2020 年专项国拨总经费 1.98 亿元，另支持一个定向委托项目，国拨总经费约 0.25 亿元。

4. 生物安全关键技术研发

生物安全关键技术研发专项重点针对人与动植物等新发突发传染病疫情、外来生物入侵、实验室生物安全，以及人类遗传资源和特殊生物资源流失等国家生物安全关键领域，开展科技攻关，推动我国生物安全科技支撑能力达到国际先进水平。

2020 年专项国拨经费约为 0.38 亿元。

5. 生物医用材料研发与组织器官修复替代

生物医用材料研发与组织器官修复替代专项旨在面向国家发展大健康产业和转变经济发展方式对生物医用材料的重大战略需求，把握生物医用材料科学与产业发展的趋势和前沿，抢抓生物医用材料革命性变革的重大机遇，充分利用我国生物医用材料科学与工程研究方面的基础和优势，以新型骨骼-肌肉系统、心血管系统材料、植入器械及高值医用耗材为重点，开发一批新产品，突破一批关键技术，培育一批具有国际竞争力的高集中度多元化生产的龙头企业及创新团队，构建我国新一代生物医用材料产业体系，引领生物医用材料产业技术进步，为我国生物医用材料产业跻身国际先进行列提供科技支撑。

2020 年专项在前沿创新产品开发方向设置定向委托项目，国拨经费约为 0.05 亿元。

6. 重大慢性非传染性疾病防控研究

重大慢性非传染性疾病防控研究专项聚焦恶性肿瘤、慢性阻塞性肺疾病（慢阻肺）、糖尿病和神经精神疾病等重大慢病，突出解决重大慢病防控中的瓶颈问题，重点突破一批重大慢病防治关键技术，搭建重大慢病研究公共平台，建立健全重大慢病研究体系和创新网络，为加快重大慢病防控技术突破、控制医疗费用增长、促进技术合理规范应用、降低医疗和社会负担，以及遏制重大慢病发病率、死亡率居高不下的局面提供积极有效的科技支撑。

2020 年专项在恶性肿瘤筛查方案优化与评价方向设置项目。

7. 合成生物学

合成生物学专项总体目标是针对人工合成生物创建的重大科学问题，围绕物质转化、生态环境保护、医疗水平提高、农业增产等重大需求，突破合成生物学的基本科学问题，构建几个实用性的重大人工生物体系，创新合成生物前沿技术，为促进生物产业创新发展与经济绿色增长等作出重大科技支撑。

2020 年专项围绕基因组人工合成与高版本底盘细胞、人工元器件与基因线路、人工细胞合成代谢与复杂生物系统、使能技术体系与生物安全评估等任务部署项目，国拨经费约为 3.8 亿元。

8. 中医药现代化研究

中医药现代化研究专项为了突出中医药的优势特色，继承与创新相结合，充分利用现代科技，加强中医原创理论创新及中医药的现代传承研究，加快中医四诊客观化、中医"治未病"、中药材生态种植、中药复方精准用药等关键技术突破，制定一批中医药防治重大疾病和疑难疾病的临床方案，开发一批中医药健康产品，提升中医药国际科技合作层次，加快中医药服务的现代提升和中医药大健康产业的发展。

2020 年在任务"中药资源保障"的"中药材生态种植及安全性保障"方向部署项目，支持经费约 0.5 亿元。

9. 主动健康和老龄化科技应对

主动健康和老龄化科技应对专项聚焦"以健康为中心"的战略转变和"健康老龄化"的战略需求，以主动健康为导向，以健康失衡状态的动态辨识、健康风险评估与健康自主管理为主攻方向，重点突破人体健康状态量化分层、健康信息的连续动态采集、健康大数据融合分析、个性化健身技术、老年健康支持技术与产品等难点和瓶颈问题，开发一批主动健康促进关键技术和产品，引领构建新型健康感知、辨识、干预与管理技术体系，发展适合我国国情的科技养老服务标准及评价体系，建立示范推广基地与模式；为促进健康保障转型升级，构建养老、康复、护理、医疗一体化的老年服务体系，加快培育新型健康产业提供积极的科技支撑。

2020 年专项在主动健康关键技术和产品研发、老年常见疾病防控和康复护理技术研究，以及主动健康和老年服务科技示范与应用推广方面部署任务，国拨经费约 4.25 亿元；在主动健康关键技术和产品研发、主动健康和老年服务科技示范与应用推广及主动健康服务技术方面设置定向委托项目，国拨经费约 1.7 亿元。

目前"精准医学研究"项目和"生殖健康及重大出生缺陷防控研究"项目无公开数据获取来源。

国家科技重大专项和国家重点研发计划实施以来，中国医药创新、医药产业等方面的发展出现了巨大变化，创新水平不断提高，各方面都取得了引人瞩目的成就，中国医药产业正在进入一个创新跨越式的发展阶段。尽管中国医药科技领域有了明显的提升和发展，但与人民群众的要求相比、与发达国家的科技水平相比，还是有明显的短板、差距。后续，我国医药科技创新体系还要继续完善定位和布局，加强上游研究、基础研究，主动对接科技前沿新突破，开拓医药研究和产业发展新方向，加强多学科、多种技术方法的交汇融合、综合集成，发挥中国特色和中国优势，坚定不移地走中国特色自主创新道路，积聚力量、协同攻关，突破关键核心技术，形成重大标志性成果，填补我国战略空白，实现从跟跑向并跑、领跑的战略转变。

三、医药卫生领域科技创新基地

殷 环

中国医学科学院医学信息研究所

国家科技创新基地是围绕国家目标，根据科学前沿发展、国家战略需求及产业创新发展需要，开展基础研究、行业产业共性关键技术研发、科技成果转化及产业化、科技资源共享服务等科技创新活动的重要载体。国家科技创新基地作为国家创新体系的重要组成部分，受到政府部门高度关注，同时得到大力发展。

作为国家科技创新基地的补充，各部委也加强了对科技创新基地的布局和建设。卫生健康领域主要以国家卫生健康委员会、国家药品监督管理局、国家中医药管理局为主牵头建设，教育部、工信部等其他部委也有所涉及。

（一）国家级科技基础设施建设情况

本系列报告自 2017 年起，连续 3 年对医药卫生领域国家级科技基础设施平台布局进行了梳理，2020 年度进行了更新。其中部分基地名称或数量较 2019 年有所改变，国家研究中心新增 3 个、学科国家重点实验室新增 1 个、企业国家重点实验室新增 1 个、省部共建国家重点实验室新增 2 个、国家技术创新中心新增 1 个、国家科技基础条件平台新增 10 个。

据不完全统计，截至 2020 年底，我国三类国家级科技创新基地设施平台中医药卫生领域共有 246 家，约占总数的 18.4%，较 2019 年增加了 18 家，见表 1。

表 1　医药卫生领域国家级科技创新基地设施平台分布（更新至 2020 年底）

基地类型	整合后基地名称	整合前基地名称	总数/个	医药卫生领域的数量/个	百分比/%
科学与工程研究类	国家实验室	国家实验室	7	0	0.0
	国家重点实验室	国家实验室	—	—	—
	国家研究中心	试点国家实验室	14	3	21.4
	学科国家重点实验室	学科国家重点实验室	256	45	17.6
	企业国家重点实验室	企业国家重点实验室	179	18	10.1
	省部共建国家重点实验室	省部共建国家重点实验室	44	11	25.0
	军民共建国家重点实验室	军民共建国家重点实验室	17	1	5.9
	国家重点实验室港澳伙伴实验室	国家重点实验室港澳伙伴实验室	20	8	40.0
小计			537	86	16.0

续表

基地类型	整合后基地名称	整合前基地名称	总数/个	医药卫生领域的数量/个	百分比/%
技术创新与成果转化类	国家工程研究中心	国家工程研究中心	131	19	14.5
		国家工程实验室	167	18	10.8
	国家技术创新中心	国家工程技术研究中心	351	34	9.7
	国家临床医学研究中心	国家临床医学研究中心	50	50	100.0
	国家中药现代化科技产业（种植）基地*		25	25	100.0
小计			724	146	20.2
基础支撑与条件保障类	国家科技资源共享服务平台	国家科技基础条件平台	51	14	27.5
	国家野外科学观测研究站	国家野外科学观测研究站	27	0	0.0
小计			78	14	17.9
总计			1339	246	18.4

* 国家中药现代化科技产业（种植）基地未在 2017 年被整合到技术创新与成果转化类，但综合考虑该基地的功能和级别，将其归入此类统计

2018 年 6 月，科技部、财政部发布《关于加强国家重点实验室建设发展的若干意见》，提出到 2020 年，基本形成定位准确、目标清晰、布局合理、引领发展的国家重点实验室体系，实验室经优化调整和新建，数量稳中有增，总量保持在 700 个左右。其中，学科国家重点实验室保持在 300 个左右，企业国家重点实验室保持在 270 个左右，省部共建国家重点实验室保持在 70 个左右，目前的建设现状与上面提出的目标还有一定的距离。在优化国家重点实验室总体布局方面，明确重点围绕世界科技前沿和国家长远发展，围绕区域创新和行业发展，选择优势单位和团队布局建设，适当向布局较少或尚未布局的地方、行业部门倾斜。对在国际上领跑、并跑的实验室加大稳定支持力度，对长期跟跑、多年无重大创新成果的实验室予以优化调整。围绕数学、物理、地学、生物、医学等相关领域布局建设。

1. 国家实验室

2020 年，合肥的量子信息科学国家实验室获批，成为第 7 家国家实验室。截止 2020 年底，7 个国家实验室中不涉及医药卫生领域。

2. 国家研究中心

除了已经获批的 7 家国家实验室，其余 14 家在筹建的国家实验室均未通过审核，在 2017 年国家科技创新基地优化整合过程中被调整为国家研究中心。14 家国家研究中心中有 3 家涉及医药卫生领域，详细名单见表 2。

表 2　医药卫生领域国家研究中心名单（更新至 2020 年底）

筹建时间	实验室名称	依托单位	主管部门
2003 年	北京分子科学国家实验室	北京大学、中国科学院化学研究所	科技部
2006 年	重大疾病研究国家实验室	中国医学科学院	科技部
2006 年	蛋白质科学国家实验室	中国科学院生物物理研究所	科技部

3. 学科国家重点实验室

2020 年 9 月，科技部批准依托中国医学科学院北京协和医院建设疑难重症及罕见病国家重点实验室，并由卫生健康委员会主管。至此，医药卫生领域学科国家重点实验室增加至 45 家。

4. 企业国家重点实验室

2015 年，科技部批准建设了第三批 77 个企业国家重点实验室，2020 年底该批实验室建设运行满 5 年，依据《依托企业建设国家重点实验室管理暂行办法》《科技部基础研究司关于组织制定第三批企业国家重点实验室建设与运行实施方案的通知》，2020 年 10 月，科技部组织对上述国家重点实验室进行建设运行情况总结，2020 年底尚未出评估报告。

根据既往的《企业国家重点实验室年度报告》及科技部官网信息分析，截至 2020 年底科技部共批准建设 179 家企业国家重点实验室，其中医药卫生领域共 18 家，详见表 3。

表 3 医药卫生领域企业国家重点实验室名单（更新至 2020 年底）

序号	实验室名称	依托单位	主管部门
1	长效和靶向制剂国家重点实验室	山东绿叶制药有限公司	山东省科学技术厅
2	创新天然药物与中药注射剂国家重点实验室	江西青峰药业有限公司	江西省科学技术厅
3	创新药物与高效节能降耗制药设备国家重点实验室	华润江中制药集团有限责任公司、江西本草天工科技有限责任公司	江西省科学技术厅
4	创新药物与制药工艺国家重点实验室	上海医药工业研究院	国务院国有资产监督管理委员会
5	创新中药关键技术国家重点实验室	天士力医药集团股份有限公司	天津市科学技术局
6	抗感染新药研发国家重点实验室	广东东阳光药业有限公司	广东省科学技术厅
7	抗体药物研制国家重点实验室	华北制药集团新药研究开发有限责任公司	河北省科学技术厅
8	抗体药物与靶向治疗国家重点实验室	上海张江生物技术有限公司	上海市科学技术委员会
9	络病研究与创新中药国家重点实验室	石家庄以岭药业股份有限公司	河北省科学技术厅
10	释药技术与药代动力学国家重点实验室	天津药物研究院药业有限公司	天津市科学技术局
11	新型药物制剂与辅料国家重点实验室	石药控股集团有限公司	河北省科学技术厅
12	药物先导化合物研究国家重点实验室	上海药明康德新药开发有限公司	上海市科学技术委员会
13	药物制剂新技术国家重点实验室	扬子江药业集团有限公司	江苏省科学技术厅
14	藏药新药开发国家重点实验室	青海金诃藏医药股份有限公司	青海省科学技术厅
15	中药制药共性技术国家重点实验室	鲁南制药集团股份有限公司	山东省科学技术厅
16	中药制药过程新技术国家重点实验室	江苏康缘药业股份有限公司	江苏省科学技术厅
17	转化医学与创新药物国家重点实验室	江苏先声药业有限公司	江苏省科学技术厅
18	认知智能国家重点实验室	科大讯飞股份有限公司	安徽省科学技术厅

5. 省部共建国家重点实验室

截至 2020 年底，省部共建国家重点实验室共 44 家，较上一年增加了 3 家；其中医药卫生领域共 11 家，较上一年增加了 2 家，详细名单见表 4。

表 4　医药卫生领域省部共建国家重点实验室名单（更新至 2020 年底）

批准时间	实验室名称	依托单位	主管部门
2020 年 3 月	省部共建超声医学工程国家重点实验室	重庆医科大学	重庆市科学技术局
2020 年 2 月	省部共建组分中药国家重点实验室	天津中医药大学	天津市科学技术局
2019 年 10 月	省部共建食管癌防治国家重点实验室	郑州大学	河南省科学技术厅
2018 年 9 月	省部共建放射医学与辐射防护国家重点实验室	苏州大学	江苏省科学技术厅
2018 年 1 月	省部共建肿瘤化学基因组学国家重点实验室	北京大学深圳研究生院、清华大学深圳研究生院	广东省科学技术厅、深圳市科技创新委员会
2017 年 7 月	省部共建中亚高发病成因与防治国家重点实验室	新疆医科大学	新疆维吾尔自治区科学技术厅
2017 年 3 月	省部共建眼视光学和视觉科学国家重点实验室	温州医科大学	浙江省科学技术厅
2017 年 1 月	省部共建药用植物功效与利用国家重点实验室	贵州医科大学	贵州省科学技术厅
2016 年 3 月	省部共建药用资源化学与药物分子工程国家重点实验室	广西师范大学	广西壮族自治区科学技术厅
2013 年 12 月	省部共建分子疫苗学和分子诊断学国家重点实验室	厦门大学	福建省科学技术厅
2013 年 11 月	省部共建器官衰竭防治国家重点实验室	南方医科大学	广东省科学技术厅

6. 国家技术创新中心

既往报告统计截至 2016 年底，我国共建成国家工程技术研究中心 347 家（86 家在建）、分中心 13 家，其中医药卫生领域 33 家。2018 年 3 月，科技部认定其中 38 家国家工程技术研究中心通过验收，余 48 家在建。

2017 年国家科技创新基地优化整合后，原"国家工程技术研究中心"被整合为"国家技术创新中心"，2017 年 11 月，科技部制定了《国家技术创新中心建设工作指引》，明确"十三五"期间，我国将布局建设 20 家左右国家技术创新中心。2021 年 2 月，科技部、财政部印发《国家技术创新中心建设运行管理办法（暂行）》的通知。

自 2017 年以来，科技部陆续批复同意建设了 4 家国家技术创新中心，包括国家高速列车青岛技术创新中心（2017 年）、国家新能源汽车技术创新中心（2018 年）、国家合成生物技术创新中心（2019 年）、国家生猪技术创新中心（国家生猪种业工程技术研究中心）（2021 年），其中国家合成生物技术创新中心属于生物医药卫生领域，生物医药卫生领域增加至 34 家，详细名单见表 5。

表 5　医药卫生领域国家技术创新中心名单（更新至 2020 年底）

序号	名称	依托单位	所在城市
1	国家生化工程技术研究中心	中国科学院过程工程研究所、华东理工大学、南京工业大学、深圳大学	北京、上海、南京、深圳
2	国家数字化医学影像设备工程技术研究中心	东软集团股份有限公司	沈阳
3	国家医疗保健器具工程技术研究中心	广东省医疗器械研究所	广州
4	国家人体组织功能重建工程技术研究中心	华南理工大学	广州

续表

序号	名称	依托单位	所在城市
5	国家生物防护装备工程技术研究中心	中国人民解放军军事医学科学院	北京
6	国家心脏病植介入诊疗器械及设备工程技术研究中心	乐普（北京）医疗器械股份有限公司	北京
7	国家辅助生殖与优生工程技术研究中心	山东大学	济南
8	国家医用诊断仪器工程技术研究中心	深圳迈瑞生物医疗电子股份有限公司	深圳
9	国家眼科诊断与治疗设备工程技术研究中心	首都医科大学附属北京同仁医院	北京
10	国家生物医学材料工程技术研究中心	四川大学	成都
11	国家大容量注射剂工程技术研究中心	四川科伦药业股份有限公司	成都
12	国家干细胞工程技术研究中心	中国医学科学院血液学研究所	天津
13	国家卫生信息共享技术及应用工程技术研究中心	万达信息股份有限公司、上海申康医院发展中心	上海
14	国家眼视光工程技术研究中心	温州医科大学	温州
☆15	国家苗药工程技术研究中心	贵州益佰制药股份有限公司	贵阳
16	国家药用辅料工程技术研究中心	湖南尔康制药股份有限公司	长沙
17	国家纳米药物工程技术研究中心	华中科技大学	武汉
☆18	国家靶向药物工程技术研究中心	江苏恒瑞医药股份有限公司	连云港
19	国家应急防控药物工程技术研究中心	中国人民解放军军事医学科学院	北京
20	国家中成药工程技术研究中心	辽宁华润本溪三药有限公司	本溪
21	国家手性制药工程技术研究中心	鲁南制药集团股份有限公司	济南
22	国家传染病诊断试剂与疫苗工程技术研究中心	厦门大学、养生堂药业有限公司	厦门
☆23	国家胶类中药工程技术研究中心	山东东阿阿胶股份有限公司	东阿
☆24	国家抗艾滋病病毒药物工程技术研究中心	上海迪赛诺药业有限公司	上海
25	国家中药制药工程技术研究中心	上海中药制药技术有限公司	上海
26	国家联合疫苗工程技术研究中心	武汉生物制品研究所有限责任公司	武汉
27	国家化学原料药合成工程技术研究中心	浙江工业大学	杭州
28	国家海洋药物工程技术研究中心	中国海洋大学	青岛
29	国家天然药物工程技术研究中心	中国科学院成都生物研究所、成都地奥制药集团有限公司	成都
30	国家免疫生物制品工程技术研究中心	中国人民解放军陆军军医大学	重庆
31	国家新药开发工程技术研究中心	中国医学科学院药物研究所	北京
32	国家中药现代化工程技术研究中心	珠海丽珠医药集团股份有限公司、广州中医药大学	广州、珠海
33	国家微检测系统工程技术研究中心	西北大学、陕西北美基因股份公司	西安
34	国家合成生物技术创新中心	中国科学院天津工业生物技术研究所	天津

注：☆建设中

7. 国家临床医学研究中心

《国家临床医学研究中心五年（2017—2021 年）发展规划》中提出到 2021 年底，针对重大需求，在主要疾病领域和临床专科统筹建成 100 家左右的中心，引导建设分中心，针对区域特有重大疾病建设省部共建中心，鼓励各地方开展省级中心的建设，完善领域与区域布局；构建体制化、机制化的转化推广体系，打造一批规范化、标准化、规模化的健康医疗大数据平台、生物样本库和信息库，搭建国际一流的临床研究公共服务平台，见图1。

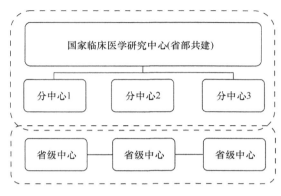

图1 国家临床医学研究中心网络结构图

2012～2019年，科技部联合国家卫生健康委员会分4个批次先后批准建设了50家国家临床医学研究中心。2020年无新的国家临床医学研究中心被批准。2021年6月，科技部办公厅、国家卫生健康委办公厅、军委后勤保障部办公厅、药监局综合司联合组织开展了第五批国家临床医学研究中心申报工作，2020年底未公布结果。

自2018年起，各省开始积极推动省级临床医学研究中心的建设工作。据不完全统计，广东省在2018年、2019年分别认定了7家和5家省临床医学研究中心。2019年10月，青海省已建设培育12个临床研究中心，成立6个省级临床医学研究中心。2020年12月，河南省已建成14家省级临床医学研究中心，涉及9大疾病领域。2020年9月，河北省新备案18个省级临床医学研究中心，已对妇产疾病、心血管系统疾病等18个领域省级临床医学研究中心予以备案，共依托省内9家医院。2020年10月，辽宁中医药大学附属医院获批国家中医心血管疾病临床医学研究中心分中心。2020年12月，黑龙江省第一批15家临床医学研究中心名单公布，包括14个疾病领域中心，以及1个临床专科中心。2021年3月，福建省首批临床医学研究中心共16家，涉及恶性肿瘤、呼吸系统、心血管系统、神经系统、糖尿病与代谢、骨科与运动康复、血液系统、老年、妇产等9个疾病领域/临床专科，依托单位包括福建省内10家医院。湖北省分别在2018年、2019年和2020年认定了10家、18家和12家省临床医学研究中心。2019年10月，山西省认定6家中心为首批省临床医学研究中心，还认定15家中心为省临床医学研究培育中心。

8. 国家科技资源共享服务平台

根据中国科技资源共享网的最新统计，目前共有51个平台纳入了国家科技资源共享服务平台，包括20个国家科学数据中心和31个国家生物种质与实验材料资源库。其中涉及医药卫生领域的共有14个，包括1个国家科学数据中心、13个国家生物种质与实验材料资源库，详见表6。

表 6　医药卫生领域国家科技资源共享服务平台

序号	国家平台名单	依托单位	主管部门
1	国家人口健康科学数据中心	中国医学科学院	国家卫生健康委员会
2	国家寄生虫资源库	中国疾病预防控制中心寄生虫预防控制所	国家卫生健康委员会
3	国家病原微生物资源库	中国疾病预防控制中心	国家卫生健康委员会
4	国家病毒资源库	中国科学院武汉病毒研究所	中国科学院
5	国家人类生殖和健康资源库	国家卫生健康委科学技术研究所	国家卫生健康委员会
6	国家发育和功能人脑组织资源库	中国医学科学院基础医学研究所	国家卫生健康委员会
7	国家健康和疾病人脑组织资源库	浙江大学	教育部
8	国家干细胞资源库	中国科学院动物研究所	中国科学院
9	国家干细胞转化资源库	同济大学	教育部
10	国家生物医学实验细胞资源库	中国医学科学院基础医学研究所	国家卫生健康委员会
11	国家非人灵长类实验动物资源库	中国科学院昆明动物研究所	中国科学院
12	国家犬类实验动物资源库	广州医药研究总院有限公司	广东省科学技术厅
13	国家遗传工程小鼠资源库	南京大学	教育部
14	国家人类疾病动物模型资源库	中国医学科学院实验动物研究所	国家卫生健康委员会

（二）部委级科技基础设施建设情况

在国家大力布局建设科技创新基地的同时，各部委也纷纷筹建了多种类型的科技创新基地。涉及医药卫生领域的主要包括国家卫生健康委员会重点科研基地、国家医学中心和国家区域医疗中心、高级别生物安全实验室、国家药品监督管理局重点实验室、国家中医药管理局重点研究室、国家中医药管理局中医药防治传染病重点研究室、教育部重点实验室、教育部前沿科学中心、工信部重点实验室等。

据统计，医药卫生领域部委级科技基础设施 2020 年较 2019 年新增 22 家，其中新增国家卫生健康委员会重点科研基地 6 家、国家医学中心和国家区域医疗中心 3 家、教育部重点实验室 7 家、教育部前沿科学中心 5 家、工信部重点实验室 1 家（表 7）。

表 7　医药卫生领域部委级科技基础设施平台建设情况（更新至 2020 年底）

序号	名称	组建部委	2019 年数量/家	2020 年数量/家
1	国家卫生健康委员会重点科研基地	国家卫生健康委员会	88	94
2	国家医学中心和国家区域医疗中心	国家卫生健康委员会	5	8
3	高级别生物安全实验室	科技部等	128	128
4	国家药品监督管理局重点实验室	国家药品监督管理局	45	45
5	国家中医药管理局重点研究室	国家中医药管理局	144	144
6	国家中医药管理局中医药防治传染病重点研究室	国家中医药管理局	41	41
7	教育部重点实验室	教育部	78	85
8	教育部前沿科学中心	教育部	1	6
9	工信部重点实验室	工信部	6	7
	总计		536	558

1. 国家卫生健康委员会重点科研基地

国家卫生健康委员会重点科研基地（以下简称"委级重点科研基地"）由国家卫生健康委员会开展建设，是面向卫生与健康领域行业需求，以临床应用为导向，以医疗机构为主体，开展基础前沿、转化应用、技术研发、应用于政策、人才培养、协同创新、学术交流的基础前沿、技术创新与成果转化的综合性的国家卫生健康委员会科技创新基地，是为促进卫生和健康行业发展提供科研基础条件支撑和资源保障的重要开放性基地和平台，是国家级科研基地的重要补充与后备力量，是向卫生与健康行业实现创新基地平台和能力建设任务的重要环节，是我国卫生与健康科技创新体系的重要组成部分。委级重点科研基地主要包括重点实验室、工程技术研究中心。

为进一步加强卫生健康科技创新体系建设，推动委级重点科研基地规范发展，根据国家卫生健康事业发展新要求，2018年国家卫生健康委员会对《卫生部重点实验室管理办法》及《评估规则》和《国家人口和计划生育委员会重点实验室管理办法》进行了修订，制定了《国家卫生健康委员会重点实验室管理办法》和《国家卫生健康委员会重点实验室评估规则》。

2020年12月21日国家卫生健康委员会正式印发了《国家卫生健康委关于同意组建尘肺病重点实验室等6个委省共建重点实验室的通知》，同意新建国家卫生健康委尘肺病重点实验室等6个国家卫生健康委委省共建重点实验室（详见表8）。截至2020年底，委重点科研基地增加至94家。

表8　2020年新增国家卫生健康委员会重点科研基地名单

序号	基地名称	依托单位	省级卫生健康行政部门
1	国家卫生健康委尘肺病重点实验室（共建）	山西医科大学第一医院	山西省卫生健康委
2	国家卫生健康委鼻咽癌个体化诊疗重点实验室（共建）	南昌大学附属肿瘤医院（江西省肿瘤医院）	江西省卫生健康委
3	国家卫生健康委热带病防治重点实验室（共建）	海南医学院	海南省卫生健康委
4	国家卫生健康委脑血管病防治重点实验室（共建）	郑州大学第一附属医院	河南省卫生健康委
5	国家卫生健康委地中海贫血防治重点实验室（共建）	广西医科大学	广西壮族自治区卫生健康委
6	国家卫生健康委中亚高发病防治重点实验室（共建）	石河子大学医学院第一附属医院	新疆生产建设兵团卫生健康委

2. 国家医学中心和国家区域医疗中心

2017年，国家卫生健康委员会启动国家医学中心规划设置工作，并先后发布了《"十三五"国家医学中心及国家区域医疗中心设置规划》和《国家医学中心和国家区域医疗中心设置实施方案》等政策文件。《国家医学中心和国家区域医疗中心设置实施方案》提出的工作目标要在2019年完成神经、呼吸和创伤专业类别的国家医学中心和儿科、心血管、肿瘤、神经、呼吸和创伤专业类别的国家区域医疗中心设置；2020年，完成妇产、骨科、传染病、口腔、精神专业类别的国家医学中心和妇产、骨科、传染病、老年医学、口腔、精神专业类别的国家区域医疗中心设置。截至 2020 年底，共依托 13 家医院建立了 8 个国家医学中心，见表 9。

表 9　国家医学中心名单（更新至 2020 年底）

序号	国家医学中心名称	依托单位
1	国家心血管病中心	中国医学科学院阜外医院
2	国家癌症中心	中国医学科学院肿瘤医院
3	国家老年医学中心	北京医院
4	国家儿童医学中心	首都医科大学附属北京儿童医院、上海交通大学医学院附属上海儿童医学中心、复旦大学附属儿科医院
5	国家创伤医学中心	北京大学人民医院
6	国家重大公共卫生事件医学中心	华中科技大学同济医学院附属同济医院
7	国家呼吸医学中心	中日友好医院、广州医科大学附属第一医院
8	国家口腔医学中心	北京大学口腔医院、四川大学华西口腔医院、上海交通大学医学院附属第九人民医院

3. 高级别生物安全实验室

生物安全实验室一般分为细胞研究实验室和感染动物实验研究实验室，国际上通常分别用 BSL 和 ABSL 表示。高等级生物安全实验室是指生物安全防护级别为三级和四级的生物安全实验室，通常表示为 BSL-3、ABSL-3、BSL-4 和 ABSL-4，是一个国家开展高致病性病原微生物研究和国家生物安全防护研究必须具备的基础技术支撑平台。

2016 年 11 月，国家发展改革委、科技部印发《高级别生物安全实验室体系建设规划（2016—2025 年）》，提出到 2025 年按照区域分布、功能齐备、特色突出的原则，形成 5～7 个四级实验室建设布局。在充分利用现有三级实验室的基础上，新建一批三级实验室（含移动三级实验室），实现每个省份至少设有一家三级实验室的目标。2020 年 5 月 20 日，国家发展改革委、国家卫生健康委、国家中医药局联合印发了《公共卫生防控救治能力建设方案》，提出全面改善疾控机构设施设备条件，再次提到"每省有达到生物安全三级（P3）水平的实验室"的建设目标。

有报告称我国目前有 128 家高级别生物安全实验室。教育部官方数据显示，截至 2020 年，科技部批准建设的高级别生物安全实验室共 84 个，其中生物安全三级（P3）实验室 81 个、生物安全四级（P4）实验室 3 个。依托高校建设的 P3 实验室有 10 个，其中部属高校 6 个、地方高校 4 个，全国高校还未建设有 P4 实验室。国家对高级别生物安全实验室主要分布在中国疾病预防控制中心的各院所、各省级疾病预防控制中心、高校、医院及公司。

4. 国家药品监督管理局重点实验室

2019 年 6 月，国家药品监督管理局公布了首批 45 家重点实验室名单。为规范国家药品监督管理局重点实验室的申请与评审、运行与管理、考核与评估等管理工作，提升药品监管科技发展能力和水平，2019 年 12 月，国家药品监督管理局组织制定了《国家药品监督管理局重点实验室管理办法》，提出重点实验室建设坚持围绕急需、分类实施、区域统筹、合理布局原则，推进药品监管科学发展、科技成果转移转化、高端人才培养，提升药品监管科技发展能力和水平。重点实验室的主要任务是面向药品科技前沿，围绕药品创新发展和监管科学的战略需求，在药品监管技术支撑领域开展原创性研究和科技攻关，解决基础性、关键性、前沿性、战略性的技术问题，为加快推进我国药品监管的科学化、法治化、国际化和现代化发挥重要作用。2021 年 2 月，国家药品监督管理局公布了第二批重点实验室名单，共 72 家，未纳入本次统计。

5. 教育部重点实验室

教育部重点实验室是国家科技创新体系的重要组成部分，是高等学校创新性人才的培养基地，在高校学科建设、科技创新、人才培养和培育国家级科研基地中发挥着越来越重要的作用。参考 2016 年底教育部对生命领域的 156 家重点实验室的评估结果，14 个实验室未通过定期评估，通过评估的 142 家实验室中，医药卫生领域共有 78 家。此后，教育部又陆续批准了一些高校成立教育部重点实验室，梳理医药卫生领域共 7 家，见表 10。

表 10　教育部重点实验室医药卫生领域名单（更新至 2020 年底）

序号	实验室名称	依托单位	获批时间
1	医用光学仪器与设备实验室教育部重点实验室	上海理工大学	2018 年 4 月
2	医学影像智能计算教育部重点实验室	东北大学	2019 年 1 月
3	生物大数据教育部重点实验室	哈尔滨工业大学	2019 年 1 月
4	急救与创伤研究教育部重点实验室	海南医学院	2019 年 5 月
5	热带转化医学教育部重点实验室	海南医学院	2019 年 5 月
6	出生人口健康教育部重点实验室	安徽医科大学	2019 年 5 月
7	心脑血管疾病防治教育部重点实验室	赣南医学院	2019 年 10 月

6. 教育部前沿科学中心

2018 年 7 月，教育部发布了《高等学校基础研究珠峰计划》，旨在组建世界一流创新大团队，建设世界领先科研大平台，培育抢占制高点科技大项目，持续产出引领性原创大成果，为关键领域自主创新加强源头供给，加快"双一流"建设和实现高等教育内涵式发展，推动高等学校成为教育强国和科技强国建设的战略支撑力量。根据计划的实施内容，教育部决定在高等学校培育建设一批前沿科学中心。

前沿科学中心是以前沿科学问题为牵引，开展前瞻性、战略性、前沿性基础研究的科技创新基地。中心要建设成为具有国际"领跑者"地位的创新中心和人才摇篮，成为我国在相关基础前沿领域最具代表性的学术高峰，实现前瞻性基础研究、引领性原创成果的重大突破，支持一批学科率先建成世界一流，推动高等教育内涵式发展。

2019 年 8 月，教育部印发了《前沿科学中心建设管理办法》，计划到 2025 年，总体批准建设 40 个左右的前沿科学中心。2019 年、2020 年教育部分别批准了 7 家前沿科学中心立项建设，截至 2020 年底全国共 14 家。其中医药卫生领域共 6 家，详见表 11。

表 11   教育部前沿科学中心名单（更新至 2020 年底）

序号	名称	依托单位
1	脑科学前沿科学中心	复旦大学
2	脑与脑机融合前沿科学中心	浙江大学
3	疾病分子网络前沿科学中心	四川大学
4	细胞干性与命运编辑前沿科学中心	同济大学
5	免疫与代谢前沿科学中心	武汉大学
6	合成生物学前沿科学中心	天津大学

7. 工信部重点实验室

2015 年 7 月，工业和信息化部公布了首批重点实验室名单，至今已连续 6 年开展工业和信息化部重点实验室认定工作，2020 年新增了 24 家。截至 2020 年底全国共 158 家，其中 7 家属于医药卫生领域，详见表 12。

表 12   医药卫生领域工信部重点实验室名单（更新至 2020 年底）

序号	重点实验室名称	依托单位	批准时间
1	融合医工系统与健康工程工业和信息化部重点实验室	北京理工大学	2015 年
2	生物医学工程与转化医学工业和信息化部重点实验室	中国人民解放军总医院、北京航空航天大学	2016 年
3	分子医学与生物诊疗工业和信息化部重点实验室	北京理工大学	2018 年
4	大数据精准医疗实验室	北京航空航天大学	2019 年
5	医学人工智能研究与验证实验室	首都医科大学附属北京同仁医院、中国信息通信研究院、清华大学	2019 年
6	视听认知健康与智能影像分析评价实验室	杭州电子科技大学、中国电子技术标准化研究院	2019 年
7	医药分子科学与制剂工程工业和信息化部重点实验室	北京理工大学	2020 年

第二章　中国医学科技产出

一、医学文献分析

宫小翠　李　勇

中国医学科学院医学信息研究所

近年来，我国持续加大医学科技创新投入，陆续发布科技创新领域专项规划，加快推动科技创新发展步伐，努力把科技创新放在卫生与健康事业的核心位置。新冠肺炎疫情发生以来，全国医疗机构积极响应中央号召，加大科技攻关力度，为打赢疫情防控战提供强大的科技支撑，进一步推动医学科技创新发展。由此，我国医学科技产出总量呈上升趋势，质量不断提升，在一些前沿热点领域逐渐崭露头角，形成中国特色。在引领国际医学科技发展，进一步提升我国医学研究的国际前瞻性，增强科技创新对提高公众健康水平和促进健康产业发展等方面发挥支撑引领作用。本文就 2011～2020 年我国医学科技论文的产出数量与质量[①]，以及主要研究布局等进行分析，基于文献计量，展现我国医学科技水平在国际上的地位、优势与差距，为合理布局医学科技发展提供借鉴与参考。

（一）医学科技论文数量与质量分析

本文将医学领域划分为临床医学、生物学与生物化学、分子生物学与遗传学、神经科学与行为学、免疫学、精神病与心理学、微生物学及药理学与毒理学共 8 个学科领域[②]，对上述领域进行总体与分学科领域科技论文数统计分析与比较。

1. 中国医学科技论文数量与质量分析

2011～2020 年，中国共发表相关医学科技论文 83.76 万篇，占中国科技论文总量（317.66 万篇）的 26.37%，且医学科技论文总量呈逐年上升态势。中国医学科技论文共被引用 1241.86 万次，占科技论文总被引频次的 24.57%，历年数据如表 1 所示。

表 1　2011～2020 年中国科技论文及医学科技论文总体情况

项目	2011～2020 年	2011 年	2012 年	2013 年	2014 年	2015 年
科技论文总数/篇	3 176 622	154 723	181 322	214 990	249 224	280 418
科技论文总被引频次/次	50 536 395	4 203 101	4 804 406	5 273 198	5 790 853	6 051 644
医学科技论文总数/篇	837 614	35 577	45 919	55 762	66 233	77 972
医学科技论文占中国科技论文总量比例/%	26.37	22.99	25.32	25.94	26.58	27.81
医学科技论文总被引频次/次	12 418 558	1 015 315	1 253 859	1 350 803	1 452 263	1 500 299
医学科技论文总被引频次占科技论文总被引频次比例/%	24.57	24.16	26.10	25.62	25.08	24.79

① 数据来源于 InCites 数据库收录的论文数据，检索日期：2021-11-10；检索时间范围：2011～2020 年。
② 领域划分依据参考 ESI 数据库的 22 个学科分类。

续表

项目	2016 年	2017 年	2018 年	2019 年	2020 年
科技论文总数/篇	309 658	345 886	398 906	490 677	550 818
科技论文总被引频次/次	5 899 393	5 882 716	5 528 333	4 490 416	2 612 335
医学科技论文总数/篇	85 916	93 820	102 329	124 680	149 406
医学科技论文占中国科技论文总量比例/%	27.75	27.12	25.65	25.41	27.12
医学科技论文总被引频次/次	1 436 444	1 392 503	1 239 610	988 320	789 142
医学科技论文总被引频次占科技论文总被引频次比例/%	24.35	23.67	22.42	22.01	30.21

表 2 列出了中国医学科技领域主要学科论文产出及引用情况，其中，临床医学领域论文占医学科技论文总量的 42.04%。临床医学、生物学与生物化学论文领域数量在 8 个学科中位列前两位。分子生物学与遗传学领域论文篇均被引频次为 18.96 次，在 8 个学科中最高。

表 2　2011~2020 年中国医学科技领域主要学科论文情况

学科	论文数/篇	占医学科技论文总量比例/%	被引频次/次	篇均被引频次/次
临床医学	352 165	42.04	4 644 276	13.19
生物学与生物化学	144 432	17.24	2 284 625	15.82
分子生物学与遗传学	113 332	13.53	2 148 976	18.96
药理学与毒理学	88 315	10.54	1 185 404	13.42
神经科学与行为学	55 384	6.61	882 733	15.94
微生物学	35 062	4.19	523 231	14.92
免疫学	30 018	3.58	528 189	17.60
精神病与心理学	18 906	2.26	221 124	11.70

2. 国际医学科技论文数量与质量分析

2011~2020 年，世界范围内发表相关医学科技论文 609.66 万篇，占科技论文总量的 37.60%，中国医学科技论文所占世界医学科技论文总量的比例逐年增加，从 2011 年的 7.09%提升到 2020 年的 19.31%，总体情况如表 3 所示。

表 3　2011~2020 年世界科技论文及医学科技论文总体情况

项目	2011~2020 年	2011 年	2012 年	2013 年	2014 年	2015 年
科技论文总数/篇	16 215 313	1 290 653	1 364 770	1 440 926	1 483 684	1 540 917
科技论文总被引频次/次	266 724 325	37 204 731	36294881	35 142 348	33 217 955	30 904 066
医学科技论文总数/篇	6 096 557	501 605	538 544	562 342	571 924	589 599
中国医学科技论文占世界医学科技论文总量比例/%	13.74	7.09	8.53	9.92	11.58	13.22
医学科技论文总被引频次/次	113 135 828	16 843 517	16 430 026	15 588 365	14 298 515	12 957 220

续表

项目	2016 年	2017 年	2018 年	2019 年	2020 年
科技论文总量/篇	1 599 872	1 659 276	1 746 666	1 954 806	2 133 743
科技论文总被引频次/次	27 405 201	24 148 936	19 850 948	14 536 295	8 018 964
医学科技论文总数/篇	605 940	618 821	635 826	698 142	773 814
中国医学科技论文占世界医学科技论文总量比例/%	14.18	15.16	16.09	17.86	19.31
医学科技论文总被引频次/次	11 238 678	9 635 204	7 575 036	5 344 063	3 225 204

2011～2020 年世界医学科技领域主要学科论文情况如表 4 所示。其中，临床医学领域的论文数量、被引频次均最高，论文总量占世界医学科技论文总量的 48.15%，分子生物学与遗传学领域论文篇均被引频次最高，达 28.42 次。中国各领域医学论文占世界各领域医学论文总量的比例中，分子生物学与遗传学比例最高，为 22.91%，精神病与心理学所占比例较低，仅为 4.20%。

表 4　2011～2020 年世界医学科技领域主要学科论文情况

学科	论文数/篇	占世界医学科技论文总量比例/%	被引频次/次	篇均被引频次/次	中国各领域医学论文占世界各领域医学论文总量比例/%
临床医学	2 935 508	48.15	46 853 376	15.96	12.00
生物学与生物化学	762 686	12.51	16 173 263	21.21	18.94
神经科学与行为学	530 464	8.70	11 601 058	21.87	10.44
分子生物学与遗传学	494 660	8.11	14 056 319	28.42	22.91
精神病与心理学	450 397	7.39	7 080 009	15.72	4.20
药理学与毒理学	433 532	7.11	6 910 540	15.94	20.37
免疫学	268 176	4.40	6 117 562	22.81	11.19
微生物学	221 134	3.63	4 343 701	19.64	15.86

3. 中国与国际主要国家医学科技论文比较分析

（1）医学科技论文数量与质量比较分析

以美国、英国、德国、日本、意大利、加拿大、法国、澳大利亚、荷兰、西班牙、韩国、巴西、印度和俄罗斯作为参照，2011～2020 年中国医学科技论文的数量与质量情况如表 5 所示。2011～2020 年世界范围内发表的医学科技论文共 609.66 万篇，其中美国、中国、英国、德国和日本医学科技论文数排在前五位，占世界医学科技论文的 68.10%。美国、英国、中国、德国和加拿大总被引频次居世界前五位。

表 5　2011～2020 年世界部分国家医学科技论文比较

国家	论文数量/篇	所占比例/%	论文数量排名	总被引频次/次	总被引频次排名	篇均被引频次/次
美国	1 976 322	32.42	1	51 506 613	1	26.06
中国	837 614	13.74	2	12 418 558	3	14.83
英国	521 433	8.55	3	15 068 496	2	28.90
德国	460 929	7.56	4	11 685 384	4	25.35
日本	355 704	5.83	5	6 177 847	10	17.37

续表

国家	论文数量/篇	所占比例/%	论文数量排名	总被引频次/次	总被引频次排名	篇均被引频次/次
意大利	312 628	5.13	6	7 572 960	7	24.22
加拿大	307 201	5.04	7	8 279 689	5	26.95
法国	279 771	4.59	8	7 593 560	6	27.14
澳大利亚	259 366	4.25	9	6 690 413	8	25.80
荷兰	216 181	3.55	10	6 589 317	9	30.48
西班牙	210 140	3.45	11	5 082 268	11	24.19
韩国	209 858	3.44	12	3 394 157	14	16.17
巴西	173 179	2.84	13	2 678 061	17	15.46
印度	166 518	2.73	14	2 469 796	18	14.83
俄罗斯	55 443	0.91	24	921 344	32	16.62

中国医学科技论文数量83.76万篇，占世界医学科技论文的13.74%。从被引频次上看，中国医学科技论文总被引频次排在世界第3位，有所提高，篇均被引频次14.83次，相对较低。

（2）医学科技重点领域比较

临床医学：中国论文数量居世界第2位，总被引频次居第4位。

2011～2020年，临床医学科技论文数量排名前五位的分别为美国、中国、英国、德国和日本，5个国家临床医学科技论文占世界同领域的65.13%，中国临床医学科技论文数量占世界的12.00%，如表6所示。总被引频次排名前五位的分别为美国、英国、德国、中国和加拿大，中国临床医学科技论文虽然总被引频次居第4位，但是篇均被引频次仅为13.19次，位列主要国家及地区末位，可见中国临床医学科技论文质量尚有进步空间。

表6　2011～2020年主要国家及地区临床医学科技论文情况

国家	论文数量/篇	论文数量排名	所占比例/%	总被引频次/次	总被引频次排名	篇均被引频次/次
美国	921 938	1	31.41	20 887 627	1	22.66
中国	352 165	2	12.00	4 644 276	4	13.19
英国	246 403	3	8.39	6 717 148	2	27.26
德国	208 266	4	7.09	4 777 977	3	22.94
日本	183 110	5	6.24	2 805 261	10	15.32
意大利	162 996	6	5.55	3 988 705	6	24.47
加拿大	146 444	7	4.99	4 050 108	5	27.66
澳大利亚	130 857	8	4.46	3 275 380	8	25.03
法国	130 767	9	4.45	3 566 476	7	27.27
韩国	112 253	10	3.82	1 655 350	14	14.75
荷兰	108 949	11	3.71	3 248 452	9	29.82
西班牙	96 836	12	3.30	2 389 579	11	24.68
巴西	85 034	13	2.90	1 290 685	17	15.18
印度	59 443	17	2.02	883 689	19	14.87
俄罗斯	17 057	33	0.58	391 510	32	22.95

生物学与生物化学：中国论文数量居世界第 2 位，总被引频次居第 2 位。

2011～2020 年，生物学与生物化学科技论文数量排名前三位的分别为美国、中国和德国。中国生物学与生物化学科技论文数量为 14.44 万篇，如表 7 所示，占世界同领域科技论文的 18.94%，篇均被引频次为 15.82 次，仅略高于印度、巴西和俄罗斯。

表 7　2011～2020 年主要国家及地区生物学与生物化学科技论文情况

国家	论文数量/篇	论文数量排名	所占比例/%	总被引频次/次	总被引频次排名	篇均被引频次/次
美国	216 093	1	28.33	6 658 894	1	30.81
中国	144 432	2	18.94	2 284 625	2	15.82
德国	57 523	3	7.54	1 655 868	4	28.79
英国	54 222	4	7.11	1 706 133	3	31.47
日本	51 880	5	6.80	893 970	5	17.23
印度	38 755	6	5.08	591 084	10	15.25
法国	33 660	7	4.41	891 610	6	26.49
意大利	32 385	8	4.25	706 825	8	21.83
加拿大	31 675	9	4.15	849 992	7	26.83
韩国	28 141	10	3.69	526 733	13	18.72
西班牙	23 973	11	3.14	563 370	11	23.50
澳大利亚	23 091	12	3.03	679 278	9	29.42
巴西	21 655	13	2.84	332 858	17	15.37
荷兰	16 582	14	2.17	499 565	14	30.13
俄罗斯	13 740	17	1.80	173 540	22	12.63

神经科学与行为学：中国论文数量居世界第 2 位，总被引频次居第 5 位。

2011～2020 年，神经科学与行为学科技论文数量排名前五位的分别为美国、中国、德国、英国和加拿大，5 个国家神经科学与行为学科技论文占世界同领域的 75.45%，如表 8 所示，总被引频次居前五位的分别为美国、英国、德国、加拿大和中国。中国神经科学与行为学科技论文数量为 5.54 万篇，占世界同领域科技论文的 10.44%，居世界第 2 位，总被引频次 88.27 万次，居世界第 5 位，篇均被引频次 15.94 次，仅比印度和俄罗斯略高。

表 8　2011～2020 年主要国家及地区神经科学与行为学科技论文情况

国家	论文数量/篇	论文数量排名	所占比例/%	总被引频次/次	总被引频次排名	篇均被引频次/次
美国	203 725	1	38.41	5 790 733	1	28.42
中国	55 384	2	10.44	882 733	5	15.94
德国	53 889	3	10.16	1 443 548	3	26.79
英国	50 181	4	9.46	1 616 324	2	32.21
加拿大	37 048	5	6.98	982 742	4	26.53
意大利	32 794	6	6.18	815 853	6	24.88
日本	30 963	7	5.84	556 044	10	17.96
法国	27 758	8	5.23	732 971	7	26.41
澳大利亚	24 210	9	4.56	635 230	9	26.24

续表

国家	论文数量/篇	论文数量排名	所占比例/%	总被引频次/次	总被引频次排名	篇均被引频次/次
荷兰	22 612	10	4.26	717 923	8	31.75
西班牙	19 958	11	3.76	487 042	11	24.40
韩国	14 057	13	2.65	243 624	15	17.33
巴西	13 310	14	2.51	231 431	16	17.39
印度	8 364	17	1.58	118 055	22	14.11
俄罗斯	4 797	26	0.90	57 068	33	11.90

分子生物学与遗传学：中国论文数量居世界第 2 位，总被引频次居第 2 位。

2011～2020 年，分子生物学与遗传学科技论文数量排名前五位的分别为美国、中国、英国、德国和日本，5 个国家分子生物学与遗传学科技论文占世界同领域科技论文的 82.30%，如表 9 所示。中国分子生物学与遗传学科技论文数量占世界同领域的 22.91%，居世界第 2 位，总被引频次 214.90 万次，居世界第 2 位，篇均被引频次 18.96 次，与美国、英国等发达国家相比差距较大。

表 9 2011～2020 年主要国家及地区分子生物学与遗传学科技论文情况

国家	论文数量/篇	论文数量排名	所占比例/%	总被引频次/次	总被引频次排名	篇均被引频次/次
美国	1 776 74	1	35.92	7 598 870	1	42.77
中国	113 332	2	22.91	2 148 976	2	18.96
英国	43 264	3	8.75	1 959 186	3	45.28
德国	43 044	4	8.70	1 691 457	4	39.30
日本	29 772	5	6.02	986 346	6	33.13
法国	26 276	6	5.31	1 057 217	5	40.24
加拿大	24 317	7	4.92	938 180	7	38.58
意大利	22 274	8	4.50	816 913	8	36.68
澳大利亚	17 425	9	3.52	708 097	10	40.64
西班牙	16 711	10	3.38	698 322	11	41.79
韩国	16 031	11	3.24	380 168	14	23.71
荷兰	15 217	12	3.08	779 100	9	51.20
印度	13 232	13	2.67	218 855	21	16.54
巴西	11 360	15	2.30	211 983	23	18.66
俄罗斯	8 347	17	1.69	162 716	25	19.49

精神病与心理学：中国论文数量居世界第 8 位，总被引频次居第 9 位。

2011～2020 年，精神病与心理学科技论文数量排名前五位的分别为美国、英国、德国、加拿大和澳大利亚，5 个国家精神病与心理学科技论文占世界同领域科技论文的 79.40%，如表 10 所示。中国精神病与心理学科技论文数量为 18 906 篇，仅占世界同领域科技论文的 4.20%，居世界第 8 位，总被引频次 22.11 万次，居世界第 9 位，篇均被引频次 11.70 次。

表10　2011～2020年主要国家及地区精神病与心理学科技论文情况

国家	论文数量/篇	论文数量排名	所占比例/%	总被引频次/次	总被引频次排名	篇均被引频次/次
美国	196 208	1	43.56	3 726 165	1	18.99
英国	56 786	2	12.61	1 143 679	2	20.14
德国	38 430	3	8.53	619 809	4	16.13
加拿大	34 332	4	7.62	641 412	3	18.68
澳大利亚	31 878	5	7.08	565 967	5	17.75
荷兰	24 744	6	5.49	545 599	6	22.05
西班牙	19 054	7	4.23	246 720	8	12.95
中国	18 906	8	4.20	221 124	9	11.70
意大利	16 591	9	3.68	276 360	7	16.66
法国	13 445	10	2.99	188 405	12	14.01
日本	8 533	15	1.89	99 829	17	11.70
巴西	6 677	16	1.48	97 053	18	14.54
韩国	6 584	17	1.46	81 991	19	12.45
印度	3 545	27	0.79	41 833	29	11.80
俄罗斯	2 448	30	0.54	15 714	41	6.42

药理学与毒理学：中国论文数量居世界第2位，总被引频次居第2位。

2011～2020年，药理学与毒理学科技论文数量排名前五位的分别为美国、中国、日本、印度和英国，5个国家药理学与毒理学科技论文占世界同领域科技论文的60.80%，如表11所示，总被引频次排名前五位的国家分别为美国、中国、英国、德国和意大利。中国药理学与毒理学科技论文数量为8.83万篇，占世界同领域科技论文的20.37%，居世界第2位，总被引频次118.54万次，居世界第2位，论文数量和总被引频次排名相对较高，但篇均被引频次相对略低。

表11　2011～2020年主要国家及地区药理学与毒理学科技论文情况

国家	论文数量/篇	论文数量排名	所占比例/%	总被引频次/次	总被引频次排名	篇均被引频次/次
美国	97 587	1	22.51	2 031 872	1	20.82
中国	88 315	2	20.37	1 185 404	2	13.42
日本	26 602	3	6.14	323 452	7	12.16
印度	25 603	4	5.91	360 620	6	14.09
英国	25 444	5	5.87	577 031	3	22.68
意大利	23 789	6	5.49	430 090	5	18.08
德国	22 225	7	5.13	438 251	4	19.72
韩国	17 175	8	3.96	264 654	9	15.41
法国	15 601	9	3.60	307 243	8	19.69
巴西	14 768	10	3.41	185 475	15	12.56
西班牙	13 894	11	3.20	246 231	11	17.72
加拿大	11 928	12	2.75	245 820	12	20.61
澳大利亚	11 521	14	2.66	247 220	10	21.46
荷兰	9 968	15	2.30	223 492	13	22.42
俄罗斯	4 062	27	0.94	41 330	38	10.17

微生物学：中国论文数量居世界第 2 位，总被引频次居第 2 位。

2011～2020 年，微生物学科技论文数量排名前五位的分别为美国、中国、德国、英国和法国，5 个国家微生物学科技论文占世界同领域科技论文的 66.96%，如表 12 所示，总被引频次排名前五位的分别为美国、中国、英国、德国和法国。中国微生物学科技论文数量为 3.51 万篇，占世界同领域科技论文的 15.86%，居世界第 2 位，总被引频次 52.32 万次，居世界第 2 位，篇均被引频次 14.92 次。

表 12　2011～2020 年主要国家及地区微生物学科技论文情况

国家	论文数量/篇	论文数量排名	所占比例/%	总被引频次/次	总被引频次排名	篇均被引频次/次
美国	63 833	1	28.87	1 807 336	1	28.31
中国	35 062	2	15.86	523 231	2	14.92
德国	17 631	3	7.97	442 373	4	25.09
英国	17 300	4	7.82	485 064	3	28.04
法国	14 232	5	6.44	349 225	5	24.54
日本	11 881	6	5.37	193 410	9	16.28
巴西	10 574	7	4.78	151 557	12	14.33
印度	9 514	8	4.30	132 890	14	13.97
韩国	9 100	9	4.12	121 154	15	13.31
加拿大	9 048	10	4.09	237 570	6	26.26
西班牙	8 681	11	3.93	190 741	10	21.97
澳大利亚	8 018	12	3.63	208 786	7	26.04
意大利	7 706	13	3.48	156 270	11	20.28
荷兰	6 211	14	2.81	203 875	8	32.82
俄罗斯	3 484	19	1.58	46 934	25	13.47

免疫学：中国论文数量居世界第 2 位，总被引频次居第 4 位。

2011～2020 年，免疫学科技论文数量排名前五位的国家分别为美国、中国、英国、德国和法国，5 个国家免疫学科技论文占世界同领域科技论文的 72.73%，如表 13 所示。中国免疫学科技论文数量为 30 018 篇，占世界同领域科技论文的 11.19%，居世界第 2 位，总被引频次 52.82 万次，居世界第 4 位，篇均被引频次 17.60 次。

表 13　2011～2020 年主要国家及地区免疫学科技论文情况

国别	论文数量/篇	论文数量排名	所占比例/%	总被引频次/次	总被引频次排名	篇均被引频次/次
美国	99 264	1	37.01	3 005 116	1	30.27
中国	30 018	2	11.19	528 189	4	17.60
英国	27 833	3	10.38	863 931	2	31.04
德国	19 921	4	7.43	616 101	3	30.93
法国	18 032	5	6.72	500 413	5	27.75
意大利	14 093	6	5.26	381 944	6	27.10
日本	12 963	7	4.83	319 535	11	24.65
加拿大	12 409	8	4.63	333 865	10	26.91
澳大利亚	12 366	9	4.61	370 455	8	29.96

续表

国别	论文数量/篇	论文数量排名	所占比例/%	总被引频次/次	总被引频次排名	篇均被引频次/次
荷兰	11 898	10	4.44	371 311	7	31.21
西班牙	11 033	11	4.11	260 263	12	23.59
巴西	9 801	13	3.65	177 019	15	18.06
印度	8 062	14	3.01	122 770	18	15.23
韩国	6 517	16	2.43	120 483	19	18.49
俄罗斯	1 508	40	0.56	32 532	38	21.57

在上述 8 个学科中，论文数量方面，中国居世界前三位的领域包括临床医学（第 2 位）、生物学与生物化学（第 2 位）、神经科学与行为学（第 2 位）、分子生物学与遗传学（第 2 位）、药理学与毒理学（第 2 位）、微生物学（第 2 位）及免疫学（第 2 位）；居世界第 4～8 位的有精神病与心理学（第 8 位）。

8 个学科中，在论文引用方面，中国总被引频次位居世界前三位的学科领域为药理学与毒理学（第 2 位）、生物学与生物化学（第 2 位）、微生物学（第 2 位）、分子生物与遗传学（第 2 位）。居世界排名第 4～10 位的学科有临床医学（第 4 位）、免疫学（第 4 位）、神经科学与行为学（第 5 位）及精神病与心理学（第 9 位）。

从总体看，中国医学科技论文数量继续呈上升态势，在世界范围内排位多为上升或持平；与上一年度统计结果相比，中国医学科技论文质量呈缓慢提高趋势，各学科总被引频次排名有所提升，但篇均被引频次仍落后于世界平均水平。综上，中国医学科技论文总体水平与国际领先国家相比较仍存在差距，需继续大力支持医学科技创新，引导产出更多高质量医学科技研究成果。

（二）医学科技论文研究主题分析

为揭示国际医学科技领域研究现状与趋势，发现重要研究主题，明确中国医学科技发展现状与重点，本文选取医学相关领域论文，具体包括：临床医学、生物学与生物化学、分子生物学与遗传学、神经科学与行为学、免疫学、精神病与心理学、微生物学，以及药理学与毒理学 8 个学科领域①，对中国、美国与国际医学领域 2016～2020 年高被引文献进行研究主题分析，以期通过近五年研究主题分析与对比，进而了解我国医学科技研究重点与国际研究重点的差异与优势。

2016～2020 年医学相关领域国际文献总量、中国文献量与美国文献量分别为 33 368 篇、4577 篇、19 176 篇。中国在医学科技领域的高被引文献数量较少，约占国际高被引文献的 13.72%，美国占国际总量的比例达 57.47%。

2016～2020 年中国在医学科技领域重点关注：①新型冠状病毒肺炎发病机制研究；②新型冠状病毒肺炎临床症状研究；③新型冠状病毒肺炎对精神健康的影响研究；④癌症治疗的临床研究。

---

① 数据来源于 ESI 数据库收录的领域高被引论文数据，检索时间范围：2016～2020 年。领域划分依据参考 ESI 数据库的 22 个学科分类，检索时间：2021 年 11 月 9 日。

通过图 1～图 3 及表 14 类团内的主要关键词可以看出，随着新型冠状病毒肺炎的暴

表 14　2016～2020 年医学相关领域主要国家关键词聚类得到的主要研究内容

中国类团名称	中国主要关键词	美国类团名称	美国主要关键词	国际类团名称	国际主要关键词
1. 新型冠状病毒肺炎发病机制研究	新型冠状病毒肺炎、ACE2 受体蛋白、血管收缩剂、病毒抗体、临床试验、药物、酶、鼠、肺、发病机制、受体、病毒、策略、疫苗等	1. 新型冠状病毒肺炎对精神健康的影响研究	焦虑、抑郁症、流行病、精神健康、临床实践、评估、全球负担、隔离、模型、社交距离、传播等	1. 新型冠状病毒肺炎临床症状研究	临床症状、性别、并发症、糖尿病、高血压、发热、住院治疗、急诊、核酸检测等
2. 新型冠状病毒肺炎临床症状研究	临床症状、C 反应蛋白、并发症、临床数据、年龄、咳嗽、D-二聚体、糖尿病、高风险、住院治疗、高血压、病人、风险因素、武汉等	2. 新型冠状病毒肺炎发病机制研究	新型冠状病毒肺炎、ACE2 受体蛋白、老年痴呆症、动物模型、血管收缩剂、抗体、中枢神经系统、临床表现、细胞因子风暴、酶、紧急状况、基因表达、免疫、巨噬细胞、肺、鼠、蛋白质、受体、血栓、疫苗等	2. 新型冠状病毒肺炎发病机制研究	新型冠状病毒肺炎、ACE2 受体蛋白、病毒抗体、临床试验、大脑、药物、酶、基因表达、免疫反应、发炎、肺、发病机制、通路、受体、器官、疫苗等
3. 新型冠状病毒肺炎对精神健康的影响研究	焦虑、抑郁症、流行病、高风险、预防等	3. 癌症治疗的临床研究	癌症、剂量、化疗、临床试验、临床特征、双盲、风险比率、抑制剂、生存率、非小细胞肺癌、临床试验主要终点、次要重点等	3. 新型冠状病毒肺炎对精神健康的影响研究	焦虑、抑郁症、流行病、精神健康、影响、压力、传播、预防等
4. 癌症治疗的临床研究	癌症、疗效、风险比率、模型、临床试验、特异性、安全性等	4. 新型冠状病毒肺炎临床症状研究	并发症、临床症状、慢性肾病、队列研究、咳嗽、D-二聚体、发热、流行病、住院治疗、急诊、老年人、核酸检测等	4. 癌症治疗的临床研究	癌症、临床试验、治疗、剂量、发病率、抑制剂、总生存期、安慰剂、临床试验主要终点

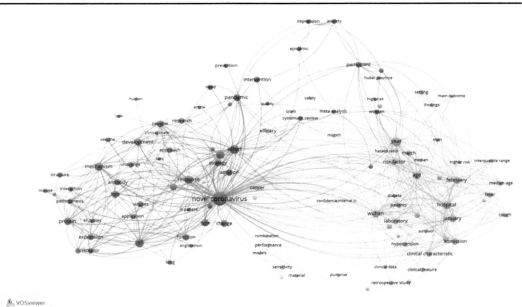

图 1　2016～2020 年医学领域中国 ESI 高被引文献关键词共现聚类分析图（彩图请扫封底二维码）

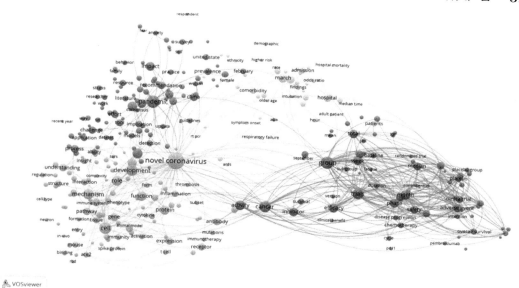

图2 2016～2020年医学领域美国ESI高被引文献关键词共现聚类分析图（彩图请扫封底二维码）

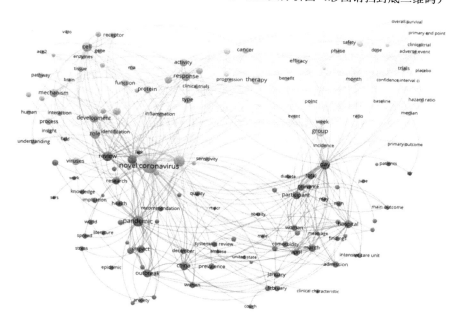

图3 2016～2020年医学领域ESI高被引文献关键词共现聚类分析图（彩图请扫封底二维码）

发，全球各国在医学科技领域均重点关注新型冠状病毒肺炎防治研究，具体包括新型冠状病毒肺炎的病原学、病理学、致病机制、流行病学、检测与诊断、病例报道和临床特征、诊疗方案、防控措施、药物疫苗研发、疫情影响、精神卫生与社会认知等方面。今后我国应在新型冠状病毒肺炎防治研究的基础上拓展重点关注领域，加强对病毒传播力、毒性等关键特性的研究，着力开展抗击疫情所需要的疫苗、药品的研发等。

二、医药专利分析

钟　华　韩慧杰

中国医学科学院医学信息研究所

科技创新是产业、区域乃至国家竞争力提升的根本保证，也是推动人类社会进步的重要力量。我国始终将科技创新摆在核心地位，科技事业密集发力、实力迅猛攀升。与此同时，美国、英国、日本等国家也发布了一系列科技战略，用以指导国家层面的科技发展方向，并不断促进科技的深度研发和广度扩散。

卫生健康事业的发展依靠科技创新的引领和推动，保障人类健康离不开科学发展和技术创新。在抗击新冠肺炎疫情期间，科技创新发挥了重要作用，为应对突发性传染性疾病提供了强大支撑，也证明把人民健康放在优先发展战略地位要尊重科学、依靠科学。在新冠肺炎疫情防控常态化背景下，国家对医学科技创新也提出了更高要求，各创新主体的基础研究能力和原始创新能力亟待加强，科技资源统筹机制和自主可控的创新体系有待完善。各个国家陆续出台多项政策推动医学科技成果转化、创新合作和医药研发，医学领域科技创新生态体系正在形成。

专利作为衡量科学技术创新的重要指标之一，是保护和促进医药创新最为有效的方式，其保障了发明人的基本权益，也极大地促进了科学技术的发展，是国家及地区的研发实力、创新能力和核心竞争力的有力佐证。本文从专利产出视角，对中国医药专利的发展现状进行系统分析，并与美国、日本、英国、德国、法国及加拿大等主要发达国家，以及巴西、印度等发展中国家进行横向对比，进而探讨中国医药专利发展的优势及与国外先进水平的差距，并对医药专利重点研究领域，包括重大疾病药物及医疗器械领域专利进行分析，为科技管理人员了解国内外医药科技发展动态及趋势提供决策咨询，也为医药研发人员提供借鉴和参考。

（一）中国医药专利创新活动概况

2019 年，全球医药专利申请数量和授权数量分别为 34.00 万件和 5.53 万件，申请数量与上年度相比增长了 10.94%。中国专利申请数量和授权数量分别为 19.84 万件和 1.46 万件，占全球数量比值分别为 58.36% 和 26.43%。2010 年以来，中国专利申请数量总体稳定上升，专利授权数量略有波动（图 1）。

通过世界知识产权组织（WIPO）的《专利合作条约》（Patent Cooperation Treaty，PCT）体系递交的国际专利申请数量能够衡量全球创新活动活跃程度。通过 PCT，申请人无须分别提交多个不同国家或地区的专利申请，仅提交一份国际专利申请，即可请求多个国家同时对其发明进行专利保护，极大地简化了国际专利申请手续。PCT 专利国际申请数量是全球公认的用来衡量一个国家或地区，以及企业创新能力的重要指标。自2010 年以来，中国 PCT 专利申请数量呈上升趋势，平均增长速度为 18.14%。2019 年中国医药 PCT 专利申请数量达 3112 件，同比增长 13.2%（图 2）。

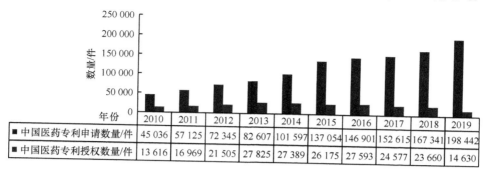

图1　2010～2019 年中国医药领域专利申请与授权情况

数据来源：Derwent Innovation，检索日期 2021-11-10，由于专利从申请到公开至少需要 18 个月，此检索结果仅为数据库中收录数量

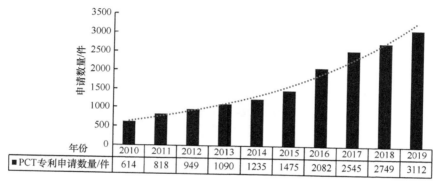

图2　2010～2019 年中国医药领域 PCT 专利申请数量年度趋势

数据来源：Derwent Innovation，检索日期 2021-11-10

　　专利申请数量反映了技术发展活动的活跃程度，而专利授权数量是专利申请质量的直接体现，能够反映专利申请的质量和科技创新水平。对中国医药申请和授权专利数量全球占比情况的年度趋势进行分析发现，中国的医药专利申请和授权数量在全球占比分别从 2010 年的 27.82%和 9.8%逐步攀升至 2019 年的 58.36%和 26.43%（图3 和图4），可见，中国在医药技术领域对全球的贡献和影响力日益增强。

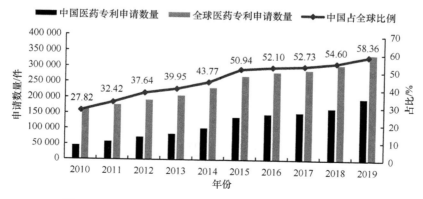

图3　2010～2019 年中国医药领域申请专利全球占比情况

数据来源：Derwent Innovation，检索日期 2021-11-10

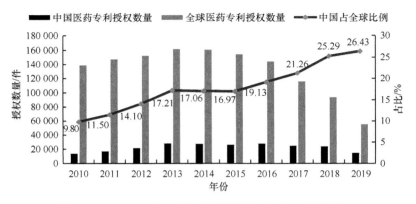

图 4 2010～2019 年中国医药领域授权专利全球占比情况

数据来源：Derwent Innovation，检索日期 2021-11-10

（二）中国在全球医药专利创新中的国家表现

2019 年中国医药专利申请数量近 20 万件，医药专利授权数量超 14 000 件。自 2011 年开始，中国医药专利申请数量位列世界第一位，高于美国、日本等发达国家；从时间分布上看，近十年间中国专利申请数量总体呈显著增长趋势，这说明我国医药专利申请持续高度活跃（表 1）。药品事关国计民生，医药产业投资大、风险高、周期长，新药开发依赖知识产权保护的程度极高。中国的制药工业从仿制药起家，其产业具有规模庞大、品种数量丰富的特点，但同时也存在生产标准不一、安全性能低等问题。同时中国逐步重视创新药物研发，随着精准医疗、基因编辑、肿瘤免疫治疗、细胞免疫疗法、液体活检和大数据等新技术不断涌现和发展，引领和推动了新药研发的进程，不仅提高了国内卫生健康事业水平，更以中国速度助力全球医药创新。

表 1 2010～2019 年医药领域专利申请/授权数量国家表现

国家	国家代码	2010～2019 年专利申请数量/件	2010～2019 年专利授权数量/件	2015～2019 年专利申请数量/件	2015～2019 年专利授权数量/件	2019 年专利申请数量/件	2019 年专利授权数量/件
美国	US	365 471	587 187	217 045	229 498	64 656	20 554
中国	CN	1 127 503	223 939	780 084	116 635	198 442	14 630
日本	JP	145 568	157 007	78 126	63 430	19 906	4 434
英国	GB	19 325	36 217	11 511	14 399	3 971	944
德国	DE	36 629	36 681	18 351	13 039	5 160	850
法国	FR	17 066	30 771	8 622	9 821	2 703	589
加拿大	CA	2 749	5 843	1 563	1 672	483	151
巴西	BR	8 711	4 021	4 691	887	1 101	32
印度	IN	20 654	13 315	13 323	4 984	4 630	422
澳大利亚	AU	24 137	114 400	17 264	41 504	6 683	3 940

数据来源：Derwent Innovation，检索日期 2021-11-10

从 PCT 专利申请数量来看，2019 年中国医药 PCT 专利申请数量约 3100 件（表 2），低于美国和日本。通过近五年与近十年的数据对比发现，印度 PCT 专利年均申请数量有所上升，而澳大利亚的 PCT 专利申请数量排名有所下降。随着"健康中国"战略深入实施，中国成为仅次于美国的全球第二大医药市场，在我国数千家制药企业生产的各类化学药品中，仿制药达 95% 以上。创新药物面临重要关口，由于创新药物研发的特殊性，我国医药产业从基础研究、企业研发、临床试验、新药注册到市场推广，都是一个漫长而复杂的链条。但各大医药研发机构积极推进从跟踪仿制到自主创新的战略转变，牢牢把握国际创新药物发展新趋势，注重保护自主研发掌握的核心技术专利的知识产权，积极推动专利进行国际注册认证，发挥创新主体作用，通过构建涉及国内外、涵盖核心专利和外围专利的专利网，确保领先技术的独占地位，继而有效地开拓了国内外市场，实现医药研发机构的创新驱动和转型升级，实现长期可持续发展。

表2　2010~2019 年医药领域 PCT 专利申请数量国家表现

国家	国家代码	2010~2019 年 PCT 专利申请数量/件	2015~2019 年 PCT 专利申请数量/件	2019 年 PCT 专利申请数量/件
美国	US	167 830	81 275	17 571
中国	CN	16 669	11 963	3 112
日本	JP	35 161	19 738	4 176
英国	GB	11 022	5 816	1 245
德国	DE	10 833	4 874	9 65
法国	FR	7 989	3 406	6 66
加拿大	CA	322	133	43
巴西	BR	903	443	77
印度	IN	6 238	2 848	537
澳大利亚	AU	2 893	1 682	393

数据来源：Derwent Innovation，检索日期 2021-11-10

（三）中国医药专利创新活动的主要研发机构

过去十年间，世界知识产权组织全球知识产权服务使用量持续增长。本文基于专利授权数量分析中国及全球医药专利创新活动中主要研发机构的整体情况及研发活跃程度，高校和科研机构作为主要的创新主体在中国授权的发明专利数量较多（表3），如浙江大学、四川大学、吉林大学等国内高校，而全球授权发明专利数量较多的机构集中于大型制药公司和医疗器械厂商（表4），医药公司如奥林巴斯株式会社等在医疗器械转型期也通过大量专利巩固其研发价值。我国医药技术的研发主体仍然是高等院校和科研院所，在产学研医药科技创新发展模式中处于主导地位。国内医药公司普遍存在自主创新能力不足的问题，仍集中生产较为成熟、技术要求较低的仿制药品，缺乏品种创新和技术创新。可见，在我国医药科技创新的进程中，虽有加速提升的过程，但还需我国在医药政策、人才、资本三大要素相互作用中支撑合作研发，形成政府、公司、高校及其他科研机构之间的技术协同效应，实现资源优化配置、信息共享和优势互补，产生突破性的原始创新成果，提升药品研发能力。

表3　2010～2019 年中国医药领域授权专利排名前十位机构

序号	机构名称	类型	授权量/件
1	浙江大学	高等院校	1096
2	四川大学	高等院校	683
3	吉林大学	高等院校	677
4	清华大学	高等院校	603
5	中山大学	高等院校	583
6	华南理工大学	高等院校	573
7	上海交通大学	高等院校	566
8	中国药科大学	高等院校	554
9	中国人民解放军海军军医大学	高等院校	527
10	江苏恒瑞医药股份有限公司	公司	519

数据来源：Derwent Innovation，检索日期 2021-11-10

表4　2010～2019 年全球医药领域授权专利排名前十位机构

序号	机构名称	类型	授权量/件
1	柯惠医疗	公司	9440
2	飞利浦医疗科技	公司	5315
3	诺华制药有限公司	公司	4788
4	佳能株式会社	公司	4303
5	奥林巴斯株式会社	公司	3939
6	欧莱雅公司	公司	3867
7	宝洁公司	公司	3867
8	三星电子公司	公司	3859
9	美敦力公司	公司	3595
10	花王株式会社	公司	3327

数据来源：Derwent Innovation，检索日期 2021-11-10

（四）重点医药领域技术布局和发展路径分析

本文选取若干重大疾病药物（消化系统疾病药物、代谢疾病药物、血液或细胞外液疾病药物、心血管系统疾病药物、呼吸系统疾病药物、皮肤疾病药物、骨骼疾病药物、神经肌肉系统疾病药物、神经系统疾病药物等）和医疗器械领域进行专利情况分析。

1. 重大疾病药物领域专利

由于专利公开的滞后性，本文对 2010～2019 年各国重大疾病药物专利领域分布进行分析（表5）。根据专利数据可以看出，抗肿瘤药物最受各国关注，是各国重大疾病药物领域专利申请的重点；此外，非中枢性止痛剂、神经系统疾病药物和皮肤疾病药物受关注程度较高。总体而言，各国在重大疾病药物领域的专利布局结构较为一致。中国在消化系统疾病药物、呼吸系统疾病药物、泌尿系统疾病药物、生殖或性疾病药物、皮肤疾病药物、非中枢性止痛剂和抗肿瘤药物领域的专利申请数量超过了科研实力第一的美国，药物领域专利申请数量普遍高于除美国以外的其他国家和地区，体现了中国对药物专利领域研发的重视程度逐渐升高、科研水平逐渐提高、创新能力不断增强。而中国在代谢疾病药物、内分泌系统疾病药物、心血管系统疾病药物、骨骼疾病药物、神经肌肉系统疾病药物、神经系统疾病药物、感觉疾病药物、抗感染药物、抗寄生虫药及免疫或过敏性疾病药物领域的专利数量则低于美国，说明中国在一些药物研发领域可能存在较为薄弱的环节和成长的空间，在健康中国战略布局需要的情况下应有针对性地向这些领域提供更多定向支持。此外，同为发展中国家的印度各大疾病药物领域专利也有较为不错的表现，其研究成果多于发达国家加拿大和发展中国家巴西，反映出印度在医药领域的投入较大和重视程度较高。

表 5　2010～2019 年各国重大疾病药物专利领域分布情况　（单位：件）

名称	美国	中国	日本	英国	德国	法国	加拿大	巴西	印度	澳大利亚
消化系统疾病药物	6 149	12 779	1 358	510	177	260	32	47	180	1 216
代谢疾病药物	5 935	2 741	1 508	405	141	272	39	30	175	1 024
内分泌系统疾病药物	1 414	833	285	124	44	35	8	14	39	344
血液或细胞外液疾病药物	4 252	2 658	746	261	135	134	23	28	99	980
心血管系统疾病药物	11 043	9 743	2 261	859	353	419	81	78	322	2 116
呼吸系统疾病药物	8 653	15 785	1 430	825	252	207	53	52	249	1 706
泌尿系统疾病药物	1 260	1 995	462	93	86	79	9	10	49	275
生殖或性疾病药物	3 800	13 853	649	300	139	115	27	35	82	897
皮肤疾病药物	8 644	21 182	3 810	708	380	1 144	79	127	239	1 698
骨骼疾病药物	3 315	1 987	822	243	102	173	23	36	86	742
神经肌肉系统疾病药物	4 565	2 667	1016	329	78	142	46	25	97	981
神经系统疾病药物	15 794	12 899	2 688	1 256	354	549	118	112	407	2 710
感觉疾病药物	1 043	166	323	93	29	60	6	9	9	200
非中枢性止痛剂	16 346	41 735	3 737	1 422	461	536	106	344	511	3 023
抗感染药物	6 778	4 452	898	667	241	287	56	122	204	1 356
抗寄生虫药	1 549	903	287	148	72	123	8	70	50	399
抗肿瘤药物	33 807	50 720	5 385	2 548	687	883	189	406	811	4 837
免疫或过敏性疾病药物	5 914	1 465	763	579	145	260	51	40	152	1 224

数据来源：Derwent Innovation，检索日期 2021-11-11

2. 医疗器械领域专利

医疗器械领域是一个知识密集、资金密集且多学科交叉的高技术产业，正处于从规模化到高质量创新发展转变的关键战略窗口期。先进医疗器械是健康保障体系建设的重要基础，是优化医疗服务供给的核心引擎，而医疗器械领域专利能够集中体现医疗器械的科技创新，提升国家前沿技术发展水平和技术集成应用能力。2010～2019 年，全球医疗器械专利申请量约 54 万件，年均增长率为 12.90%，表明全球医疗器械专利增长态势稳定，产业持续健康发展。而此期间，中国共申请专利超 28 万件，从 2010 年的 8697件（占当年全球总量的 29.40%）增长到 2019 年的 5.59 万件（表 6），占当年全球总量一半以上，年均增长率高达 23.56%，高于全球水平（表 7），说明中国医疗器械实力显著提升。这得益于我国对医疗器械产业战略、制度、方式、队伍及模式等创新，充分反映出我国医疗器械产业在科研项目布局、科研队伍组织、科研政策导向等方面积极适应新特点、承担新任务，不断开拓创新、稳步发展。

表 6　2010～2019 年全球及中国医疗器械专利申请数量年度趋势　（单位：件）

范围	2010 年	2011 年	2012 年	2013 年	2014 年	2015 年	2016 年	2017 年	2018 年	2019 年
全球	29 580	33 191	37 852	41 918	45 535	56 455	62 181	66 038	75 707	87 438
中国	8 697	11 383	15 072	17 518	20 529	31 418	36 035	39 216	46 699	55 906

数据来源：Derwent Innovation，检索日期 2021-11-10

表 7　2010～2019 年医疗器械专利申请数量国家表现　（单位：件）

国家	国家代码	2010～2019 年专利申请数量	2015～2019 年专利申请数量	2019 年专利申请数量
美国	US	119 927	70 751	20 297
中国	CN	282 890	210 214	57 462
日本	JP	50 591	25 942	6 852
英国	GB	3 936	2 453	844
德国	DE	12 573	6 235	1 829
法国	FR	3 121	1 742	587
加拿大	CA	659	384	113
巴西	BR	1 437	790	185
印度	IN	3 958	3 151	1 346
澳大利亚	AU	4 188	3 045	1 119

数据来源：Derwent Innovation，检索日期 2021-11-10

三、药品及临床试验分析

倪　萍

中国医学科学院医学信息研究所

　　药品和临床试验信息是反映医药科技产出与应用的重要表现形式之一，也是医药创新的重要体现。近年来，中国药品注册审评制度逐步与国际标准接轨，各界对临床试验的关注也不断提高。本文从项目状态、时间趋势、疾病分布、机构分布等方面对中国药品及临床试验项目进行分析，以全面了解国内医药研发状况，同时通过国内外对比，知晓中国在全球医药研发中的地位，为国内医药产业发展提供建议。

（一）药物研发情况

1. 国内药物研发概况及国际对比

　　药物研发是医药创新的重要组成部分，是推动医学科技发展的动力，通过分析中国药物研发情况，对比国内外药物布局，有助于发现国内药物研发中的优势及短板，从而推进医药产业的健康发展。截止到 2020 年 12 月 31 日，检索到在中国开展的研发药物数量为 9082 项，全球范围内研发药品数量为 79 426 项，在中国开展的研发药物占到全球比重的 11.43%。图 1 为在中国开展的研发药物研究阶段分布，临床前研究阶段所占比重最大，达到 28.51%，该阶段主要指药物的安全或毒理性试验以及动物体内试验阶段。处于临床试验阶段药物（临床、临床Ⅰ期、临床Ⅱ期、临床Ⅲ期）为 1881 项，所占比重为 17.44%。上市药所占比重为 12.36%。

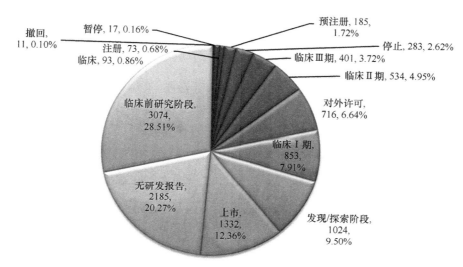

图 1 在中国研发药物主要阶段分布（彩图请扫封底二维码）

数据来源为 Thomson Reuters Cortellis 数据库；检索时间范围限定到 2020 年 12 月 31 日，检索日期为 2021 年 11 月 9 日；暂未纳入中国港、澳、台地区数据

为更好了解中国药物研发情况在国际中的位置，本文将在国内开展的研发药物与在美国、英国与日本开展的研发药物进行对比，其中重点对比了临床、上市、发现/探索，以及停止等阶段（图 2）。通过对各国临床研究不同阶段的研发数据分析发现，中国处于临床试验阶段（临床、临床Ⅰ期、临床Ⅱ期、临床Ⅲ期）的药物数量略高于英国和

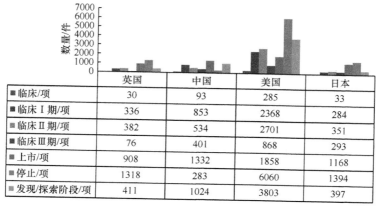

	英国	中国	美国	日本
■临床/项	30	93	285	33
■临床Ⅰ期/项	336	853	2368	284
■临床Ⅱ期/项	382	534	2701	351
■临床Ⅲ期/项	76	401	868	293
■上市/项	908	1332	1858	1168
■停止/项	1318	283	6060	1394
■发现/探索阶段/项	411	1024	3803	397

图 2 在中国研发药物主要阶段分布及国际对比（彩图请扫封底二维码）

注：由于同一个药物可能同时处于多个阶段，因此各个阶段药品数量之和大于该国家药品总数

日本，但与美国相比还存在一定的差距。上市阶段指该药物已经进入市面上销售，在中国上市的药物仅次于美国，在英国及日本上市的药物数量均小于中国，这在一定程度上反映国内需求较大，我国医药市场具备一定的发展潜力。停止阶段是指药物在申请上市前（申请上市获批前），针对某个适应证的研发被终止，造成终止的原因主要包括药品的有效性、安全性及经济因素，在我国开展的药物试验终止数量远低于英国、美国及日本。

2. 中国各阶段药物研发情况及国际对比

为进一步了解国内药物研发情况，本文对临床前研究阶段、临床试验阶段及上市阶段药物研发情况进行分析，主要包括研发机构分布及研究领域分布，并通过与美国、英国、日本等国家进行对比，了解中国药物研发在国际中的位置。

（1）中国临床前研究阶段药物研发情况及国际对比

临床前研究阶段指动物体内的试验，分析、对比该阶段的主要研究机构及领域布局，对于了解我国医药市场及医药研发能力具有一定的参考价值。表 1 为在中国开展的且处于临床前阶段的前十位研发机构，均来自中国，前两名为科研院所，仅 4 家为公司。

表 1　临床前阶段在中国开展药物研发主要机构分析（前十位）

序号	机构名称	类型	国家	数量/项
1	中国科学院	科研院所	中国	136
2	中国医学科学院	科研院所	中国	67
3	正大天晴药业集团股份有限公司	公司	中国	56
4	四川大学	高等院校	中国	46
5	中国药科大学	高等院校	中国	46
6	江苏恒瑞医药股份有限公司	公司	中国	37
7	无锡药明康德新药开发股份有限公司	公司	中国	33
8	中山大学	高等院校	中国	29
9	复旦大学	高等院校	中国	27
10	苏州康宁杰瑞生物科技有限公司	公司	中国	27

对比中国及美国、英国、日本各类型机构研发药物所占比重情况（图 3），该阶段在中国开展药物研发的主要为高等院校、公司、科研院所三类机构。公司在中国各类研发机构中占比重最少，为 40%，在日本各类研发机构中占比重最多，为 80%，英国占 66.67%，美国占 50%。这说明需进一步提高我国企业开展临床前研究的积极性。

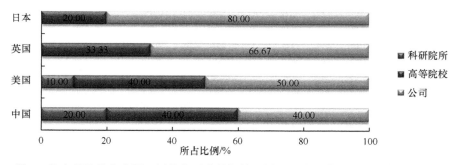

图 3　临床前阶段在中国开展药物研发的机构及国际对比（彩图请扫封底二维码）

分析在中国开展药物研发的且处于临床前阶段的研发药物疾病领域分布情况，发现该阶段的药物试验主要面向实体瘤、阿尔茨海默病、乳腺癌、非小细胞性肺癌、结直肠癌、非胰岛素依赖型糖尿病、新型冠状病毒肺炎、卵巢癌、胰腺癌、炎性疾病等领域，肿瘤或癌症相关领域居多。

表2为中国、美国、英国以及日本在该研发阶段主要疾病布局情况，通过对比发现，上述4个国家均在实体瘤、乳腺癌、卵巢癌等领域进行了重点布局。

表2　临床前阶段在中国研发药物主要疾病领域分布及国际对比

疾病领域	国家			
	中国/项	日本/项	美国/项	英国/项
实体瘤	576	51	702	59
乳腺癌	255	25	474	42
非小细胞性肺癌	250	23	296	—
胃癌	185	—	—	—
结直肠癌	161	—	—	—
胰腺癌	118	17	205	—
卵巢癌	113	18	220	27
非胰岛素依赖型糖尿病	106	20	—	—
类风湿性关节炎	101	15	—	—
肝细胞癌	95	—	—	—
阿尔茨海默病	—	25	254	—
肺癌	—	—	—	18
黑色素瘤	—	—	—	22
急性髓系白血病	—	—	180	16
胶质母细胞瘤	—	—	155	—
囊性纤维化	—	—	—	16
神经退行性疾病	—	—	—	16
新型冠状病毒肺炎	—	18	326	32
血液肿瘤	—	—	—	17
炎性疾病	—	17	229	33

（2）中国临床试验阶段药物研发情况及国际对比

为了解临床试验阶段药物研发情况，对临床试验阶段（临床、临床Ⅰ期、临床Ⅱ期、临床Ⅲ期）数据进行分析。表3为在中国开展的且处于临床试验阶段的研发机构分布情况，从机构类型上看，主要为公司、科研院所2种类型。江苏恒瑞医药股份有限公司、正大天晴药业集团股份有限公司所属数量较多，分别为48项、34项。科研院所主要为中国科学院上海药物研究所、深圳免疫基因治疗研究院。图4对比了中国、美国、英国、日本各类机构研发药物所占比重情况，可以看出公司所占比重均大于其他类型的机构。

表3 临床试验阶段在中国研发药物主要机构分析（前十位）

序号	机构名称	类型	国家	数量/项
1	江苏恒瑞医药股份有限公司	公司	中国	48
2	正大天晴药业集团股份有限公司	公司	中国	34
3	诺华制药有限公司	公司	瑞士	26
4	阿斯利康制药有限公司	公司	英国	24
5	中国科学院上海药物研究所	科研院所	中国	23
6	辉瑞制药有限公司	公司	美国	22
7	深圳免疫基因治疗研究院	科研院所	中国	22
8	罗氏集团	公司	瑞士	21
9	礼来公司	公司	美国	18
10	沈阳三生制药有限责任公司	公司	中国	18
10	日本中外制药株式会社	公司	日本	18

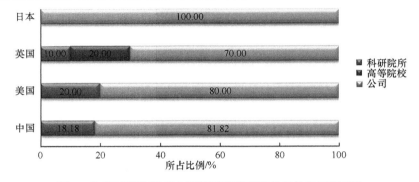

图4 临床试验阶段在中国开展药物研发的机构及国际对比

　　对比临床前研究阶段与临床试验阶段前十位研发机构发现，我国临床前研究阶段前十位机构均来自中国，而临床试验阶段主要研发机构中仅5家来自中国，其余为国外医药公司。可见，在进入临床试验阶段后，我国研发机构的优势逐渐消失，医药研发及转化能力有待进一步提高。

　　分析在中国开展的处于临床试验阶段的药物主要疾病领域分布情况，发现该阶段药物研发主要面向肿瘤或癌症相关疾病领域，如实体瘤、非小细胞性肺癌、乳腺癌、胃癌、结直肠癌、非霍奇金淋巴瘤、卵巢癌、肝细胞癌、多发性骨髓瘤、小细胞肺癌等。

　　对比中国、美国、日本、英国在该阶段药物研发的主要疾病领域分布情况，从各国临床试验阶段前十位疾病领域分布看，发现在该阶段实体瘤、非小细胞性肺癌、乳腺癌、结直肠癌、卵巢癌是各个国家共同重点关注的疾病领域（表4）。

　　（3）中国上市药物分布及国际对比

　　上市指药物已经进入市场销售，是研究向应用的转换，能在一定程度上体现研究的社会价值及商业价值。在中国上市药物排名前十位的机构均来自其他国家，一方面体现了中国医药市场的潜力，另一方面说明中国在加强药物研发与转化的同时也要加强对本国市场的重视。表5为在中国进行药物研发且处于上市阶段的研发前十位机构，排名前三位的分别为辉瑞制药有限公司、葛兰素史克公司及诺华制药有限公司。分析美国、英国以及日本上市阶段药物研发机构分布，各国家上市药物前十位研发机构均为公司。

表4 临床试验阶段在中国研发药物主要疾病领域分布及国际对比

疾病领域	国家			
	中国/项	日本/项	美国/项	英国/项
实体瘤	444	211	1011	137
非小细胞性肺癌	293	181	639	111
乳腺癌	259	152	724	121
胃癌	178	88	—	—
结直肠癌	161	116	407	71
非霍奇金淋巴瘤	146	—	—	—
卵巢癌	112	92	409	77
肝细胞癌	110	—	—	—
多发性骨髓瘤	80	59	—	—
小细胞肺癌	80	—	—	—
黑色素瘤	—	129	509	113
急性髓系白血病	—	—	282	42
前列腺癌	—	107	430	83
新型冠状病毒肺炎	—	—	297	52
胰腺癌	—	96	379	67

表5 中国上市药物主要机构分析（前十位）

序号	名称	国家	数量/项
1	辉瑞制药有限公司	美国	83
2	葛兰素史克公司	英国	82
3	诺华制药有限公司	瑞士	74
4	赛诺菲制药有限公司	法国	55
5	拜耳集团	德国	51
6	武田制药有限公司	日本	49
7	第一三共株式会社	日本	47
8	勃林格殷格翰有限公司	德国	46
9	默克公司	美国	45
10	阿斯利康制药有限公司	英国	45

近年来，为满足临床诊疗的迫切需求，我国在优化药品审评审批流程方面采取了一系列措施，如2018年出台的《临床急需境外新药审评审批工作程序》及2020年的《突破性治疗药物工作程序（征求意见稿）》《优先审评审批工作程序（征求意见稿）》《药品上市许可优先审评审批工作程序（试行）》等政策，为临床急需的中国原创新药、中国改剂型药物和境外已上市药品进入中国提供了加速上市流程，鼓励药物研发及创新。尽管如此，从上市阶段主要机构分布上看，在中国的上市药物前十位机构分布均来自国外，我国的创新药物研发及转化能力与国外相比仍存在一定差距，国内药物研发机构科技研发及转化能力有待进一步提高。

分析在中国开展的处于上市阶段的药物主要疾病领域分布情况，该阶段药物主要面向白血病、乳腺癌、非小细胞性肺癌、黑色素瘤、前列腺癌、高血压、卵巢癌、乙型肝炎、类风湿关节炎、细菌感染等疾病领域。

表 6 对比国内外上市药物主要疾病领域主要分布情况发现，白血病、乳腺癌、非小细胞性肺癌、卵巢癌、类风湿关节炎是各个国家共同关注的领域。相对其他国家，中国还重点布局了乙型肝炎、细菌感染，以及黑色素瘤、高血压等疾病领域，但结直肠癌、肾细胞癌、实体瘤、胰腺癌等疾病领域布局相对薄弱，需进一步加强相关疾病领域药物研发及研发成果转化能力。

表 6　中国上市药物主要疾病领域分布及国际对比

疾病领域	国家			
	中国/项	日本/项	美国/项	英国/项
白血病	122	163	239	131
乳腺癌	119	149	203	130
非小细胞性肺癌	94	112	146	89
黑色素瘤	74	—	—	70
前列腺癌	74	98	138	—
高血压	66	—	90	—
卵巢癌	65	74	97	63
乙型肝炎	62	—	—	—
类风湿性关节炎	61	74	99	63
细菌感染	52	—	—	—
结直肠癌	—	83	104	72
肾细胞癌	—	76	—	59
实体瘤	—	68	106	57
胰腺癌	—	75	94	57

（二）临床试验注册情况

截至 2020 年 12 月 31 日，Clinical Trials 数据库目前收录了在中国开展的临床试验项目 19 794 项，在美国开展的临床试验项目数为 139 237 项，在英国开展的临床试验为 19 907 项，在日本开展的临床试验为 6504 项。在中国开展的临床试验项目略多于日本，但对比美国还有一定的差距。从时间趋势分布上看，中国临床试验整体呈增长趋势（图 5）。

分析开展临床试验的主要机构对于了解国内研发主力以及医药合理布局具有重要意义，表 7 分析了中国开展临床试验的前十位机构。分析结果显示在国内开展临床试验的主要为高等院校、科研院所、医院、公司 4 种类型，其中高等院校为研发主力，包括中山大学、复旦大学及香港中文大学等。

图 6 对比了中国、美国、英国、日本各类型机构临床试验项目所占比例，区别于英国和日本，我国临床试验主要开展机构为医院，所占比重达到 50%，而英国和日本主要来自于公司，分别占 60% 和 100%；在美国开展临床试验的机构主要为科研院所，占比 50%。

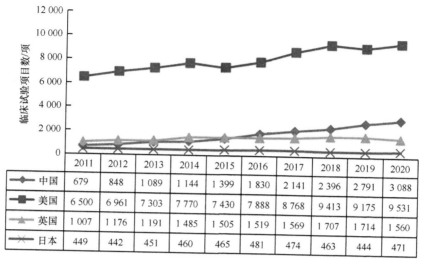

图 5　在各国开展的临床试验阶段项目数随时间变化趋势（2011～2020 年）
注：中国数据暂未纳入港、澳、台地区数据

	2011	2012	2013	2014	2015	2016	2017	2018	2019	2020
中国	679	848	1 089	1 144	1 399	1 830	2 141	2 396	2 791	3 088
美国	6 500	6 961	7 303	7 770	7 430	7 888	8 768	9 413	9 175	9 531
英国	1 007	1 176	1 191	1 485	1 505	1 519	1 569	1 707	1 714	1 560
日本	449	442	451	460	465	481	474	463	444	471

表 7　中国开展临床试验主要机构分析（前十位）

序号	机构名称	机构类型	数量/项
1	中山大学	高等院校	1026
2	复旦大学	高等院校	614
3	中国医学科学院北京协和医院	医院	549
4	香港中文大学	高等院校	445
5	中国人民解放军总医院	医院	435
6	江苏恒瑞医药股份有限公司	公司	324
7	中国医学科学院	科研院所	323
8	复旦大学附属中山医院	医院	299
9	上海交通大学医学院附属仁济医院	医院	285
10	浙江大学医学院附属第二医院	医院	274

注：高等院校或科研院所的统计数据不含其附属医院数据

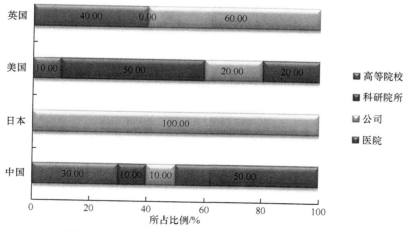

图 6　各类型机构临床试验项目所占比例及国际对比

　　了解国内外临床试验疾病领域分布，对于了解我们医药研发布局、调整医药研发结构具有一定的参考价值。分析后发现在中国开展临床试验主要疾病领域分布，主要面向乳腺癌、非小细胞肺癌、肝细胞癌等疾病领域。

　　表 8 为在中国开展临床试验主要疾病领域分布及国际对比情况，其中乳腺癌、非小细胞性肺癌、非胰岛素依赖型糖尿病是中国、日本、美国、英国共同布局的疾病领域。相对于其他国家，中国还重点布局了肝细胞癌、卒中、冠心病、食管癌等疾病领域。

表 8　在中国开展临床试验主要疾病领域分布及国际对比

疾病领域	国家			
	中国/项	日本/项	美国/项	英国/项
乳腺癌	730	177	4724	587
非小细胞性肺癌	685	224	1818	311
肝细胞癌	516	—	—	—
胃癌	506	111	—	—
非胰岛素依赖型糖尿病	428	310	2281	423
结直肠癌	365	—	—	258
高血压	348	192	2102	—
卒中	347	—	—	—
冠心病	339	—	—	—
食管癌	310	—	—	—
艾滋病	—	—	3710	281
阿尔茨海默病	—	96	—	—
白血病	—	—	3735	—
肥胖	—	—	3265	—
冠状动脉疾病	—	108	—	—
类风湿关节炎	—	112	—	224
淋巴瘤	—	—	3460	—
慢性阻塞性肺疾病	—	—	—	358
前列腺癌	—	—	2526	314
实体瘤	—	168	—	—
哮喘	—	94	—	410
心力衰竭	—	—	—	297
抑郁	—	—	2123	—

第三章　中国医学学科研究进展

一、肿瘤科技进展报告

赫　捷　高禹舜　毕　楠　王志杰　杜　君
中国医学科学院肿瘤医院

随着人口老龄化、工业化、城镇化进程的不断加快，以及慢性感染、不健康的生活方式、职业暴露等威胁因素累加，人类肿瘤发病和死亡数量均呈现上升趋势。目前，癌症死亡居全球死因的第二位。我国癌症死亡占全部死因构成也呈上升趋势，是继心血管疾病之后的第二大非传染性疾病死因[1]。党的十九大报告明确提出实施健康中国战略，从国家层面全面部署包括癌症防控在内的疾病综合防控工作。自 2016 年起，《"健康中国 2030"规划纲要》《"十三五"卫生与健康规划》《中国防治慢性病中长期规划（2017—2025 年）》等政策文件均将癌症防控作为重要内容，提出未来一段时间的目标任务[2]。

目前我国已经初步建立癌症防控体系，并取得了阶段性成果。随着医学技术的发展，早癌筛查的普及与诊疗水平的发展，我国癌症患者的总体生存率逐渐上升，癌症防控水平也整体进步。目前治疗实体瘤最常用的方法为外科治疗、内科治疗和放射治疗（简称放疗），故本文将从以上三个领域，对 2020 年度实体肿瘤领域的国内及国际研究进展进行综述，从而对中国癌症防控领域科技发展的趋势和前景加以展望。

（一）肿瘤外科

1. 外科手术研究新进展

2020 年度，肿瘤外科取得了长足的发展，全国外科医生及相关研究者在如何改进外科手术方式能使患者取得最大获益方面进行了不懈的探索和努力。

在肺癌领域，国家癌症中心主任、中国医学科学院肿瘤医院院长赫捷院士领衔肺癌诊疗多学科团队通过研究指出，目前胸腔镜肺癌微创手术在国内已经被广泛应用，而且随着机器人辅助胸腔镜手术的逐步开展，使我国学者在相关领域已走在世界的前列[3]。

国家癌症中心/中国医学科学院肿瘤医院团队通过对比研究发现，单孔胸腔镜肺叶袖状切除术治疗中心型肺癌具有技术上的可行性和安全性，与多孔入路相比可获得更好的手术效果[4]。上海交通大学附属瑞金医院团队对比分析了机器人辅助胸腔镜肺叶切除手术及胸腔镜肺叶切除手术的区别，结果表明二者在非小细胞肺癌的治疗中都是安全的，而机器人辅助胸腔镜肺叶切除在淋巴结清扫上更具优势。机器人手术不仅在肺癌治疗中，在结直肠癌的手术中也同样具有优势，一项国内多中心的研究数据显示，机器人结直肠癌手术安全可靠，对吻合口漏风险高的患者可能具有优势[5]。

除了对新技术及新设备的开发应用，我国学者对肿瘤外科传统手术也进行了进一步的改进和创新。四川大学华西医院研究团队通过回顾性分析已经接受肺叶切除右侧非小细胞肺癌患者的相关资料，发现术中清扫 3A 组淋巴结能够显著改善患者的预后。天津医科大学肿瘤医院团队为了能够一次手术解决双肺病灶，探讨了是否能通过同期单孔胸腔镜治疗双侧肺结节，结果证明该方法是安全可行的[6]。同济大学研究团队对比了单孔胸腔镜和多孔胸腔镜对肺段切除手术的影响，结果证实单孔胸腔镜肺段切除可以媲美多孔胸腔镜，是一种安全可行的术式[7]。在胃癌手术治疗中，同济医学院研究团队发现 D2 淋巴结切除加全中胃切除对晚期胃癌患者的近期疗效和手术安全性均优于常规 D2 切除[8]。根据之前的研究，增加淋巴结摘除的数量（≥30 个）可以延长特定胃癌患者的生存期。然而，对于 II 期胃癌患者是否需要清除 30 个或更多淋巴结仍有争议。中山大学研究团队发现不同亚组清扫 30 个淋巴结后患者的存活率不同。但对于部分特定的 II 期胃癌患者来说，淋巴结清扫的数量必须达到 30 个[9]。四川大学研究团队发现顺时针模块化腹腔镜胰腺上淋巴结切除术可取得与传统开放手术相似的效果，且术后不良事件无增加[10]。国家癌症中心/中国医学科学院肿瘤医院团队通过研究发现，全腹腔镜下远端胃切除术后对于部分患者避免预防性引流可缩短手术时间，使患者恢复更快[11]。

而对于一些之前认为是手术禁忌，现在通过严格控制条件，也可谨慎实施相关手术。复旦大学妇产医院研究团队发现，对于中央区乳腺癌患者而言，对通过严格筛选的早期 T1 或者 T2 患者实施乳腺癌保乳手术是可以被接受的和可取的[12]。随着技术的发展，患者们对手术的要求也越来越高，就乳腺癌患者而言，学者们通过对比研究证实，乳腺整形保乳术和传统的保乳手术相比，美容效果好，并发症少，对转移和复发无不良影响[13]。

2. 肿瘤外科围手术期及预后相关研究进展

围手术期的管理对于外科患者的治疗和预后具有非常重要的作用，尤其是手术前及手术后，我们更应该给予更多的关注。在胃癌的外科诊疗中，晚期胃癌患者周围神经浸润与局部复发及预后不良有关，青岛大学附属医院团队研究证实根据癌胚抗原（CEA）、肿瘤长度、洛朗（Lauren）分级（混合、弥漫）、CT 分期、淋巴结转移等建立的模型可以预测进展期胃癌术前周围神经浸润的情况[14]。中山大学研究团队通过构建并验证由术前变量组成的模型图，可以在术前预测胃癌手术术中输血情况[15]。通过对术前幽门梗阻患者术前充分进行胃肠减压，可以减少这类患者术后胃轻瘫的发生率。通过改进手术方法，以减少功能性胃排空延迟的发生。例如，控制残胃的大小、保证血液供应，特别是在吻合过程中选择合适的吻合器和吻合，可以减少功能性胃排空延迟的发生[16]。

术后为了减少患者的并发症及减轻患者的痛苦，国家癌症中心/中国医学科学院肿瘤医院赫捷院士团队提供了治疗相关不良事件的不同 PD-1 或 PD-L1 抑制剂为基础的联合治疗肿瘤的全面数据，为临床医生在癌症护理的日常实践中提供了基于 PD-1 或 PD-L1 抑制剂联合治疗的毒性特征的重要参考[17]。国家癌症中心/中国医学科学院肿瘤医院团队研究发现，在妊娠期间存在严重恶心呕吐的患者发生术后恶心呕吐的概率更高，其对术后止吐的要求更高[18]。浙江大学研究团队发现，与仅应用全身麻醉相比，超声引导下竖棘肌阻滞麻醉联合全身麻醉可以使乳腺癌患者在术后的第一个 24 小时内疼痛程度明显减轻，并减少吗啡的用量[19]。北京大学第一医院研究团队发现，对于乳腺癌手术患者，多水平单次注射椎旁阻滞麻醉可降低术后 6 个月慢性术后疼痛的发生率，改善术后早期镇痛，减少术后 6 个月和 12 个月的神经病理性疼痛[20]。苏州大学研究团队通过回顾性分析发现，全身麻醉与胸椎旁阻滞麻醉联合应用后低血压发生率较低，循环状态稳定，术后镇痛效果较好[21]。

对于患者的预后，国家癌症中心/中国医学科学院肿瘤医院赫捷院士团队通过研究为ⅠB 期非小细胞肺癌患者的个体化评价和临床决策提供了一种简便可靠的工具；在这些患者中，Ⅱ～Ⅳ 级或腺癌可从化疗中获益[22]。学者们探讨了由营养因子和免疫因子组成的术前预后营养指数对老年胃癌手术患者的预后价值，并证实术前预后营养指数是老年胃癌手术患者的一个敏感和特异的预后预测指标[23]。华中科技大学同济医学院研究团队探讨术后降钙素原和 C 反应蛋白对胃癌术后腹腔感染的诊断价值。降钙素原值小于 2.03ng/mL 是腹腔感染的良好阴性预测指标，可保证胃癌术后早期安全出院[24]。

国家癌症中心/中国医学科学院肿瘤医院研究团队发现，肺叶特异性淋巴结清扫术在生存期、复发、淋巴结清扫和围手术期恢复方面与系统淋巴结清扫相似，且在减少术后并发症方面具有明显的优势。因此，肺叶特异性淋巴结清扫术对非小细胞肺癌的临床分期ⅠA 期占优势的非小细胞肺癌更适合和实用[25]。海军军医大学研究团队发现术后预防性补钙可增加甲状腺手术后乳头状癌患者发生甲状旁腺功能低下的风险。有高血压病史且术前甲状旁腺激素（PTH）水平相对较高的患者在全甲状腺切除术加中央颈清扫后可能不会出现严重的甲状旁腺功能低下[26]。北京大学研究团队发现围手术期使用小剂量糖皮质激素可提高胰腺癌根治术后患者的无复发生存率[27]。温州医科大学研究团队发现术前无创纤维化指标的 Fibrosis-4（FIB-4）指数可预测胃癌患者胃切除术后的远期预后[28]。广西医科大学研究团队发现影响肝癌患者术后预后的因素包括婚姻状况、种族、性别、年龄、肿瘤分级、肿瘤大小等，具有良好预测能力的诺谟（Nomogram）图可为临床发展提供 5 年生存率的预测[29]。

3. 肿瘤外科相关新技术研究进展

在肿瘤外科发展中，相关新技术不断被应用和发展，如人工智能、3D 打印等不断加入和发展，使得肿瘤外科向着更加精准的方向发展。华北科技大学研究团队根据肝癌术后患者的临床评价资料，采用神经网络等人工智能相关方法对肝癌患者术后的预后进行预测。应用 CSSVM（Cuckoo search-based support vector machine）算法对肝癌患者的复发时间进行预测，以便及时进行干预。实证分析结果表明，研究建立的改进支持向量机模型能够有效地预测肿瘤复发的时间和地点[30]。在乳腺癌的外科诊疗中，研究人员还发现人工智能神经网络预测性能指标最高。此外，手术量是乳腺癌术后 10 年内复发的最佳预测指标，其次是住院量和肿瘤分期。机器学习算法在 10 年内准确预测复发，可提高乳腺癌术后患者管理的准确性，提高对乳腺癌术后 10 年内复发危险因素的认识[31]。青岛大学医学院附属医院团队通过 3D 打印技术，对颅底肿瘤患者术后缺损进行重建，结果发现所有患者术后恢复良好，随访期间无复发及并发症，证实将 3D 打印技术与电磁图像引导系统相结合，可以提高手术效率和临床教学质量[32]。南方医科大学研究团队在一名 31 岁男性距骨成骨细胞骨肉瘤患者的手术治疗中，用医用钛制成的 3D 打印距骨假体代替完整的距骨，随访发现患者没有局部复发或远处转移，这表明 3D 打印的距骨假体对距骨骨肉瘤患者显示了良好的功能和临床效果，3D 打印种植体对于足部骨肉瘤患者是可行的选择[33]。

为了助力精准外科的发展，研究者们对各种方法进行了改进，厦门大学研究团队发现，通过水溶性黑色素纳米粒（MNP）与环状精氨酸-甘氨酸-天冬氨酸（CRGD）肽结合，用于乳腺癌光声成像（PAI）和手术导航，为乳腺癌的影像学和精确的肿瘤切除提供了强有力的工具[34]。学者们研究发现，CD44 和清道夫受体 β1 类双靶向透明质酸纳米粒子（5K-HA-HPP）联合光声显微镜可作为鉴别转移性前哨淋巴结与正常淋巴结及炎性淋巴结的有力工具，从而指导乳腺癌手术中前哨淋巴结的清除[35]。海南肿瘤医院研究团队探讨碳纳米粒子分带示踪技术在胃癌淋巴结切除中的临床应用，结果证实碳纳米颗粒分带示踪法可提高淋巴结黑染率和淋巴结检出数，提高胃癌分期的准确性[36]。西安交通大学团队探讨术前胃镜下碳纳米粒子标记在腹腔镜根治性胃癌手术中的应用价值。术前内镜碳纳米粒子示踪在腹腔镜胃癌根治术中具有重要价值。可缩短手术时间，增加淋巴结总数，提高 TNM 分期（tumor node metastasis classification）的准确性，并可同时发现多个胃癌[37]。广西医科大学研究团队发现微钙化和不规则形态是甲状腺癌淋巴结转移的预测因素。此外，放射组学分析在筛选甲状腺癌淋巴结转移患者有意义的超声特征方面具有很好的应用价值。因此，基于超声和放射特征的淋巴结转移预测对于甲状腺癌手术前的手术和干预决策具有重要意义[38]。我国学者研究发现近红外荧光成像具有很大的发展潜力。随着精细医学的出现和各种生物技术研究的进展，荧光成像技术将在肝癌的诊断、手术导航和治疗中得到更好地发展及应用[39]。

（二）肿瘤内科

1. 免疫治疗

近年来，免疫检查点抑制剂在临床上的应用使得一部分驱动基因阴性非小细胞肺癌（NSCLC）患者的总生存期得到了明显延长。为了探索在中国人群中免疫治疗联合化疗一线治疗的疗效，中山大学肿瘤防治中心研究团队牵头设计了 ORIENT-11 研究[40]，该研究是一项评估信迪利单抗或安慰剂联合培美曲塞和铂类用于一线治疗驱动基因阴性的晚期或复发性非鳞状 NSCLC 的有效性和安全性的研究，研究结果显示，免疫联合治疗组显著提高了患者的无进展生存时间（PFS）和总生存期（OS），具有显著的统计学差异。研究得到了预期研究结果的主要指标，且患者耐受性良好。CRISPR-Cas9 作为一项新型基因编辑技术，尚未在肺癌免疫治疗领域开展。四川大学华西医院研究团队开展了由 CRISPR-Cas9 编辑 *PD-1* 基因的 T 细胞首次在晚期 NSCLC 患者中进行的 I 期临床试验[41]，该研究证实 CRISPR-Cas9 基因编辑 T 细胞的临床应用安全可行，是基因编辑 T 细胞在肺癌免疫治疗中的首次尝试，具有开创性，为基于 CRISPR-Cas9 单基因编辑的免疫细胞治疗提供了重要的依据。

在肝癌领域中，免疫治疗也取得了显著进展。中国人民解放军东部战区总医院研究团队和复旦大学中山医院团队共同牵头开展了卡瑞利珠单抗在既往经过治疗的晚期肝癌患者中的多中心、开放性、平行、随机、Ⅱ期临床研究[42]，结果显示，对既往系统性治疗失败或不耐受的晚期肝癌患者，在入组患者基线状态更差的情况下，采用卡瑞利珠单抗治疗仍然取得了与其他 PD-1 单抗相似的疗效。基于此项研究，卡瑞利珠单抗已获批用于晚期肝癌的二线治疗。

对于晚期转移性胃癌，免疫治疗发挥了重要作用。随着 CheckMate649 和 ATTRATION4 研究结果的公布，为 HER2 阴性晚期转移性胃癌一线免疫治疗的应用提供了高级别循证医学证据，并改变临床实践。由于免疫治疗在胃癌的疗效仍有限，尤其我国自主研发的免疫检查点抑制剂在我国人群中的数据尚不充分，因此人们在进一步寻找有效的疗效预测标志物、筛选适合的人群、进一步摸索优化的联合治疗模式等方面展开了深入的研究。中国人民解放军第五医学中心研究团队探索了国产 PD-1 抑制剂替雷利珠单抗联合化疗在食管鳞癌、局部进展期/转移性胃及胃食管交界腺癌一线治疗中的疗效及安全性[43]。研究发现，对于进展期食管鳞癌、胃及胃食管交界腺癌，替雷利珠单抗联合化疗具有较持久的抗肿瘤作用，且毒性可以耐受。

在淋巴瘤领域中，抗原丢失是 CD-19 靶向治疗后长期疗效不佳的一个重要因素，靶向 CD-19 和 CD-22 双靶点可能是一种解决方式。一项由中国人民解放军总医院第一医学中心研究团队开展的研究[44]，设计了同时靶向 CD19 和 CD20 的串联双靶点 CAR T（TanCAR7T 细胞），该结构 CAR T 可形成更优、更稳定的免疫突触结构，与更强的抗肿瘤相关。在一项开放标签、单臂、Ⅰ/ⅡA 临床试验中，ORR 率达 79%，CR 率为 71%，该研究认为 TanCAR7T 细胞显示优异且持久的抗肿瘤活性，且没有发生 3 级或以上神经毒性。尽管在中国开展有多项 CAR T 临床研究，但仍无 CAR T 产品获得批准。Relma-cel（JWCARA029）是一种中国商业化生产的抗 CD19 CAR T 细胞。北京大学肿瘤医院研究团队牵头开展的一项多中心注册临床研究[45]，结果显示了 Relma-cel 在复发难治性 B 细胞急性淋巴细胞白血病中安全有效，研究数据支持 Relma-cel 在中国获批上市。

免疫治疗异军突起，使得黑色素瘤治疗实现了跨越式的进步。与化疗和靶向治疗相比，免疫疗法需要更长的时间显示临床疗效，因此选择低肿瘤生长率（TGR）的患者至关重要，以获得足够的时间让免疫疗法发挥作用，然而，免疫治疗前的 TGR 阈值可能与良好的结果有关。北京大学肿瘤医院研究团队开展的一项特瑞普利单抗治疗晚期黑色素瘤的安全性、有效性和生物标志物分析的研究[46]，结果显示，客观有效率达 17.3%，疾病控制率达 57.5%。与 PD-L1 阴性患者相比，PD-L1 阳性患者的 ORR 和 OS 均有显著改善。研究表明特瑞普利单抗在标准治疗无效的中国转移性黑色素瘤患者中具有良好可控的安全性和持久的临床反应。此外，该团队又开展了一项 vorolanib（CM082）联合特瑞普利单抗治疗晚期黏膜黑色素瘤的 Ⅱ期研究[47]。这项研究表明，CM082 联合特瑞普利单抗可改善疗效，且毒性可预测，这可以是治疗晚期黏膜黑色素瘤患者的一种选择。

肿瘤组织突变负荷（tumor mutational burden，TMB）是免疫检查点抑制剂疗效预测的一种潜在生物标志物，但鉴于临床上部分晚期肺癌患者很难取得组织活检，基于外周血 ctDNA 的 TMB（bTMB）检测成为近年研究的热点。中国医学科学院肿瘤医院王洁教授团队开发并验证了一种新的低等位基因频率-血液肿瘤突变负荷（LAF-bTMB）算法[48]，可有效预测免疫治疗疗效。该研究开发的新型 LAF-bTMB 算法是在传统 bTMB 算法上的优化，对于抗 PD-1/PD-L1 治疗 OS 和 PFS 的预测价值优于传统 bTMB，因此具有更广泛的应用前景。

2. 靶向治疗

2020 年晚期 NSCLC 靶向治疗在非小细胞肺癌的研究领域精彩纷呈。吡咯替尼是我国自主研发的不可逆、泛 ErbB 受体酪氨酸激酶抑制剂，在我国已获批上市用于 HER2 阳性的晚期乳腺癌患者，但在 HER2 突变肺癌患者中是否有效尚不明确。由同济大学附属上海肺科医院周彩存团队牵头了一项全国多中心、开放、单臂 II 期临床研究[49]，纳入了 HER2 突变且既往至少接受一种含铂化疗方案失败的 IIIB/IV 期非腺癌患者，该研究证实了在经治的 HER2 突变 NSCLC 患者中，吡咯替尼单药治疗有良好的抗肿瘤活性，且安全性良好，填补了 HER2 突变 NSCLC 患者精准治疗的空白。

HER2 不仅是乳腺癌的重要靶点，其在尿路上皮癌中也扮演了重要角色。北京大学肿瘤医院团队牵头了一项多中心前瞻性 II 期临床研究[50]，评价注射用重组人源化抗 HER2 单抗-MMAE 偶联剂（RC48-ADC）治疗 HER2 阳性局部晚期或转移性尿路上皮癌患者的有效性和安全性。RC48-ADC 是靶向 HER2 的抗体-药物偶联药物。该药物的作用机制是在一个自主研发的 HER2 单克隆抗体分子上，连接多个小分子化疗药物，形成被称为"生物导弹"的 ADC 药物。该研究入组患者中，确证 ORR 高达 51.2%，DCR 高达 90.7%。国内外尚未有治疗 HER2 阳性尿路上皮癌的药物获得上市批准，RC48 的上述疗效结果实现了重大突破。

套细胞淋巴瘤（MCL）目前是一种难以治愈的成熟 B 细胞肿瘤，具有较高的初始治疗有效率，但复发率极高，预后较差。北京大学肿瘤医院研究团队牵头了一项 II 期临床研究，单臂临床研究评估了一种选择性布鲁顿酪氨酸激酶（BTK）抑制剂泽布替尼在复发/难治性 MCL 患者中的疗效和安全性[51]。结果显示，84%患者获得了客观缓解，68.6%患者获得 CR。这些结果表明复发/难治性 MCL 患者在泽布替尼治疗中获得了较高的 ORR 及 CR 率。

既往达拉菲尼联合曲美替尼的全球 III 期临床研究主要在高加索黑色素瘤人群中进行，对亚洲人群患者不具有代表性。因此，在亚洲人群黑色素瘤中评估双靶向药物联合治疗的疗效和安全性十分重要。北京大学肿瘤医院团队开展的达拉菲尼联合曲美替尼治疗东亚晚期 BRAF V600 突变皮肤黑色素瘤的疗效和安全性[52]。这项研究证明了达拉菲尼联合曲美替尼治疗无法切除或转移性 BRAF V600 突变的东亚皮肤黑色素瘤的疗效、安全性和耐受性。

3. 化学疗法

三阴性乳腺癌总体预后不良，化学疗法（化疗）是早期患者唯一的辅助治疗选择，然而标准的辅助化疗后是否需要维持，以及维持的时间、药物，目前尚存争议。由中山大学肿瘤防治中心团队开展的 SYSUCC-001 研究探索了早期三阴性乳腺癌标准治疗后使用低剂量、高频率卡陪他滨节拍维持治疗的疗效和安全性[53]，结果显示，卡陪他滨组估计的 5 年 DFS 率、OS 率显著提高，且绝大部分患者表现出了良好的耐受性和依从性。

4. 其他治疗模式

内分泌治疗是 HR 阳性乳腺癌的重要治疗手段，选择性抑制细胞周期蛋白依赖性激酶 4 和 6（CDK4/6）能够阻断细胞周期、阻止肿瘤细胞增殖。CDK4/6 抑制剂阿贝西利已被美国 FDA 批准用于 $HR^+/HER2^-$ 转移性乳腺癌的治疗，但全球多中心临床实验并未纳入中国患者。中国人民解放军第五医学中心联合复旦大学肿瘤医院团队开展了Ⅲ期国际多中心临床研究[54]，该研究分为两大队列：队列 A 主要为内分泌敏感患者（接受非甾体芳香化酶抑制剂联合阿贝西利或安慰剂治疗），队列 B 为内分泌耐药的患者（接受氟维司群联合阿贝西利或安慰剂治疗），结果显示，在两组队列中阿贝西利联合治疗组均延长了 PFS。该研究的结果获得了中国患者的数据，也为全球的数据做出了贡献。

第三代 EGFR-TKI 奥希替尼已是初治 *EGFR* 突变阳性晚期 NSCLC 的标准治疗方法，但是奥希替尼作为辅助治疗的疗效和安全性尚不清楚。广东省人民医院吴一龙教授团队牵头了一项双盲、全球多中心、前瞻性Ⅲ期临床对照实验（ADAURA 研究）[55]，纳入了完全切除的 *EGFR* 突变阳性ⅠB-ⅢA 期 NSCLC 患者，患者入组前可接受标准的术后辅助化疗，入组患者接受奥希替尼或安慰剂治疗持续 3 年或直至疾病复发。该研究显示，奥希替尼组显著提高了 DFS 率，降低了疾病复发或死亡的风险。ADAURA 研究首次验证了三代 EGFR-TKI 用于术后辅助治疗能显著改善ⅠB-ⅢA 期 NSCLC 患者的 DFS 率，这标志着三代 EGFR-TKI 已成为 *EGFR* 突变 NSCLC 手术后辅助治疗的新选择。

5. 疗相关不良反应

mTOR 抑制剂依维莫司在晚期乳腺癌内分泌治疗中起到了关键的作用。然而依维莫司引起的相关性肺炎，为许多临床医生带来了困扰。复旦大学肿瘤医院团队发起了针对依维莫司相关性肺炎的临床研究[56]，首次探索了肺炎的发生率、危险因素、影像学特征，以及临床结局的相关性。结果显示，超过一半的患者通过影像学检查发现依维莫司相关性肺炎，且发生于治疗的前 4 个月内，该研究为指导依维莫司相关肺炎的早期诊断和管理提供了一定依据。

6. 转化研究进展

免疫检查点抑制剂在乳腺癌中的疗效仍不理想，越来越多的证据显示免疫检查点抑制剂与抗血管生成药物存在协同抗肿瘤效应，但其协同机制仍未阐明。中山大学研究团队在同系小鼠模型以及晚期三阴性乳腺癌患者中检测 PD-1 单抗联合 VEGFR2 靶向药物的抗肿瘤性效应[57]，研究显示，低剂量的抗 VEGFR2 药物增加免疫细胞浸润和活化，并促进 $CD8^+$ 细胞分泌骨桥蛋白，诱导肿瘤细胞分泌 TGF-β，上调免疫细胞 PD-1 的表达。该研究为免疫治疗与靶向治疗的联合指明了方向。

尽管免疫治疗在食管癌治疗中的重要性日益显著，但是一直缺少合适的标志物来精准筛选获益人群。北京大学肿瘤医院团队通过收集 100 余例消化道肿瘤样本，对其进行全外显子测序和免疫相关表达谱测序，发现低肿瘤拷贝数变异负荷与免疫治疗获益相关，免疫相关通路激活，而将肿瘤突变负荷和拷贝数变异负荷作为一个联合标志物，可以更好地预测免疫治疗效果[58]。

结直肠癌具有高度异质性，具有不同分子特征的亚型具有不同的预后。在 TCGA 及 CPTAC 中已揭示了结直肠癌的多组学特征和分子异质性[59]，但是这些研究多集中于非亚洲人群的非转移性结直肠癌中。中国科学院分子细胞学研究团队利用基因组学及蛋白质组学技术对此问题进行了解析，绘制了首个中国人结直肠癌及转移相关的多组学整合图谱[60]。该研究提供了转移性结直肠癌原发灶及转移灶的多组学数据，发现相较于基因组而言，蛋白质组学和磷酸化蛋白组组学在区分预后、反应药物疗效中可能更为准确，从而为个性化用药提供了超越基因组分析的新方向。在结直肠癌早诊、早筛方面，目前发展仍较缓慢。来自中山大学肿瘤防治中心团队的一项研究[61]，评估了 ctDNA 甲基化标志物在结直肠癌的诊断和预后中的潜在作用，并使用前瞻性队列研究来验证其在筛查结直肠癌高危患者中的有效性。通过将结直肠癌组织与正常血液白细胞进行比较，确定结直肠癌特异性甲基化特征，证实了 ctDNA 甲基化标志物在结直肠癌中的诊断、监测和预后中的价值。

前列腺癌的发病率逐年升高，其相关研究越来越受到重视。大规模的基因组学工作通过描述成千上万患者的遗传和表观遗传特征，增强了我们对疾病的理解。但是大多数为西方人群的数据。上海长海医院团队制作并分析了 208 例肿瘤组织样本的全基因组、全转录组和 DNA 甲基化数据，并匹配了前列腺癌患者的正常对照组织，确立了亚裔人群前列腺癌基因改变及表观遗传图谱[62]。结果显示：中国患者的基因组改变特征与西方国家患者基因组改变特征明显不同，41%的肿瘤患者含有 FOXA1 的突变，18%的肿瘤患者存在 ZNF292 和 CHD1 基因缺失，这些为前列腺癌研究提供了更深入的信息。

（三）肿瘤放射治疗

1. 胸部肿瘤

局部晚期 NSCLC 近年来在国际上最重要的进展为同步放化疗后的免疫巩固治疗。2017 年，PACIFIC 研究在欧洲临床肿瘤协会（ESMO）大会率先发布了 PFS 结果，近 15 年来首次改写了该期患者的标准治疗。2021 年 5 月，该研究进一步发布了 4 年长期预后，Durvalumab 巩固治疗组对比安慰剂组显著提高了 4 年 OS（49.6% vs. 36.3%；HR=0.71；95%CI：0.57～0.88），4 年 PFS（35.3% vs. 19.5%；HR=0.55；95%CI：0.44～0.67）。至此该研究已全面改变了所有治疗指南，今后的研究方向为优化放疗与免疫（巩固/诱导、同步）治疗的模式，以期进一步提高该期患者的疗效[63]。

局限期小细胞肺癌（limited-stage SCLC，LS-SCLC）约占全部 SCLC 的 30%，目前对于 T1-2N0 以上的ⅡA 至ⅢA/B 期患者推荐同步放化疗。在放疗剂量分割方面，指南推荐 LS-SCLC 的胸部放疗采用 45Gy/30f，2f/d，5d/w 的加速超分割放疗方案或 60～70Gy/30～35f，1f/d，5d/w 的常规分割放疗方案。

2021 年 3 月，一项来自北欧国家的多中心随机Ⅱ期临床研究结果发布（ClinicalTrials.

gov NCT02041845），探索 60Gy/40f 的每日两次大剂量胸部放疗是否较 45Gy/30f 每日两次方案能一步改善生存。该试验纳入了来自挪威、丹麦和瑞典的 22 家医院的 170 例局限期 SCLC 患者。所有患者接受 EP 化疗，在首次化疗后 20～28 天开始胸部放疗，有效者再进行 25～30Gy 的预防性颅脑照射。结果显示，与 45Gy 相比，更高的 60Gy 放疗剂量可显著提高生存，为今后提高该期 SCLC 患者疗效提供了可行的探索方向[64]。

手术完全切除后的ⅢA-N2 期非小细胞肺癌，术后放疗的作用仍存在争议。中国医学科学院肿瘤医院放疗科王绿化教授牵头开展了全球仅有的 2 项前瞻性Ⅲ期随机研究之一（NCT00880971），另一项为欧洲的 LUNG-ART（IFCT-0503）研究（结果尚未正式发表）。首次在精准放疗技术的条件下，研究术后放疗对根治术后化疗后ⅢA-N2 期非小细胞肺癌患者总生存率、无病生存率和局部控制率的作用，结果发现：术后放疗未能改善所有ⅢA-N2 期非小细胞肺癌完全切除患者的总生存率、无病生存率、无远转生存率，但可以提高局部控制率，未来需要进一步探索术后放疗获益的高危人群。该研究结果填补了该研究领域的空白，提供了Ⅰ级循证医学证据，并正式发表于与 *JAMA Oncol* 杂志[65]。

部分具有驱动基因突变的Ⅲ期不可切除后 NSCLC，既往的标准治疗为同步放化疗，但是在免疫治疗时代，PACIFIC 研究的亚组分析（仅占全组 6.1%）显示，免疫巩固治疗未能提高生存。我国山东省肿瘤医院发布了一项前瞻性Ⅱ期多中心随机对照临床试验结果。该研究从中国 19 个中心筛选 252 名 *EGFR* 基因突变患者，最终 40 名患者入组研究，随机接受放疗联合靶向治疗（厄洛替尼）或同步放化疗。靶向联合放疗组中位 PFS 显著优于同步放化疗组（24.5 vs. 9.0 个月，HR=0.104；95%CI：0.028～0.389；$p<0.001$），两组的客观缓解率相似（70% vs. 61.9%，p=0.744），任意级别的不良反应也无差别（88.9% vs. 84.2%）。该研究提示对于具有驱动基因突变的Ⅲ期 NSCLC 患者，放疗联合靶向治疗是今后的研究方向[66]。

2. 腹部肿瘤

丹麦 Jensen 团队开展的一项多中心Ⅱ期临床研究，纳入 108 名低位可手术的 T1-3N0-1M0 直肠癌患者，高剂量放疗同步卡培他滨化疗后达 cCR 的患者定期随访，主要研究终点 cCR 率达到 83.3%。提示分期偏早的直肠癌患者可给予根治性放化疗，但是否可作为标准治疗有待长期研究结果[67]。

在胃癌方面，韩国成均馆大学三星医学中心 S.H.Park 教授[68]等发起的一项多中心Ⅲ期临床研究（ARTIST 2），纳入 546 例Ⅱ/Ⅲ期 D2 切除术后 N^+ 的胃腺癌患者，随机分为 S-1 辅助化疗组、SOX 辅助化疗组和 SOXRT 辅助放化疗组，证明 SOXRT 组、SOX 组与单药 S-1 组相比延长 DFS，但 SOX 化疗加放疗不能降低术后复发率。

2020 年 SABCS 大会上公布了澳大利亚多中心前瞻性研究 BIG 3-07 研究的初步结果显示，对于保乳术后中、高风险的 DCIS 患者，全乳大分割放疗与常规分割相比，患者疗效相似，但大分割对生活质量的影响更小，这是 6.6 年随访的结果，期待 10 年随访结果的发布。BIG 3-07 研究中入组对象是术后放疗适应证比较明确的患者，对中、高危患者的定义是年龄≤50 岁；年龄≥50 岁者，满足至少一个局部复发的危险因素（可触及的肿块，多灶，肿瘤最大径大小≥1.5cm，中高核分级，中央性坏死，粉刺样、肿瘤距手术切缘<10mm）[69]。英国研究者 Brunt 等[70]报告的 FAST 研究 10 年结果显示，与 50Gy/25f 相比，每周一次的 28.5Gy/5f 的正常组织效应（NTE）率无显著差异，但接受 30Gy/5f 后的 NTE 率更高。该研究结果证实了已发表的 3 年研究结果，确定对于 NTE 而言，每周 5 分割的全乳放疗方案在放射生物学上与常规分割方案相当。进一步的III期随机非劣效性 FAST-Forward 研究使用了历史上最短程的治疗方案，用 26Gy/5f/W 方案 vs. 40Gy/15f/3W 方案，仅行乳腺或胸壁的照射，不允许照射淋巴引流区。结果显示长达 5 年的局部肿瘤控制效果并不逊色，而且无不良反应的增加，但其结果目前仅适用于低危患者的临床实践，对高危患者应谨慎[71]。EORTC 22922/10925 研究 15 年的结果显示，在 I～III 期乳腺癌中，内乳和内侧锁骨上照射（50Gy/25f）显著降低了乳腺癌死亡率和乳腺癌复发率。然而这并不能提高总体生存率[72]。丹麦领衔的 DBCG HYPO 是早期乳腺癌及 DICS 大分割放疗（40Gy/15f）对比常规分割放疗（50Gy/25f）的随机III期临床研究，结果显示与常规分割相比，40Gy/15f 放疗 9 年局部复发风险及总生存无差异，且不会增加乳腺硬化的风险[73]。

法国 Gallamini 等[74]开展的 HD0607 研究旨在分析接受 ABVD 方案化疗后达 CMR 的伴有大淋巴结（≥5cm）的晚期霍奇金淋巴瘤患者中巩固放疗的作用，共随机入组 296 例患者，结果显示，对于 PET-2 和 PET-6 均阴性的晚期 HL 患者，即使放疗前具有巨大淋巴结，放疗也可以省略。Bonvalot 等[75]汇报了 EORTC-62092 的结果。STRASS 为一项对比腹膜后软组织肉瘤术前放疗联合手术对比单纯手术的多中心随机对照III期临床研究。通过比较 2012 年 1 月 18 日至 2017 年 4 月 10 日入组的 266 例病例发现，术前放疗未能提高腹部无复发生存期（HR=1.01；95%CI：0.71～1.44；p=0.95）。得出结论，术前放疗不应作为腹膜后肉瘤的标准治疗手段。

一项来自国际多中心研究团队的前瞻性适应性荟萃分析（开展分析时，符合标准的试验正在进行中），为了进一步比较中高危前列腺癌患者人群的辅助放疗与早期挽救性放疗，纳入了三项随机III期研究共 2153 例患者的研究显示：对于中高危前列腺癌患者，在根治性前列腺切除术后，立即接受辅助放疗与接受早期挽救放疗相比，无事件生存期并未提高（HR=0.95；95%CI：0.75～1.21；p=0.70），在获得长期结果的数据之前，早补救治疗似乎是更可取的治疗政策，从而能使许多男性避免了放疗[76]。

一项国际多中心的随机III期临床试验 RADICALS-RT 研究显示：对于中高危前列腺癌患者，在接受根治性前列腺切除术后，辅助放疗组和挽救放疗组的 5 年无生化进展生存率（HR=1.10；95%CI 0.81～1.49；p=0.56）及 5 年内无须接受非计划内的激素治疗的比例（HR=0.88；95%CI 0.58～1.33；p=0.53）均无差异。接受辅助放疗的患者 1 年后自我报告的尿失禁更严重，2 年内出现 3～4 级尿道狭窄也更多。因此在发现 PSA 进展后再进行挽救放疗应该作为这些患者当前的标准治疗[77]。一项国际多中心的随机、对照、非劣效性、III期临床试验显示：对于中高危的前列腺癌患者，78Gy/39f/8W 的常规分割放疗与 42.7Gy/7f/2.5W 超低分次放疗相比较，尽管后者的急性毒性高于常规分割，但两组患者 6 年内的长期生活质量分析显示无差异（5.0% [-5.0-15.0]；p=0.41）。这些发现支持超大分割的放射治疗应用于中高危前列腺癌[78]。

基于两项多中心的随机III期研究（BC2001 和 BCON）个体患者数据的一项 Meta

分析显示：对于局部晚期的膀胱癌患者，55Gy/20f/4W 与 64Gy/32f/6.5W 相比较，局部控制率前者较好（0.71，95%CI：0.52~0.96），不良反应两者相当（-3.37%，95%CI：11.85~5.10），对于局部晚期膀胱癌患者，应该采用 55Gy/20f/4W 作为保留膀胱的标准治疗方案[79]。中国医学科学院肿瘤医院李晔雄教授团队开展的乳腺癌改良根治术后大分割放疗对比常规分割放疗的Ⅲ期随机临床试验，主要针对 I~Ⅲ期浸润性癌保乳术后患者，其中大分割放疗研究延续了 2019 年发表的乳房切除术后 PMRT 放疗大分割的方案，即常规分割放疗组 50Gy/25f，大分割放疗组 2.9Gy/15f，并分别序贯保留原分割方案的瘤床加量。研究结果显示，研究组和对照组疗效相当，两组的 5 年局控率和局部区域控制率没有差异[80]。

复旦大学附属肿瘤医院章真教授团队开展的全国多中心Ⅲ期随机对照研究，在局部进展期直肠癌以卡培他滨为基础的新辅助 CRT 治疗中，根据 UGT1A1 基因型联合个体化剂量的伊立替康。试验组 pCR 率较标准治疗组提高近 1 倍，毒性可接受，为局部晚期直肠癌患者提供了更有效的个体化新辅助治疗方案[81]。

中国医学科学院肿瘤医院李晔雄教授、朱杰医生的系统综述，旨在评估 PFS 和 EFS 是否可作为弥漫大 B 细胞淋巴瘤早期替代终点。该研究共纳入 26 项Ⅲ期 RCT 研究用于建模，51 项Ⅱ期/回顾性研究用于验证。结果显示，在利妥昔单抗年代，1 年和 5 年的 PFS、EFS 均与 5 年 OS 线性相关，提示 PFS 和 EFS 可作为弥漫大 B 细胞淋巴瘤早期替代终点[82]。该团队另一项研究旨在提出易于临床应用的 Nomogram 改进风险指数（NRI），验证 NRI 的风险分层能力，同时与其他广泛应用于 ENKTCL 的预后模型和分期系统进行比较。本研究以 Nomogram 研究中的 1383 例患者作为建模队列，以 2008~2016 年非蒽环类化疗或单纯放疗为一线治疗的 1582 例患者作为验证队列。研究证实，NRI 相较于 Ann Arbor 分期、IPI、KPI 和 PINK，具有更高的风险分层能力、预后判断准确性以及指导临床决策的价值[83]。此外，通过对 1360 例 CLCG 数据库中接受放疗±非蒽环类方案化疗的早期结外鼻型 NK/T 细胞淋巴瘤分析结果显示，早期低危患者预后较好，新方案化疗的加入未提高早期低危患者生存，而放化疗综合治疗是早期中高危患者的标准治疗。非蒽环类方案化疗背景下，放疗序贯化疗与化疗序贯放疗的疗效基本相似，但先放疗有提高生存的趋势。对于早期中高危患者，若行诱导化疗，建议化疗 3 周期内开始放疗。诱导化疗达 CR 者，3 周期与≥4 周期疗效相当。诱导化疗未达 CR 者，应在化疗 3 周期内尽快行根治性放疗，延迟放疗降低患者的 PFS 率。

3. 头颈肿瘤

RTOG 9802 是首个证实在具有高风险的低级别胶质瘤（Ⅱ级）中辅助放疗同步 PCV 方案化疗优于单纯辅助放疗的随机对照研究。该研究的二次分析结果再次证实 IDH 突变伴有 1p—19q 共缺失的亚组能够获得最好的预后。而且不论 1p—19q 的缺失状态如何，IDH 突变亚组都能够从术后 PCV 同步放疗中获益。但 IDH 野生型的高危低级别胶质瘤未能从术后放疗同步的 PCV 化疗中获益，需进一步探索有效的辅助治疗方案[84]。

来自美国北方癌症治疗协作组（NCCTG）的多中心Ⅲ期随机对照研究 NCCTG 86-72-51 比较了 203 例幕上低级别胶质瘤术后接受低剂量（50.4Gy/28f）对比高剂量

（64.8Gy/36f）放疗的长期（存活病人的中位随访时间 17.2 年）随访结果。证实了术后高剂量 RT 并未能够提高 15 年生存率或 15 年无进展生存率。术前肿瘤直径<5cm，基线认知功能（MMSE）评分>27，以及切除程度达到大体全切除（GTR）提示预后更佳。放疗后患者认知功能长期保存良好[85]。瑞典学者牵头开展了一项针对局部晚期头颈部鳞癌的多中心随机对照III期研究（ARTSCAN III），旨在探索西妥昔单抗是否能够优于顺铂成为根治性放疗的同步联合新方案。2013～2018 年入组 298 例病人后的中期分析结果显示西妥昔单抗组的 3 年生存率并未能优于顺铂组，而且 3 年累积局部区域失败率显著升高。因此，本研究结果仍然支持现有的顺铂同步根治剂量放疗作为局部晚期头颈部鳞癌的标准治疗方案[86]。

中山大学肿瘤防治中心陈明远教授牵头开展的多中心、III期随机对照研究结果显示，初诊远转鼻咽癌接受 3 个周期 PF 方案化疗后疗效达 CR 或 PR 的患者能够从后续同步放化疗（原发灶根治性放疗）中获益。相较单纯化疗，同步放化疗显著提高了 OS（2 年 OS 分别为 76.4% vs. 54.5%）和 PFS，死亡风险降低 58%，进展风险降低 64%。血液学和胃肠道毒性无升高。该研究证实对于化疗敏感的初诊远转鼻咽癌病人，原发灶局部放疗能够改善预后[87]。

香港中文大学联合中山肿瘤防治中心基于近 2000 例 II～IVB 期鼻咽癌进行了治疗后风险分层的研究。首先，基于香港中文大学 2006～2015 年入组 0502 EBV-DNA 筛查研究的前瞻性研究队列进行递归分区分析（RPA）构建了预后风险模型。该模型包含放疗后 EBV-DNA 水平（0，1～49，50～499，以及≥500 copies/ml）和 TNM 分期（II、III、IVAB）两个因素，其对预后的预测效能明显优于单纯的 EBV-DNA 或 TNM 分期。之后，基于香港中文大学其他队列的内部验证和基于中山大学肿瘤防治中心队列的外部验证均再次证实了该模型的优秀效能，该预后模型的提出有助于指导 NPC 放疗后的辅助治疗[88]。

参 考 文 献

[1] 郭晓斐, 喻达.健康中国战略背景下对癌症防控策略的思考与探究.中国癌症防治杂志, 2021, 13(4): 339-343.

[2] 曹毛毛, 陈万青.坚持政府主导推进中国癌症筛查发展.中国肿瘤, 2021, 30(11): 803-805.

[3] Gao S, Li N, Wang S, et al. Lung cancer in People's Republic of China. J Thorac Oncol, 2020, 15(10): 1567-1576.

[4] Zhao J, Zeng Q, Li J, et al. Uniportal versus multiportal thoracoscopic sleeve lobectomy for the surgical treatment of centrally located lung cancer: a single institution experience. J Thorac Dis, 2020, 12(12): 7145-7155.

[5] Liu C, Wei S, Guo C, et al. Clinical significance of station 3A lymph node dissection in patients with right-side non-small-cell lung cancer: A Retrospective Propensity-Matched Analysis. Ann Surg Oncol, 2021, 28(1): 194-202.

[6] Lin S, Yang C, Guo X, et al. Simultaneous uniportal video-assisted thoracic surgery of bilateral pulmonary nodules. J Cardiothorac Surg, 2021, 16(1): 42.

[7] Xie D, Wu J, Hu X, et al. Uniportal versus multiportal video-assisted thoracoscopic surgery does not compromise the outcome of segmentectomy. Eur J Cardiothorac Surg, 2021, 59(3): 650-657.

[8] Xie D, Shen J, Liu L, et al. Complete mesogastric excision for locally advanced gastric cancer: short-term outcomes of a randomized clinical trial. Cell Rep Med, 2021, 2(3): 100217.

[9] Chen YH, Lu J, Nie RC, et al. Retrieval of 30 lymph nodes is mandatory for selected stage II gastric cancer patients. Front Oncol, 2021, 11: 593470.

[10]Yang H, Zhang WH, Liu K, et al. Application of clockwise modularized laparoscopic lymphadenectomy in the suprapancreatic area, a propensity score matching study and comparison with open gastrectomy. Surg Endosc, 2021, 35(3): 1465-1475.

[11]Liu H, Jin P, Quan X, et al. Feasibility of totally laparoscopic gastrectomy without prophylactic drains in gastric cancer patients. World J Gastroenterol, 2021, 27(26): 4236-4245.

[12]Zhang M, Wu K, Zhang P, et al. Breast-conserving surgery is oncologically safe for well-selected, centrally located breast cancer. Ann Surg Oncol, 2021, 28(1): 330-339.

[13]Zhou Y, Liu Y, Wang Y, et al. Comparison of oncoplastic breast-conserving therapy and standard breast-conserving therapy in early-stage breast cancer patients. Med Sci Monit, 2021, 27: e927015.

[14]刘书豪, 侯新月, 张宪祥, 等. 进展期胃癌神经侵犯列线图预测模型的构建与验证. 中华胃肠外科杂志, 2020, 23 (11): 1059-1066.

[15]Huang H, Cao M. Development and validation of a nomogram to predict intraoperative blood transfusion for gastric cancer surgery. Transfus Med, 2021, 31(4): 250-261.

[16]Pang T, Yin XY, Cui HT, et al. Analysis of risk factors and prevention strategies for functional delayed gastric emptying in 1243 patients with distal gastric cancer. World J Surg Oncol, 2020, 18(1): 302.

[17]Zhou X, Yao Z, Bai H, et al. Treatment-related adverse events of PD-1 and PD-L1 inhibitor-based combination therapies in clinical trials: a systematic review and meta-analysis. Lancet Oncol, 2021, 22(9): 1265-1274.

[18]Wang B, Yan T, Sun L, et al. A history of severe nausea and vomiting during pregnancy predicts a higher incidence of postoperative nausea and vomiting after breast cancer surgery without breast reconstruction. Breast Cancer, 2021, 28(2): 506-512.

[19]Zhang Y, Liu T, Zhou Y, et al. Analgesic efficacy and safety of erector spinae plane block in breast cancer surgery: a systematic review and meta-analysis. BMC Anesthesiol, 2021, 21(1): 59.

[20]Lin ZM, Li MH, Zhang F, et al. Thoracic paravertebral blockade reduces chronic postsurgical pain in breast cancer patients: a randomized controlled trial. Pain Med, 2020, 21(12): 3539-3547.

[21]Ji JW, Liu Y, Liu ZQ, et al. Effect of thoracic paravertebral block on intraoperative hypotension and postoperative pain in patients undergoing breast cancer surgery under general anesthesia: a retrospective study. Ann Palliat Med, 2021, 10(8): 8930-8938.

[22]Zuo Z, Zhang G, Song P, et al. Survival nomogram for stage IB non-small-cell Lung cancer patients, based on the SEER database and an external validation cohort. Ann Surg Oncol, 2021, 28(7): 3941-3950.

[23]Zhang X, Fang H, Zeng Z, et al. Preoperative prognostic nutrition index as a prognostic indicator of survival in elderly patients undergoing gastric cancer surgery. Cancer Manag Res, 2021, 13: 5263-5273.

[24]Yang W, Chen X, Zhang P, et al. Procalcitonin as an early predictor of intra-abdominal infections following gastric cancer resection. J Surg Res, 2021, 258: 352-361.

[25]Zhao Y, Mao Y, He J, et al. Lobe-specific lymph node dissection in clinical stage IA solid-dominant non-small-cell lung cancer: a propensity score matching study. Clin Lung Cancer, 2021, 22(2): e201-e210.

[26]Huang R, Wang Q, Zhang W, et al. The predictive factors for postoperative hypoparathyroidism and its severity on the first postoperative day after papillary thyroid carcinoma surgery. Eur Arch Otorhinolaryngol, 2021, 278(4): 1189-1198.

[27]Zhang YX, Mu DL, Jin KM, et al. Perioperative glucocorticoids are associated with improved recurrence-free survival after pancreatic cancer surgery: a retrospective cohort study with propensity score-matching. Ther Clin Risk Manag, 2021, 17: 87-101.

[28]Xu K, Shi M, Zhang W, et al. Preoperative fibrosis-4 (FIB-4) evaluation may be helpful to evaluate prognosis of gastric cancer patients undergoing operation: a retrospective study. Front Oncol, 2021, 11: 655343.

[29]Liang F, Ma F, Zhong J. Prognostic factors of patients after liver cancer surgery: based on surveillance, epidemiology, and end results database. Medicine (Baltimore), 2021, 100(30): e26694.

[30]Jianzhu B, Shuang L, Pengfei M, et al. Research on early warning mechanism and model of liver cancer rehabilitation based on CS-SVM. J Healthc Eng, 2021, 2021: 6658776.

[31]Lou SJ, Hou MF, Chang HT, et al. Machine learning algorithms to predict recurrence within 10 years after breast cancer surgery: a prospective cohort study. Cancers (Basel), 2020, 12(12): 3817.

[32]Chen M, Xia N, Dong Q, et al. The application of three-dimensional technology combined with image navigation in nasal skull base surgery. J Craniofac Surg, 2020, 31(8): 2304-2309.

[33]Huang J, Xie F, Tan X, et al. Treatment of osteosarcoma of the talus with a 3D-printed talar prosthesis. J Foot Ankle Surg, 2021, 60(1): 194-198.

[34]Liu JJ, Wang Z, Nie LM, et al. RGD-functionalised melanin nanoparticles for intraoperative photoacoustic imaging-guided breast cancer surgery. Eur J Nucl Med Mol Imaging. 2021, 49(3): 847-860.

[35]Dai Y, Yu X, Wei J, et al. Metastatic status of sentinel lymph nodes in breast cancer determined with photoacoustic microscopy via dual-targeting nanoparticles. Light Sci Appl, 2020, 16(9): 164.

[36]蔡耀庆, 梁月祥, 余书勇, 等. 胃癌术中纳米碳分区示踪对提高淋巴结分拣数的临床价值. 中华胃肠外科杂志, 2020, 23(10): 984-989.

[37]Feng Y, Yang K, Sun HH, et al. Value of preoperative gastroscopic carbon nanoparticles labeling in patients undergoing laparoscopic radical gastric cancer surgery. Surg Oncol, 2021, 38: 101628.

[38]Li F, Pan D, He Y, et al. Using ultrasound features and radiomics analysis to predict lymph node metastasis in patients with thyroid cancer. BMC Surg, 2020, 20(1): 315.

[39]Liu Y, Gao B, Fang C, et al. Application of near-infrared fluorescence imaging technology in liver cancer surgery. Surg Innov, 2021: 1553350621997777.

[40]Yang Y, Wang Z, Fang J, et al. Efficacy and safety of sintilimab plus pemetrexed and platinum as first-line treatment for locally advanced or metastatic nonsquamous NSCLC: a randomized, double-blind, phase 3 study (Oncology pRogram by InnovENT anti-PD-1-11). J Thorac Oncol, 2020, 15(10): 1636-1646.

[41]Lu Y, Xue J, Deng T, et al. Safety and feasibility of CRISPR-edited T cells in patients with refractory non-small-cell lung cancer. Nat Med, 2020, 26(5): 732-740.

[42]Qin S, Ren Z, Meng Z, et al. Camrelizumab in patients with previously treated advanced hepatocellular carcinoma: a multicentre, open-label, parallel-group, randomised, phase 2 trial. Lancet Oncol, 2020, 21(4): 571-580.

[43]Xu J, Bai Y, Xu N, et al. Tislelizumab plus chemotherapy as first-line treatment for advanced esophageal squamous cell carcinoma and gastric/gastroesophageal junction adenocarcinoma. Clin Cancer Res, 2020, 26(17): 4542-4550.

[44]Tong C, Zhang Y, Liu Y, et al. Optimized tandem CD19/CD20 CAR-engineered T cells in refractory/relapsed B-cell lymphoma. Blood, 2020, 136(14): 1632-1644.

[45]Ying Z, Yang H, Guo Y, et al. Relmacabtagene autoleucel (relma-cel) CD19 CAR-T therapy for adults with heavily pretreated relapsed/refractory large B-cell lymphoma in China. Cancer Med, 2021, 10(3): 999-1011.

[46]Tang B, Chi Z, Chen Y, et al. Safety, efficacy, and biomarker analysis of toripalimab in previously treated advanced melanoma: results of the POLARIS-01 multicenter phase II trial. Clin Cancer Res, 2020, 26(16): 4250-4259.

[47]Si L, Sheng X, Mao L, et al. A phase II study of vorolanib (CM082) in combination with toripalimab (JS001) in patients with advanced mucosal melanoma. J Clin Oncol, 2020, 38(Supp15): 10040.

[48]Wang Z, Duan J, Wang G, et al. Allele frequency-adjusted blood-based tumor mutational burden as a predictor of overall survival for patients with NSCLC treated with PD-(L)1 inhibitors. J Thorac Oncol, 2020, 15(4): 556-567.

[49]Zhou C, Li X, Wang Q, et al. Pyrotinib in HER2-mutant advanced lung adenocarcinoma after platinum-based chemotherapy: a multicenter, open-label, single-arm, phase II study. J Clin Oncol, 2020, 38(24): 2753-2761.

[50]Sheng X, Yan X, Wang L, et al. Open-label, multicenter, phase II study of RC48-ADC, a HER2-targeting antibody-drug conjugate, in patients with locally advanced or metastatic urothelial carcinoma. Clin Cancer Res, 2021, 27(1): 43-51.

[51]Song Y, Zhou K, Zou D, et al. Treatment of patients with relapsed or refractory mantle-cell lymphoma with zanubrutinib, a selective inhibitor of Bruton's tyrosine kinase. Clin Cancer Res, 2020, 26(16): 4216-4224.

[52]Si L, Zhang X, Shin SJ, et al. Open-label, phase IIa study of dabrafenib plus trametinib in East Asian patients with advanced BRAF V600-mutant cutaneous melanoma. Eur J Cancer, 2020, 135: 31-38.

[53]Wang X, Wang SS, Huang H, et al. Effect of capecitabine maintenance therapy using lower dosage and higher frequency vs observation on disease-free survival among patients with early-stage triple-negative breast cancer who had received standard treatment: the SYSUCC-001 randomized clinical trial. JAMA, 2021, 325(1): 50-58.

[54]Zhang QY, Sun T, Yin YM, et al. MONARCH plus: abemaciclib plus endocrine therapy in women with HR+/HER2- advanced breast cancer: the multinational randomized phase III study. Ther Adv Med Oncol, 2020, 12: 1758835920963925.

[55]Wu YL, Tsuboi M, He J, et al. Osimertinib in resected EGFR-mutated non-small-cell lung cancer. N Engl J Med, 2020, 383(18): 1711-1723.

[56]Gong C, Xiao Q, Li Y, et al. Everolimus-related pneumonitis in patients with metastatic breast cancer: incidence, radiographic patterns, and relevance to clinical outcome. Oncologist, 2021, 26(4): e580-e587.

[57]Li Q, Wang Y, Jia W, et al. Low-dose anti-angiogenic therapy sensitizes breast cancer to PD-1 blockade. Clin Cancer Res, 2020, 26(7): 1712-1724.

[58]Lu Z, Chen H, Li S, et al. Tumor copy-number alterations predict response to immune-checkpoint-blockade in gastrointestinal cancer. J Immunother Cancer, 2020, 8(2): e000374.

[59]Murphy CC, Wallace K, Sandler RS, Baron JA. Racial disparities in incidence of young-onset colorectal cancer and patient survival. Gastroenterology, 2019, 156(4): 958-965.

[60]Li C, Sun YD, Yu GY, et al. Integrated omics of metastatic colorectal cancer. Cancer Cell, 2020, 38(5): 734-747.

[61]Luo H, Zhao Q, Wei W, et al. Circulating tumor DNA methylation profiles enable early diagnosis, prognosis prediction, and screening for colorectal cancer. Sci Transl Med, 2020, 12(524): eaax7533.

[62]Li J, Xu C, Lee HJ, et al. A genomic and epigenomic atlas of prostate cancer in Asian populations. Nature, 2020, 580(7801): 93-99.

[63]Faivre-Finn C, Vicente D, Kurata T, et al. Four-year survival with durvalumab after chemoradiotherapy in stage III NSCLC-an update from the PACIFIC trial. J Thorac Oncol, 2021, 16(5): 867.

[64]Gronberg BH, Killingberg KT, Flotten O, et al. High-dose versus standard-dose twice-daily thoracic radiotherapy for patients with limited stage small-cell lung cancer: an open-label, randomised, phase 2 trial. The Lancet Oncology, 2021, 22(3): 321-331.

[65]Hui Z, Men Y, Hu C, et al. Effect of postoperative radiotherapy for patients with pIIIA-N2 non-small cell lung cancer after complete resection and adjuvant chemotherapy: the phase 3 PORT-C randomized clinical trial. JAMA Oncol, 2021, 7(8): 1178-1185.

[66]Hui Z, Men Y, Hu C, et al. Effect of postoperative radiotherapy for patients with pIIIA-N2 non-small cell lung cancer after complete resection and adjuvant chemotherapy: the phase 3 PORT-C randomized clinical trial. JAMA Oncol, 2021, (8): 1178-85

[67]Xing L, Wu G, Wang L, et al. Erlotinib versus etoposide/cisplatin with radiation therapy in unresectable stage III epidermal growth factor receptor mutation-positive non-small cell lung cancer: a multicenter, randomized, open-label, phase 2 trial. International Journal of Radiation Oncology, Biology, Physics, 2021, 109(5): 1349-1358.

[68]Ji Y, Du X, Zhu W, et al. Efficacy of concurrent chemoradiotherapy with S-1 vs radiotherapy alone for older patients with esophageal cancer: a multicenter randomized phase 3 clinical trial. JAMA Oncol, 2021, 7(10): 1459-1466.

[69]King MT, Link EK, Whelan TJ, et al. Quality of life after breast-conserving therapy and adjuvant radiotherapy for non-low-risk ductal carcinoma in situ (BIG 3-07/TROG 07.01): 2-year results of a randomised, controlled, phase 3 trial. Lancet Oncol, 2020, 21(5): 685-698.

[70]Brunt AM, Haviland JS, Sydenham M, et al. Ten-year results of FAST: a randomized controlled trial of 5-fraction whole-breast radiotherapy for early breast cancer. J Clin Oncol, 2020, 38(28): 3261-3272.

[71]Murray Brunt A, Haviland JS, Wheatley DA, et al. Hypofractionated breast radiotherapy for 1 week versus 3 weeks (FAST-Forward): 5-year efficacy and late normal tissue effects results from a multicentre, non-inferiority, randomised, phase 3 trial. Lancet, 2020, 395(10237): 1613-1626.

[72]Poortmans PM, Weltens C, Fortpied C, et al. Internal mammary and medial supraclavicular lymph node chain

irradiation in stage I-III breast cancer (EORTC 22922/10925): 15-year results of a randomised, phase 3 trial [published correction appears in Lancet Oncol. 2021 Jan; 22(1): e5]. Lancet Oncol, 2020, 21(12): 1602-1610.

[73]Offersen BV, Alsner J, Nielsen HM, et al. Hypofractionated versus standard fractionated radiotherapy in patients with early breast cancer or ductal carcinoma *in situ* in a randomized phase III trial: the DBCG HYPO trial. J Clin Oncol, 2020, 38(31): 3615-3625.

[74]Gallamini A, Rossi A, Patti C, et al. Consolidation radiotherapy could be safely omitted in advanced hodgkin lymphoma with large nodal mass in complete metabolic response after ABVD: final analysis of the randomized GITIL/FIL HD0607 trial. J Clin Oncol, 2020, 38: 3905-3913.

[75]Bonvalot S, Gronchi A, Le Péchoux C, et al. Preoperative radiotherapy plus surgery versus surgery alone for patients with primary retroperitoneal sarcoma (EORTC-62092: STRASS): a multicentre, open-label, randomised, phase 3 trial. Lancet Oncol, 2020, 21(10): 1366-1377.

[76]Vale CL, Fisher D, Kneebone A, et al. Adjuvant or early salvage radiotherapy for the treatment of localised and locally advanced prostate cancer: a prospectively planned systematic review and meta-analysis of aggregate data. Lancet, 2020, 396(10260): 1422-1431.

[77]Parker CC, Clarke NW, Cook AD, et al. Timing of radiotherapy after radical prostatectomy (RADICALS-RT): a randomised, controlled phase 3 trial. Lancet, 2020, 396(10260): 1413-1421.

[78]Fransson P, Nilsson P, Gunnlaugsson A, et al. Ultra-hypofractionated versus conventionally fractionated radiotherapy for prostate cancer (HYPO-RT-PC): patient-reported quality-of-life outcomes of a randomised, controlled, non-inferiority, phase 3 trial. Lancet Oncol, 2021, 22(2): 235-245.

[79]Choudhury A, Porta N, Hall E, et al. Hypofractionated radiotherapy in locally advanced bladder cancer: an individual patient data meta-analysis of the BC2001 and BCON trials. Lancet Oncol, 2021, 22(2): 246-255.

[80]Wang SL, Fang H, Hu C, et al. Hypofractionated versus conventional fractionated radiotherapy after breast-conserving surgery in the modern treatment era: a multicenter, randomized controlled trial from China. J Clin Oncol, 2020, 38(31): 3604-3614.

[81]Zhu J, Liu A, Sun X, et al. Multicenter, randomized, phase III trial of neoadjuvant chemoradiation with capecitabine and irinotecan guided by UGT1A1 status in patients with locally advanced rectal cancer. J Clin Oncol, 2020, 38: 4231-4239.

[82]Zhu J, Yang Y, Tao J, et al. Association of progression-free or event-free survival with overall survival in diffuse large B-cell lymphoma after immunochemotherapy: a systematic review. Leukemia, 2020, 34: 2576-2591.

[83]Chen SY, Yang Y, Qi SN, et al. Validation of nomogram-revised risk index and comparison with other models for extranodal nasal-type NK/T-cell lymphoma in the modern chemotherapy era: indication for prognostication and clinical decision-making. Leukemia, 2021, 35: 130-142.

[84]Bell EH, Zhang P, Shaw EG, et al. Comprehensive genomic analysis in NRG oncology/RTOG 9802: a phase III trial of radiation versus radiation plus procarbazine, lomustine (CCNU), and vincristine in high-risk low-grade glioma. J Clin Oncol, 2020, 38(29): 3407-3417.

[85]Breen WG, Anderson SK, Carrero XW, et al. Final report from Intergroup NCCTG 86-72-51 (Alliance): a phase III randomized clinical trial of high-dose versus low-dose radiation for adult low-grade glioma. Neuro Oncol, 2020, 22(6): 830-837.

[86]Gebre-Medhin M, Brun E, Engstrom P, et al. ARTSCAN III: a randomized phase III study comparing chemoradiotherapy with cisplatin versus cetuximab in patients with locoregionally advanced head and neck squamous cell cancer. J Clin Oncol, 2021, 39(1): 38-47.

[87]You R, Liu YP, Huang PY, et al. Efficacy and safety of locoregional radiotherapy with chemotherapy vs chemotherapy alone in *de novo* metastatic nasopharyngeal carcinoma: a multicenter phase 3 randomized clinical trial. JAMA Oncol, 2020, 6(9): 1345-1352.

[88]Hui EP, Li WF, Ma BB, et al. Integrating postradiotherapy plasma Epstein-Barr virus DNA and TNM stage for risk stratification of nasopharyngeal carcinoma to adjuvant therapy. Ann Oncol, 2020, 31(6): 769-779.

二、心血管疾病领域研究进展

胡盛寿 王 利 李 希

国家心血管病中心 中国医学科学院阜外医院

2020 年对科研活动来说是充满挑战的一年,新型冠状病毒肺炎的大流行严重干扰了该年度全球范围内的实验室运行、学术交流、论文出版等各个环节;国际环境的变化严重阻碍了传统意义上的科技发展、交流与传播。在这样的背景下,我国心血管领域的科学家们克服重重困难,仍然取得了一些重要的进展。在临床及人群研究领域,我国研究人员发表该领域研究的论文、高引论文,以及中国科学院一区期刊论文的数量都仅次于美国,排名全球第二位,其中,代谢(metabolism)、病理学(pathology)和流行病学(epidemiology)是我国研究人员关注的最主要的三个研究主题;在基础研究方面,我国研究人员在单细胞研究、心脏再生、心肌重构、冠状动脉粥样硬化、心律失常等多个领域取得了重要的进展和突破。

(一)人群及临床研究领域重要进展

1. 掌握全国心血管疾病人群风险和危险因素的地域分布特征

我国幅员辽阔、环境多样、地区发展不平衡,各地要实现《"健康中国 2030"规划纲要》中的心血管疾病防控目标,所面临的挑战不尽相同,需采用的策略也不能简单地"一刀切"。中国医学科学院阜外医院研究团队立足大规模人群队列,通过对超过 98 万人的 12 种心血管疾病常见危险因素的深入分析,深化了对心血管疾病人群风险和危险因素分布模式及作用特征的了解:发现我国中老年人群中心血管疾病高危人群的比例达到 1/10,其中东北和华北地区较高,华南地区较低,区县之间心血管疾病高危人群比例从最低的 3% 至最高的 25% 不等,相差了近 8 倍。而不同心血管疾病危险因素的地理分布特征各异,可能与不同地区的气温、海拔等环境特征及当地人均国内生产总值(GDP)等发展水平有关。这些结果为深入认识各地不同的心血管病风险特点,从而制定因地制宜的心血管疾病防控策略提供了指导[1]。

2. 强调中青年人群中早发高血压对心血管疾病风险的突出影响

高血压是最重要的心血管疾病危险因素,但目前研究中在评估心血管疾病风险时,往往注重患病年龄,而并未考虑高血压发病年龄,也没有强调对年轻患者进行适当治疗的重要性。中国人民解放军总医院和唐山开滦总医院研究团队对开滦矿区的 71 245 例研究对象平均随访 6.5 年,发现高血压的发病年龄越小,心血管疾病患病风险和全因死亡风险越高:高血压发病年龄在 <45 岁、45～54 岁、55～64 岁、≥65 岁,心血管疾病发病风险分别增加了 126%、62%、42% 和 33%,全因死亡风险分别增加了 159%、112%、30% 和 29%,提示应加强中青年血压管理[2]。美国心脏病学会期刊(*Journal of the American*

College of Cardio logy，*JACC*）针对本文的述评也指出，评估高血压发病年龄，可能有助于改善心血管疾病风险分层。另外，早发高血压可能需要更强的降压治疗策略，包括生活方式干预和降压药物治疗。

3. 揭示心血管疾病一级、二级预防中存在显著的性别差异

国外研究显示，心血管疾病预防不到位这一现象在经济落后地区和女性人群中更加突出。目前我国心血管疾病一级预防、二级预防有哪些不足，是否存在性别差异，尚缺乏明确的研究数据。首都医科大学附属北京安贞医院研究团队在纳入 47 841 人的调查中，发现 1/5 的调查对象需要一级预防，超过 11% 的人需要二级预防，但相比于男性，女性一级预防使用降压、降脂、抗血小板药物的比例略高，但二级预防使用降压、降脂、抗血小板药物的比例均较低，显示出我国心血管病预防中的性别差异明确存在[3]。研究结果提示女性居民预防不理想问题更为突出，需要从多个维度给予必要的干预，提高全社会和女性自身对心血管健康的认识及关注，缩小性别差异的有效干预措施，制定重点关注女性且切实有效的心血管疾病预防战略。

4. 发现人工智能分析面部图片可以用于冠心病发病风险筛查

传统中医讲究望、闻、问、切，可通过面诊诊断疾病，当今人工智能技术在临床影像结果判读领域的应用方兴未艾，但尚未证明是否可以通过面部特征筛查患者。针对冠心病，国内研究团队在诊断和治疗方面都产出了创新性的成果。在诊断方面，中国医学科学院阜外医院研究团队开发了一种通过人工智能深度学习技术分析面部图片以预测冠心病发病风险的系统，在 5796 名疑似冠心病患者中验证了这一基于面部照片的卷积神经网络算法系统，其对冠心病的预测效能明显高于传统的 Diamond–Forrester 模型和广泛应用的冠心病联盟临床评分。综合最大敏感性和特异性时，该算法在验证队列中的敏感性为 0.71，特异性为 0.72。研究进一步发现，额秃、头顶秃、耳垂折痕、耳前折痕、眼袋、鱼尾纹、额头皱纹、眼眶皱纹、鼻沟、法令纹、老年斑、口唇苍白等头面部特征可能与冠心病风险显著相关。面部特征分析有望成为大范围社区筛查、居民自我筛查和侵入性操作前筛查的工具[4]。

5. 证实冠脉分叉病变介入治疗中双支架术式是更为有效安全的选择

20 年来，冠状动脉（以下简称冠脉）介入业内对于冠脉分叉病变介入治疗术式选择一直存在争议。南京市第一医院研究团队牵头设计实施了 DEFINITION II 研究——这一项国际多中心的前瞻性随机对照试验有 49 个医学中心参与，共计纳入 660 例复杂冠脉分叉病变患者。研究比较了双支架术式和 Provisional 术式对冠脉复杂分叉病变的治疗效果。1 年的随访调查显示，双支架术式组靶病变失败发生率为 6.1%，Provisional 术式组则为 11.4%，前者明显更低，两组差异显著（*P*=0.019）。而且，该复合终点的差异主要是由于双支架术式组明显减少 12 个月靶血管心梗（3.0% vs. 7.1%，*P*=0.025）和靶病变血运重建（2.4% vs. 5.5%，*P*=0.049）。而两组支架内血栓形成事件无显著差异[5]。这一成果回答了长期悬而未决的临床诊疗策略问题，有望改写国内外临床指南。

6. 创新不依赖 X 线的电解剖标测系统指导下房间隔穿刺术针

传统的房间隔穿刺术在放射线指导下进行，操作时非常依赖术者的感觉。近年来欧美国家流行的超声技术虽然增加了操作的准确性，但由于实时追踪穿刺针尖非常困难，也很难做到完全无射线操作，特别是昂贵的价格和资源的缺乏也制约了其应用。因此，业内一直在寻求更加精准和安全的房间隔穿刺方法。首都医科大学附属北京安贞医院临床团队基于深度挖掘 3D-EAM 系统，建立了全三维（T3D）导管消融技术，在不依赖 X 线的电解剖标测系统指导下开展房间隔穿刺术（EAM-TSP）。采用三维可视技术精准进行房间隔穿刺，一次性穿刺成功率达 91%，为电生理术者提供更精准、更安全的术式选择，是具有我国特色的技术创新[6]。这样的技术是绿色电生理发展过程中的标志性事件之一，将有效避免传统的心脏电生理术中需要频繁应用放射线对患者与医护人员造成的辐射伤害。而且，由于是在现有设备和器械基础上的操作，新方法也节省了额外的费用。

7. 探索主动脉瓣患者采用经导管主动脉瓣置换术治疗的脑损伤风险

二叶式主动脉瓣（BAV）患者采用经导管主动脉瓣置换术（TAVR）治疗逐渐增多，但其后脑损伤的危险性目前尚不清楚。浙江大学医学院附属第二医院研究团队基于一项单中心前瞻性队列研究，评估了 BAV 患者接受 TAVR 术后发生脑损伤的风险。对 204 例接受 TAVR 的严重主动脉瓣狭窄患者在基线检查时和 TAVR 后进行了弥散加权磁共振成像（DW-MRI）检查。其中，BAV 患者 83 例（40.7%），三叶式主动脉瓣（TAV）121 例。研究发现术后平均 5 天时，两类主动脉瓣狭窄患者中新出现脑缺血病变的患者比例相似，但 BAV 狭窄患者相比于 TAV 狭窄患者，新出现的脑缺血病变数量更多[4.0（IQR 1.0～8.0）vs. 2.0（IQR 1.0～5.0）；$P = 0.008$]，体积更大[290mm^3（IQR 70～930mm^3）vs. 140mm^3（IQR 35～480mm^3）；$P = 0.008$]。这提示对于行该手术的患者，尤其是 BAV 狭窄者，可考虑植入脑血栓保护装置，预防脑缺血病变[7]。

8. 验证 NT-proBNP 对中重度瓣膜性心脏病患者的预后预测价值

中重度瓣膜性心脏病患者的预后预测往往依赖影像学复查。但在医疗资源不丰富、不均衡的发展中国家，这种检查可及性受限，需要寻找更加简便易行的预后预测指标。中国医学科学院阜外医院研究团队从全国 69 家医疗中心纳入 5983 例 60 岁以上的中重度瓣膜性心脏病患者，发现 93% 的患者基线 NT-proBNP 水平升高，其中多瓣膜心脏病患者中最高；基线 NT-proBNP 比值或绝对水平较高与瓣膜疾病严重程度或 NYHA 心功能分级显著相关。同时，基线 NT-proBNP 水平较高的患者，1 年后死亡的风险约增加 1 倍，其中主动脉瓣狭窄患者尤其显著；在将基线 NT-proBNP 水平添加到包含左心室射血分数等传统危险因素的预后预测模型中后，该模型对预后的预测能力明显改善，在主动脉瓣狭窄和主动脉瓣关闭不全患者中预测能力提高最为明显[8]。对研究的述评指出：应考虑将血清 NT-proBNP 水平作为评估和监测瓣膜性心脏病患者的基石，以给予及时干预。

9. 分析心血管危险因素和疾病对新冠肺炎预后的影响

在新冠肺炎疫情期间，我国学者还开展了一系列针对新冠肺炎与心血管疾病的研究。武汉大学人民医院团队纳入在武汉大学人民医院收治的 671 例重症新冠肺炎患者，发现在重症患者，尤其是死亡患者中，心肌损伤并不罕见，而入院时的心肌标志物水平越高，院内死亡风险越大；高龄、合并症及高炎症反应是新冠肺炎重症患者发生心肌损伤的危险因素，率先为深入了解新冠肺炎对心肌的损伤提供了翔实的证据[9]。西京医院团队对武汉市火神山医院的 2877 例新冠肺炎住院患者进行了回顾性分析，发现与无高血压的患者相比，合并高血压的患者死亡风险加倍，且更倾向于发展为重症。与之相似，合并高血压的患者中，不接受降压治疗的死亡风险也比治疗者加倍。而荟萃分析显示肾素-血管紧张素-醛固酮系统（RAAS）抑制剂与较低的死亡风险相关。这些研究为新冠肺炎合并心血管疾病的临床用药提供了依据[10]。中国医学科学院阜外医院研究者联合国际专家牵头编写了《中欧新冠肺炎合并心衰患者临床管理专家共识》[11]，强调了注意新冠肺炎治疗药物与心血管疾病药物的相互作用。为我国及国际的心力衰竭合并新冠肺炎患者诊疗提供了及时的指导建议。

（二）基础研究领域取得的重要进展

1. 单细胞研究揭示心血管细胞构成及疾病状态下的动态变化

2020 年是单细胞技术在人类器官中应用大跨越发展的一年。从进化的角度，人类的独特性无论是在基因的数量上还是在基因的功能上都无法与其他哺乳动物显著区分，但人体细胞构成的独特性提供了一种可能的解释[12]。来自中国医学科学院阜外医院心血管疾病国家重点实验室的研究工作预测了整个心脏组织中的细胞-细胞互作网络，发现一种高表达 *ACKR1* 基因的内皮细胞与其他细胞类型存在最多的相互作用，可能是一种重要的调节性细胞[13]。进一步研究显示，扩张型心肌病和肥厚型心肌病在单细胞水平上有着不同的基因表达模式，$ACKR1^+$ 内皮细胞在这两种疾病中细胞数量都显著下降，其缺失可能是导致疾病发生的重要原因。该研究首次系统性绘制了人成体心脏细胞的单细胞图谱，打开了一扇通往心脏疾病细胞水平个体化精准诊疗的大门。

衰老如何影响血管系统的细胞和分子成分，以及如何导致心血管疾病仍未阐明。中国科学院动物研究所干细胞与生殖生物学国家重点实验室的研究人员利用食蟹猴动物模型揭示了灵长类动物动脉老化的单细胞转录组学全貌[14]。该研究定义了特殊动脉的分子特征，并确定了 8 种区分主动脉和冠状动脉的标志物。基因网络分析表明，调节血管衰老的转录标志物和 *FOXO3A* 是主要的调控基因。人类血管内皮细胞中 *FOXO3A* 的靶向失活再现了在老年猴子动脉中观察到的主要表型缺陷。该研究为理解灵长类动物动脉老化的基本原理提供了重要资源，并为未来与年龄相关的血管疾病的治疗提供了重要线索。

深圳市第三人民医院国家传染病临床研究中心的研究人员利用单细胞测序技术分析了自身免疫性心肌炎的免疫网络[15]。利用肌球蛋白重链-α 肽诱导小鼠建立实验性自身免疫性心肌炎（EAM）模型，对正常对照、急性炎症、亚急性炎症和心肌病等小鼠心脏不同阶段的 $CD45^+$ 细胞进行了单细胞测序分析，在 34 665 个细胞中鉴定出 26 个细胞亚型，发现了一个炎症相关的巨噬细胞簇，受 HIF1A 调控基因高表达。HIF1A 抑制剂 PX-478 可以减轻 EAM 不同阶段的炎症反应。该研究揭示了心脏免疫细胞在不同 EAM 阶段的单细胞全貌，阐明了 HIF1A 通过调节免疫细胞活性对炎症反应的贡献。

移植动脉硬化是实体器官移植长期存活的主要限制因素。中南大学湘雅三医院的研究人员利用单细胞测序技术研究了移植物对动脉硬化中局部同种异体免疫和受体细胞的影响[16]。发现了移植动脉硬化小鼠模型中的 11 868 个细胞的转录谱。无偏差聚类分析确定了处于疾病不同阶段的 21 个细胞簇。细胞间通信分析揭示了包括 Ccl21a 和 Cxcr3 在内的几种配体和受体在调节淋巴内皮细胞诱导的早期趋化和免疫细胞浸润中的潜在作用。该研究提供了移植动脉硬化的转录和细胞图谱，为深入了解这种疾病的起源和进展提供了理论基础。

2. 心肌细胞增殖、心脏再生与心脏修复的新机制

人类心力衰竭的一个主要因素是成年心脏在损伤后无法自我修复。中国医学科学院阜外医院心血管疾病国家重点实验室研究团队发现，抑瘤素 OSM 是新生小鼠心脏再生过程中心肌细胞增殖的关键上游调控因子[17]。OSM 在心肌细胞中与糖蛋白 gp130 形成异二聚体，破坏该异二聚体会抑制心肌细胞增殖和新生小鼠心脏再生。编码构成性激活 gp130 的腺病毒相关病毒基因治疗可促进心肌梗死后成年小鼠心肌细胞增殖和心脏再生。通过测序和功能筛选发现，Src 通过激活不依赖于 Hippo 途径的 YAP Y357 磷酸化介导了 gp130 引发的心肌细胞增殖。

缺血预处理（IPC）是抗心肌缺血再灌注损伤最有效的内在保护机制。北京大学分子医学研究所膜生物学国家重点实验室的研究人员发现，TRIM 家族蛋白 MG53 不仅在 IPC 介导的心肌缺血/再灌注损伤保护中发挥重要作用，而且还能改善机械损伤[18]。IPC 通过 H_2O_2 诱发的 PKC-δ Y311 位点磷酸化激活，促进 MG53 的分泌。注射重组 MG53 蛋白恢复了 MG53 缺陷小鼠的 IPC 功能。该研究揭示了细胞外 MG53 参与 IPC 对心脏缺血/再灌注损伤的保护。

浙江大学医学院附属第二医院的研究人员发现，心脏特异敲除 PTEN 促进心肌细胞增殖和心肌梗死后的心脏修复[19]。在缺氧治疗时，PTEN 缺失使分离成人和新生儿心肌细胞中细胞周期基因的表达增加。在心肌梗死后，PTEN 抑制剂 VO-OHpic 可显著增强心肌细胞增殖，改善心功能，并减少疤痕形成。表明抑制 PTEN 可能是保护心脏免受缺血性损伤和心力衰竭的一种新的治疗方法。

中国科学院上海营养与健康研究院的研究人员发现，溶酶体蛋白 LAPTM4B 通过调控 mTORC1/TFEB 通路及自噬改善心肌缺血/再灌注损伤后的心肌修复[20]。在心肌缺血/再灌注损伤（I/R）中，LAPTM4B 表达显著下调，LAPTM4B 敲除小鼠的心肌梗死面积和乳酸脱氢酶释放显著增加，而腺病毒介导的 LAPTM4B 过表达对心脏有保护作用。在机制上，LAPTM4B 通过其 EC3 结构域与 mTOR 相互作用，调节 mTORC1 和转录因子 TFEB 的活性，进而调节心脏 I/R 中的自噬流。

巨噬细胞在心肌梗死后的伤口愈合中起重要作用。上海交通大学医学院附属瑞金医院的研究人员发现，富含亮氨酸的重复 G 蛋白偶联受体家族的 LGR4 通过调控巨噬细胞的促炎程序来拮抗梗死后心脏修复[21]。该研究发现心肌梗死早期炎症期是巨噬细胞而非中性粒细胞高表达 LGR4。巨噬细胞特异性 LGR4 基因敲除可减少梗死周围区域的心脏

凋亡，减少局部心肌炎症反应，缩小心肌梗死面积，改善心肌梗死后的心脏功能，降低心脏破裂导致的早期死亡率。该研究表明，LGR4 在控制梗死巨噬细胞促炎症表型和梗死后修复中发挥了重要作用。

基于间充质细胞的细胞疗法给缺血性心力衰竭的临床治疗带来希望，但由于细胞滞留率低、旁分泌功能差，其疗效有限。第四军医大学西京医院的研究人员发现，N-cadherin 过表达可通过 β-catenin 依赖的方式增强间充质间质细胞的保护作用对抗缺血性心脏损伤[22]。该研究发现 N-cadherin（而不是 T-cadherin）过表达显著增加了移植间充质基质细胞的存活，改善心肌梗死后的毛细血管密度、心肌细胞增殖、心脏功能。N-cadherin 过表达还显著增加了细胞核中 N-cadherin/β-catenin 复合物的形成。该研究为进一步推进缺血性心力衰竭的细胞治疗提供了新的思路。

3. 心脏重构病理过程中的信号转导新途径

大动脉转位（TGA）是一种最严重的先天性心脏病类型。中国医学科学院阜外医院心血管疾病国家重点实验室的研究人员利用外显子组分析发现了纤毛基因在大动脉转位中的致病作用[23]。通过招募 249 例 TGA 患者进行了全外显子组测序，获得了 82 个具有潜在的新生、功能丧失、复合杂合或 X 连锁隐性变异的候选基因，包括已知的先天性心脏病基因（如 FOXH1）。该研究表明部分 TGA 病例可能受到单基因或多基因遗传的影响，纤毛基因复杂的遗传结构可能是 TGA 疾病的潜在机制。

信号转导网络调控如同一个细胞的大脑，在生理、病理条件下维持细胞内稳态。北京协和医学院研究团队发现，IgE 通过激活心肌细胞和心肌成纤维细胞中的 IgE-FcεR1 信号在病理性心脏重构中发挥重要作用[24]。心力衰竭患者和慢性压力过载小鼠心脏病模型血清中 IgE 和 FcεR1 的水平显著升高，通过 FcεR1 基因敲除阻断 IgE-FcεR1 通路，可减轻横主动脉缩窄或血管紧张素 II 诱导的病理心脏重构及功能障碍。抗 IgE 抗体（包括临床药物 omalizumab）显著减轻血管紧张素 II 诱导的心脏重构。该研究表明，IgE 通过 FcεR1 信号通路在病理心脏重构中发挥了重要作用。

一氧化氮介导了蛋白质巯基亚硝基化修饰。南京医科大学的研究人员发现横纹肌特异性表达的蛋白质 MLP Cys79 位点可发生巯基亚硝基化修饰[25]。MLP 巯基亚硝基化修饰促进其与 TLR3 和 RIP3 的结合，进而促进下游 P65/NLRP3 信号的激活以及 IL-1β 的分泌，最终促进心肌肥厚的病理发展。该研究提示 TLR3/RIP3/P65/NLRP3 可能成为临床治疗心肌肥厚的潜在药物新靶标。

维持体内铁平衡对正常心脏功能是必要的。浙江大学医学院附属第一医院的研究人员发现，心脏铁蛋白 Fth 缺失通过 Slc7a11 介导的细胞铁死亡促进心肌病[26]。该研究发现 Fth 心脏特异敲除小鼠的铁水平降低、氧化应激增加，导致衰老时轻度心脏损伤。在高铁饮食喂养条件下，Fth 缺失导致严重的心脏损伤和肥厚性心肌病。Fth 缺失降低了细胞铁死亡调节因子 Slc7a11 的表达，在心肌细胞中过表达 Slc7a11 可预防心脏细胞铁死亡。该研究表明铁蛋白在预防心脏细胞铁死亡和随后的心衰方面发挥了重要作用。

糖尿病心肌病是糖尿病患者的一种进行性疾病，心肌胰岛素抵抗参与了发病的病理过程。南京大学医学院附属医院/南京大学模型动物研究中心的研究人员发现，在胰岛素处理后，横纹肌所表达的 SPEG 蛋白被激酶 PKB 磷酸化，进而磷酸化 SERCA2a，加速钙离子向肌浆网的转运。心脏特异性敲除 $PKB\alpha/\beta$ 或高脂饮食抑制胰岛素诱导的 SPEG 和 SERCA2a 磷酸化，延长肌浆网钙的再摄取，损害心功能[27]。该研究表明，胰岛素抵抗抑制 PKB-SPEG-SERCA2a 信号轴，为糖尿病心肌病提供了新的治疗靶点。

阿霉素诱导心肌病（DiCM）是癌症患者心力衰竭和死亡的主要原因。南京大学的研究团队揭示心脏巨噬细胞在 DiCM 进展过程中的自我维持机制[28]。该研究通过家系追踪、异种共生和骨髓移植，观察了组织驻留和单核细胞来源的巨噬细胞的动态变化。发现单核细胞来源的巨噬细胞主要表现为促炎症表型，主导了 DiCM 的整个病理过程和心脏功能受损。SR-A1 敲除通过调节转录因子 c-Myc 表达抑制心脏修复性巨噬细胞的增殖，加重心肌病。该研究表明，SR-A1-c-Myc 轴可能是通过增强心脏修复性巨噬细胞增殖来治疗 DiCM 的一个潜在的靶点。

4. 非编码 RNA 在心肌重构中的重要作用

近年来，非编码 RNA 相关研究异军突起，越来越多的证据表明，非编码 RNA 参与了多种心血管疾病的病理过程。青岛大学医学院的研究团队发现，piRNA CHAPIR 通过控制 METTL3 依赖的 Parp10 mRNA 的 N^6-腺苷甲基化调控心肌肥厚的病理发生[29]。piRNA CHAPIR 在心肌肥厚过程中高表达，其缺失显著减轻心肌肥厚，而给予 CHAPIR 模拟物可加重压力过载小鼠的病理性肥厚。在机制上，CHAPIR-PIWIL4 复合物直接与 METTL3 相互作用，阻断 $Parp10$ mRNA 转录本的 m6A 甲基化，从而上调其表达。PARP10 的表达增加促进 GSK3β 的单 ADP 核糖化修饰，并抑制其激酶活性，从而导致核 NFATC4 的积累和病理性肥大的进展。该研究结果表明，piRNA 介导的 RNA 表观遗传机制参与了心肌肥厚的调控。

随着高通量测序和生物信息分析技术的快速发展，近年来已鉴定出数千种环状非编码 RNA。中国人民解放军总医院第二医学中心国家老年疾病临床研究中心的研究人员发现，CircITCH 在阿霉素治疗的人诱导多能干细胞来源的心肌细胞以及来自阿霉素诱导心肌病的癌症患者尸检标本中表达下调。过表达 CircITCH 改善了阿霉素诱导的心肌细胞损伤和功能障碍，减轻细胞/线粒体氧化应激和 DNA 损伤。CircITCH 作为内源性吸收器同 miR-330-5p 结合，从而解除其对 SIRT6、BIRC5、Survivin 和 ATP2A2 的表达抑制。AAV9 介导的 CircITCH 过表达在小鼠中部分逆转阿霉素的心脏毒性[30]。该研究表明，CircITCH 是阿霉素心脏病潜在的治疗靶点。

阻塞性睡眠呼吸暂停-低通气综合征是一种以慢性间歇性缺氧为主要病理的睡眠呼吸障碍，与多种心血管疾病相关。首都医科大学附属北京安贞医院的研究人员发现，在小鼠间歇性低氧模型中，新型心脏保护因子 CTRP9 被显著抑制，该过程受 miR-214-3p 调控[31]。AAV9 介导心脏特异性 CTRP9 过表达或重组 rCTRP9 给药抑制 TGF-β/Smad 和 Wnt/β-catenin 通路，减轻间质纤维化，改善心功能，并提高间歇性缺氧/心肌梗死动物的生存率。该研究表明，miR-214-3p/CTRP9 可能是心肌梗死合并阻塞性睡眠呼吸暂停-低通气综合征患者对抗病理重构的新的治疗靶点。

5. 冠状动脉粥样硬化发病的新机制及其治疗

新合成的蛋白质和脂质物质通过内质网上的 GTPase SAR1 组装的 COPII 包被囊泡进入分泌通路，但脂质脂蛋白如何区别于内质网中的一般蛋白质并选择性分泌还不清楚。北京大学分子医学研究所膜生物学国家重点实验室的研究人员发现了受体介导的内质网脂蛋白输出控制着脂质稳态[32]。该研究发现脂蛋白的内质网输出过程受到 GTPase SAR1B 和 SURF4 的定量调控。SAR1B 或 SURF4 的肝脏特异敲除选择性地降低血浆脂质，减轻小鼠动脉粥样硬化。这些发现表明，SURF4 和 SAR1B 协同调控脂质转运程序，揭示了治疗动脉粥样硬化和相关心脏代谢疾病的潜在靶点。

动脉粥样硬化是一个慢性炎症的过程。华中科技大学同济医学院协和医院的研究人员发现，牙周炎相关的牙龈卟啉单胞菌（Porphyromonas gingivalis）等致病菌与动脉粥样硬化的发生密切相关。牙龈卟啉单胞菌通过激活 TLRs-NF-κB 信号轴，随后招募 DNMT-1 甲基化 BMAL1 启动子，从而抑制 BMAL1 转录。BMAL1 下调释放 CLOCK，使 P65 磷酸化并进一步增强 NF-κB 信号，提高人主动脉内皮细胞的氧化应激和炎症反应，加重牙龈卟啉单胞菌诱导的动脉粥样硬化[33]。表明昼夜节律时钟的破坏促进牙龈卟啉单胞菌诱导的动脉粥样硬化进展。

复旦大学药学院智能给药教育部重点实验室的研究人员发现，分选连接蛋白 SNX10 在人类和 APOE−/− 小鼠主动脉标本的动脉粥样硬化病变中表达增加。髓系细胞特异性 SNX10 敲除减轻了 APOE−/− 小鼠的动脉粥样硬化进展。体外试验表明，SNX10 缺失抑制 AKT 活性，促进转录因子 TFEB 的核转位，增强溶酶体生物发生和溶酶体酸脂肪酶的活性，导致游离脂肪酸的增加，使巨噬细胞向抗炎表型转化[34]。该研究表明，SNX10 通过 AKT-TFEB 信号通路促进巨噬细胞重编程，在饮食诱导的动脉粥样硬化中发挥了关键作用。

动脉粥样硬化优先发生在血管系统暴露于湍流的特定部位，整合素 α5 向脂筏的转运促进整合素的激活和连接，这对于振荡剪切应力诱导的内皮细胞激活至关重要。中国医学科学院血液病研究所/国家血液病临床研究中心的研究人员探讨了振荡剪切应力诱导整合素 α5 易位及随后内皮细胞激活的机械转导机制[35]。通过质谱分析确定内皮细胞 ANXA2 是整合素 α5β1 响应振荡剪切应力的重要因子。敲减 ANXA2 表达降低了振荡剪切应力诱导的整合素 α5β1 向脂筏的易位、EC 活化和单核细胞黏附。PTP1B 介导的 ANXA2 Y24 位点去磷酸化是该过程调控的核心步骤。在 ApoE−/− 小鼠中过表达的 ANXA2 Y24F 突变体或敲低 PTP1B 表达分别增加和减少了整合素 α5β1 连接、炎症信号和动脉粥样硬化斑块的进展。该研究阐明了一种连接动脉粥样硬化易发性血流和整合素 α5β1 激活的新型内皮力学转导分子机制。

易损动脉粥样硬化斑块是心血管死亡的主要原因，然而临床上不能在分子水平上直接识别易损的动脉粥样硬化斑块。北京大学分子心血管科学教育部重点实验室的研究人员报道了一种先进的纳米探针（OPN Ab/Ti3 C2 /ICG），具有增强的光声性能，可用于易感动脉粥样硬化斑块的直接和非侵入性体内视觉成像[36]。此外，同济大学电子信息工程学院的研究人员开发了具有精密磁聚控制的仿生软微型机器人用于微血管溶栓[37]。在这项工作中，仿生磁性微型机器人（BMM）的灵感来自趋磁细菌（MTB），具有快速运动响应和精确定位的靶向溶栓。与 MTB 的磁小体结构相似，BMM 由排列在非溶胀微凝胶壳中的氧化铁纳米粒子链组成，可通过磁控制释放溶栓药物，有望实现超微创溶栓。

6. 血小板凝血功能参与血管病变的新机制

川崎病是一种急性早期血管炎，可导致永久性冠状动脉结构损伤。血小板高反应性是川崎病的一个重要标志。广州医科大学广州妇女儿童医学中心的研究人员发现，在川崎病患者中血小板来源的 miR-223 高表达，而伴有严重冠状动脉病变的川崎病患者中 miR-223 表达减少。将功能性 miR-223 转染血管平滑肌细胞，可通过下调血小板源性生长因子受体 PDGFRβ 促进血管平滑肌细胞的分化。*miR-223* 基因敲除引起小鼠过度动脉损伤，该效应可被 miR-223 模拟物或 PDGFRβ 抑制剂甲磺酸伊马替尼逆转[38]。该研究表明，血小板来源的 miR-223 对川崎病诱导的血管损伤有保护作用。

凝血平衡通过调节凝血因子之间的相互作用来维持。中国科学院昆明动物研究所的研究人员发现，转铁蛋白通过与凝血因子相互作用，在凝血平衡中起核心作用[39]。该研究发现转铁蛋白与纤维蛋白原、凝血酶、凝血因子XIIa（FXIIa）和抗凝血酶具有不同的亲和性，来维持凝血平衡。在动脉粥样硬化中，异常上调的转铁蛋白与凝血酶/FXIIa 的相互作用增强，通过与抗凝血酶结合，阻断了抗凝血酶对凝血蛋白酶的失活作用，从而诱导血凝。转铁蛋白过表达加重动脉粥样硬化，而敲低转铁蛋白、抗转铁蛋白抗体或干扰转铁蛋白-凝血酶/FXIIa 相互作用的多肽则减轻了动脉粥样硬化。该研究证实了转铁蛋白是一种重要的凝血调节剂，在维持凝血平衡和调节凝血级联中起着重要作用。

7. 肠道菌群与心血管代谢研究新进展

越来越多的证据表明，肠道菌群是人体生理功能重要的组成部分，是支链氨基酸（BCAA）等必需氨基酸的重要来源。上海交通大学的研究者发现，BCAA 可以显著促进人体血小板活性和小鼠动脉血栓形成[40]。该研究发现缬氨酸分解代谢物 α-酮异戊酸和最终氧化产物丙酰辅酶 A 对血小板活化表现出最强的促进作用。BCAA 代谢途径还可能通过增强血小板 TMOD3 K255 位点丙酰化，参与整合素 αIIbβ3 介导的调节血小板活化的双向信号转导途径。靶向 BCAA 分解代谢途径或减少 BCAA 的摄入可能成为防治血栓的新策略。

高盐饮食是高血压最重要的危险因素之一。山东大学齐鲁医院的研究人员发现，肠道菌群通过调节高盐诱发高血压肠道源性皮质酮的合成来调节血压[41]。健康大鼠的粪便微生物群能显著降低高盐饮食诱导的 Wistar 大鼠高血压，而高盐饮食大鼠的粪便微生物群则相反。高盐饮食大鼠肠道菌群组成明显改变，其中脆弱拟杆菌（*Bacteroides fragilis*）与血压密切相关，可通过其代谢产物花生四烯酸抑制高盐饮食诱导的肠源性皮质酮的产生。该研究提示肠道菌群在高盐饮食病理中起关键作用，揭示了肠道菌群调节血压的一种不同于炎症/免疫的新机制。

4 型心肾综合征（CRS4）是慢性肾脏疾病的常见并发症。陆军医科大学的研究人员发现，慢性肾脏疾病小鼠心肌线粒体形态学和功能发生改变，氧化磷酸化和脂肪酸代谢降低[42]。高磷酸盐诱导慢性肾脏疾病通过下调 PGC1α 导致心肌能量代谢障碍。干扰素调节因子 IRF1 是介导高磷酸盐调控的关键因子，通过直接与 PGC1α 启动子区结合，参与了高磷酸盐介导的 PGC1α 转录抑制。相反，恢复 PGC1α 表达或敲低 *IRF1* 可显著降低高磷酸盐诱导的病理改变。该研究表明，IRF1-PGC1α 轴介导的心肌能量代谢重构在 CRS4 的发病机制中起重要作用。

8. 心律失常病理发生新机制

心率的应激反应是由窦房结（SAN）的可塑性决定的，对哺乳动物的心脏功能和生存至关重要。同济大学医学院的研究人员发现，冷诱导 RNA 结合蛋白（CIRP）通过靶向磷酸二酯酶防止对应激的过度心率反应[43]。异丙肾上腺素刺激在 CIRP 敲除窦房结细胞中诱导更快的自发放电率及更高浓度的 cAMP。控制 cAMP 降解的 PDE44B 和 PDE4D 亚型在 CIRP 敲除窦房结细胞中显著降低。PDE4 抑制剂 rolipram 消除了由 CIRP 缺陷造成的心率变化。在机制上，CIRP 直接结合 Pde4b 和 Pde4d 的 mRNA，使其更加稳定，在转录后水平调控二者的蛋白质表达，从而维持适当的心率应激反应。

室性心律失常是心肌梗死患者心脏性猝死最常见的原因。哈尔滨医科大学药学院心血管医学研究教育部重点实验室的研究人员发现，成纤维细胞生长因子 FGF21 通过靶向 miR-143/EGR1 轴抑制缺血性心律失常[44]。该研究以成年雄性小鼠为研究对象，给予重组人 FGF21（rhbFGF21）处理，发现 rhbFGF21 可以减少梗死小鼠心脏室性心动过速的研究发生。在机制上，FGF21 可降低心肌梗死小鼠心脏边缘区 I Na 和 I K1 电流密度。进一步发现，FGF21 可招募 EGR1 进入 SCN5A 和 KCNJ2 启动子区域，在转录水平上调 NaV1.5 和 Kir2.1 的表达。此外，miR-143 作为上游调控因子，介导了 FGF21 诱导的 EGR1 上调。该研究表明，rhbFGF21 通过调控 miR-143-EGR1-NaV1.5/Kir2.1 轴抑制梗死后心脏室性心律失常，为临床缺血性心律失常提供了新的治疗策略。

心律失常性右心室心肌病（ARVC）是一种以脂肪浸润、危及生命的心律失常和心源性猝死风险增加为特征的遗传性心脏病。中国医学科学院国家心血管疾病中心/心血管疾病国家重点实验室的研究人员发现，整合素 β1D 缺陷介导的 RyR2 功能障碍导致心律失常性右心室心肌病的儿茶酚胺敏感性室性心动过速[45]。该研究发现整合素 β1 在 ARVC 心脏中下调。纯化的整合素 β1D 蛋白能够通过降低 RyR2 的开放概率、平均开放时间和增加 RyR2 的平均关闭时间来稳定 RyR2 的功能。*β1D* 敲除小鼠表现出正常的心功能和形态，但表现出儿茶酚胺敏感的多态性室性心动过速。该研究表明整合素 β1D 蛋白缺陷是 ARVC 患者室性心律失常风险增加的新机制。

炎症反应和交感神经重构在心肌梗死后室性心律失常（VA）中起重要作用。中国电子科技大学的研究人员发现，心肌梗死小鼠血浆和梗死周围心肌去甲肾上腺素水平较假手术小鼠增加近 2 倍。通过氯磷酸钠清除巨噬细胞和美托洛尔阻断 β1-肾上腺素能可减轻心肌梗死致 VA 的易感性。肾上腺素可增强 NGF 等炎症因子的表达和释放，这种作用被美托洛尔所抑制，但不被其他亚型拮抗剂所抑制[46]。该研究表明儿茶酚胺水平的增加可能通过巨噬细胞上的 β1 肾上腺素能受体调节心脏交感神经重构，进而诱发心肌梗死后室性心律失常。

9. 基因编辑纠正高胆固醇血症和高甘油三酯血症遗传病

低密度脂蛋白受体（LDLR）突变是家族性高胆固醇血症的主要原因之一。中国科学院上海生物化学与细胞生物学研究所的研究人员利用腺相关病毒搭载 CRISPR/Cas9 和 *Ldlr* 基因，并注射到 *LdlrE208X* 无义突变小鼠体内，发现该系统可以纠正部分肝脏细胞中的 *Ldlr* 基因，并有效改善 *Ldlr* 突变体的动脉粥样硬化表型[47]。该研究为家族性高胆固醇血症患者提供了一种潜在的治疗方法。

叙利亚金色仓鼠在代谢谱方面与人类相似，北京大学心血管科学研究所的研究人员利用 CRISPR/Cas9 在仓鼠中删除了 *ApoC3* 基因，发现与野生型组相比，甘油三酯水平显著降低，甘油三酯积累被显著抑制[48]。*ApoC3* 缺失增强了极低密度脂蛋白（VLDL）向低密度脂蛋白（LDL）的转化，减少经高胆固醇/高脂肪饮食后胸腹动脉粥样硬化病变。本研究证明了在具有 *ApoC3* 缺陷的类人动物模型中，*ApoC3* 与动脉粥样硬化的发生有直接关系，表明 *ApoC3* 是治疗高甘油三酯血症和动脉粥样硬化相关心血管疾病的潜在治疗靶点。

10. 新冠病毒受体 ACE2 的全长结构成功解析

新型冠状病毒肺炎（COVID-19）是由严重急性呼吸综合征冠状病毒 2 型（SARS-CoV-2）引起的疾病。研究发现约 1/5 新冠病毒感染者心脏受损，心脏并发症包括急性心肌损伤、心律失常、心源性休克及猝死等。此外，药物疗法可能使患者面临心律失常、心肌病和猝死的风险[49]。疫情暴发以来，我国及其他国家科学家发表了大量的流行病学调查和临床研究工作，但在基础研究方面进展相对缓慢。

目前已证实新冠病毒通过 ACE2 受体进入人体细胞，我国西湖大学的研究人员利用冷冻电镜技术，成功解析了 ACE2 的全长结构[50]。利用氨基酸转运蛋白 B0AT1 共表达获得了 ACE2 稳定复合物，得到其 2.9Å 水平的三维结构。该研究有助于理解冠状病毒进入靶细胞的结构基础和功能特征，对发现和优化阻断新冠病毒进入细胞的特效药有着重要的意义。

复旦大学公共卫生学院的研究人员利用单细胞核 RNA 测序技术全面分析了 ACE2 在心脏不同类型细胞中的表达[51]，发现尽管 ACE2 在心肌细胞中低表达，但在周细胞（pericyte）中高表达。细胞-细胞相互作用图谱显示，神经细胞和内皮细胞是与周细胞联系最紧密的两种细胞类型。该研究表明，新冠病毒在人心脏内感染可能会攻击周细胞，引起毛细血管内皮细胞功能障碍，从而引起微循环障碍，提示改善微循环的药物可以减轻这些患者的心脏损伤。

（三）结语

我国科学家在引领心血管疾病研究前沿发展中的作用日益凸显，但在研究的系统性和原创性上仍有待进一步提升。基因编辑、核酸药物、合成生物学、单分子技术、人工智能等新兴技术在心血管科学探索中的应用有待进一步突破。

在总结我国心血管疾病防治研究成果的同时，我们也意识到在随机对照临床试验论文占比、被国际权威临床指南引用数量等方面我国仍与美欧发达国家存在差距。为了提升我国整体临床研究质量和影响力，建议在"十三五"强化领先研究机构和建立全国协同网络的基础上，加大流行病与统计学等研究方法学人才的培养力度，打造国家级人群前瞻队列和全国性健康数据平台，为研究提供有针对性的支持。

参 考 文 献

[1] Li X, Wu C, Lu J, et al. Cardiovascular risk factors in China: a nationwide population-based cohort study. The Lancet Public Health, 2020, 5(12): e672-e681.

[2] Wang C, Yuan Y, Zheng M, et al. Association of age of onset of hypertension with cardiovascular diseases and mortality. Journal of the American College of Cardiology, 2020, 75(23): 2921-2930.

[3] Xia S, Du X, Guo L, et al. Sex differences in primary and secondary prevention of cardiovascular disease in China. Circulation, 2020, 141(7): 530-539.

[4] Lin S, Li Z, Fu B, et al. Feasibility of using deep learning to detect coronary artery disease based on facial photo. European Heart Journal , 2020, 41(46): 4400-4411.

[5] Zhang JJ, Ye F, Xu K, et al. Multicentre, randomized comparison of two-stent and provisional stenting techniques in patients with complex coronary bifurcation lesions: the DEFINITION II trial. European Heart Journal , 2020, 41(27): 2523-2536.

[6] Yu R, Liu N, Lu J, et al. 3-Dimensional transseptal puncture based on electrographic characteristics of fossa ovalis: A fluoroscopy-free and echocardiography-free method. JACC Cardiovascular Interventions, 2020, 13(10): 1223-1232.

[7] Fan J, Fang X, Liu C, et al. Brain injury after transcatheter replacement of bicuspid versus tricuspid aortic valves. Journal of the American College of Cardiology, 2020, 76(22): 2579-2590.

[8] Zhang B, Xu H, Zhang H, et al. Prognostic value of N-terminal pro-B-type natriuretic peptide in elderly patients with valvular heart disease. Journal of the American College of Cardiology, 2020, 75(14): 1659-1672.

[9] Shi S, Qin M, Cai Y, et al. Characteristics and clinical significance of myocardial injury in patients with severe coronavirus disease 2019. European Heart Journal, 2020, 41(22): 2070-2079.

[10] Gao C, Cai Y, Zhang K, et al. Association of hypertension and antihypertensive treatment with COVID-19 mortality: a retrospective observational study. European Heart Journal, 2020, 41(22): 2058-2066.

[11] Zhang Y, Coats AJS, Zheng Z, et al. Management of heart failure patients with COVID-19: a joint position paper of the Chinese Heart Failure Association & National Heart Failure Committee and the Heart Failure Association of the European Society of Cardiology. European Journal of Heart Failure, 2020, 22(6): 941-956.

[12] Han X, Zhou Z, Fei L, et al. Construction of a human cell landscape at single-cell level. Nature, 2020, 581(7808): 303-309.

[13] Wang L, Yu P, Zhou B, et al. Single-cell reconstruction of the adult human heart during heart failure and recovery reveals the cellular landscape underlying cardiac function. Nat Cell Biol, 2020, 22(1): 108-119.

[14] Zhang W, Zhang S, Yan P, et al. A single-cell transcriptomic landscape of primate arterial aging. Nat Commun, 2020, 11(1): 2202.

[15] Hua X, Hu G, Hu Q, et al. Single-cell RNA sequencing to dissect the immunological network of autoimmune myocarditis. Circulation, 2020, 142(4): 384-400.

[16] Cai J, Deng J, Gu W, et al. Impact of local alloimmunity and recipient cells in transplant arteriosclerosis. Circ Res, 2020, 127(8): 974-993.

[17] Li Y, Feng J, Song S, et al. gp130 controls cardiomyocyte proliferation and heart regeneration. Circulation, 2020, 142(10): 967-982.

[18] Shan D, Guo S, Wu HK, et al. Cardiac ischemic preconditioning promotes MG53 secretion through H_2O_2-activated protein kinase C-delta signaling. Circulation, 2020, 142(11): 1077-1091.

[19] Liang T, Gao F, Jiang J, et al. Loss of phosphatase and tensin homolog promotes cardiomyocyte proliferation and cardiac repair after myocardial infarction. Circulation, 2020, 142(22): 2196-2199.

[20] Gu S, Tan J, Li Q, et al. Downregulation of LAPTM4B contributes to the impairment of the autophagic flux via

unopposed activation of mTORC1 signaling during myocardial ischemia/reperfusion injury. Circ Res, 2020, 127(7): e148-e165.

[21]Huang CK, Dai D, Xie H, et al. Lgr4 governs a pro-inflammatory program in macrophages to antagonize post-infarction cardiac repair. Circ Res, 2020, 127(8): 953-973.

[22]Yan W, Lin C, Guo Y, et al. N-Cadherin overexpression mobilizes the protective effects of mesenchymal stromal cells against ischemic heart injury through a beta-catenin-dependent manner. Circ Res, 2020, 126(7): 857-874.

[23]Liu X, Chen W, Li W, et al. Exome-based case-control analysis highlights the pathogenic role of ciliary genes in transposition of the great arteries. Circ Res, 2020, 126(7): 811-821.

[24]Zhao H, Yang H, Geng C, et al. Role of IgE-fcepsilonr1 in pathological cardiac remodeling and dysfunction. Circulation, 2021, 143(10): 1014-1030.

[25]Tang X, Pan L, Zhao S, et al. SNO-MLP (S-nitrosylation of muscle LIM protein) facilitates myocardial hypertrophy through TLR3 (toll-like receptor 3)-mediated RIP3 (receptor-interacting protein kinase 3) and NLRP3 (nod-like receptor pyrin domain containing 3) Inflammasome activation. Circulation, 2020, 141(12): 984-1000.

[26]Fang X, Cai Z, Wang H, et al. Loss of cardiac ferritin h facilitates cardiomyopathy via Slc7a11-mediated ferroptosis. Circ Res, 2020, 127(4): 486-501.

[27]Quan C, Du Q, Li M, et al. A PKB-SPEG signaling nexus links insulin resistance with diabetic cardiomyopathy by regulating calcium homeostasis. Nat Commun, 2020, 11(1): 2186.

[28]Zhang H, Xu A, Sun X, et al. Self-maintenance of cardiac resident reparative macrophages attenuates doxorubicin-induced cardiomyopathy through the SR-A1-c-Myc Axis. Circ Res, 2020, 127(5): 610-627.

[29]Gao XQ, Zhang YH, Liu F, et al. The piRNA CHAPIR regulates cardiac hypertrophy by controlling METTL3-dependent N(6)-methyladenosine methylation of Parp10 mRNA. Nat Cell Biol, 2020, 22(11): 1319-1331.

[30]Han D, Wang Y, Wang Y, et al. The tumor-suppressive human circular RNA CircITCH sponges miR-330-5p to ameliorate doxorubicin-induced cardiotoxicity through upregulating SIRT6, survivin, and SERCA2a. Circ Res, 2020, 127(4): e108-e125.

[31]Du Y, Wang X, Li L, et al. miRNA-mediated suppression of a cardioprotective cardiokine as a novel mechanism exacerbating post-mi remodeling by sleep breathing disorders. Circ Res, 2020, 126(2): 212-228.

[32]Wang X, Wang H, Xu B, et al. Receptor-mediated ER export of lipoproteins controls lipid homeostasis in mice and humans. Cell Metab, 2021, 33(2): 350-366 e357.

[33]Xie M, Tang Q, Nie J, et al. BMAL1-downregulation aggravates porphyromonas gingivalis-induced atherosclerosis by encouraging oxidative stress. Circ Res, 2020, 126(6): e15-e29.

[34]You Y, Bao WL, Zhang SL, et al. Sorting nexin 10 mediates metabolic reprogramming of macrophages in atherosclerosis through the Lyn-dependent TFEB signaling pathway. Circ Res, 2020, 127(4): 534-549.

[35]Zhang C, Zhou T, Chen Z, et al. Coupling of integrin alpha5 to Annexin A2 by flow drives endothelial activation. Circ Res, 2020, 127(8): 1074-1090.

[36]Ge X, Cui H, Kong J, et al. A non-invasive nanoprobe for *in vivo* photoacoustic imaging of vulnerable atherosclerotic plaque. Adv Mater, 2020, 32(38): e2000037.

[37]Xie M, Zhang W, Fan C, et al. Bioinspired soft microrobots with precise magneto-collective control for microvascular thrombolysis. Adv Mater, 2020, 32(26): e2000366.

[38]Zhang Y, Wang Y, Zhang L, et al. Reduced platelet miR-223 induction in kawasaki disease leads to severe coronary artery pathology through a miR-223/PDGFR beta vascular smooth muscle cell axis. Circ Res, 2020, 127(7): 855-873.

[39]Tang X, Zhang Z, Fang M, et al. Transferrin plays a central role in coagulation balance by interacting with clotting factors. Cell Res, 2020, 30(2): 119-132.

[40]Xu Y, Jiang H, Li L, et al. Branched-chain amino acid catabolism promotes thrombosis risk by enhancing tropomodulin-3 propionylation in platelets. Circulation, 2020, 142(1): 49-64.

[41]Yan X, Jin J, Su X, et al. Intestinal flora modulates blood pressure by regulating the synthesis of intestinal-derived corticosterone in high salt-induced hypertension. Circ Res, 2020, 126(7): 839-853.

[42]Huang Y, Wang S, Zhou J, et al. IRF1-mediated downregulation of PGC1alpha contributes to cardiorenal syndrome type 4. Nat Commun, 2020, 11(1): 4664.

[43]Xie D, Geng L, Xiong K, et al. Cold-inducible RNA-binding protein prevents an excessive heart rate response to stress by targeting phosphodiesterase. Circ Res, 2020, 126(12): 1706-1720.

[44]Li J, Xu C, Liu Y, et al. Fibroblast growth factor 21 inhibited ischemic arrhythmias via targeting miR-143/EGR1 axis. Basic Res Cardiol, 2020, 115(2): 9.

[45]Wang Y, Li C, Shi L, et al. Integrin beta1D deficiency-mediated RyR2 dysfunction contributes to catecholamine-sensitive ventricular tachycardia in arrhythmogenic right ventricular cardiomyopathy. Circulation, 2020, 141(18): 1477-1493.

[46]Lyu J, Wang M, Kang X, et al. Macrophage-mediated regulation of catecholamines in sympathetic neural remodeling after myocardial infarction. Basic Res Cardiol, 2020, 115(5): 56.

[47]Zhao H, Li Y, He L, et al. *In vivo* AAV-CRISPR/Cas9-mediated gene editing ameliorates atherosclerosis in familial hypercholesterolemia. Circulation, 2020, 141(1): 67-79.

[48]Guo M, Xu Y, Dong Z, et al. Inactivation of ApoC3 by CRISPR/Cas9 protects against atherosclerosis in hamsters. Circ Res, 2020, 127(11): 1456-1458.

[49]Zheng YY, Ma YT, Zhang JY, et al. COVID-19 and the cardiovascular system. Nat Rev Cardiol, 2020, 17(5): 259-260.

[50]Yan R, Zhang Y, Li Y, et al. Structural basis for the recognition of SARS-CoV-2 by full-length human ACE2. Science, 2020, 367(6485): 1444-1448.

[51]Chen L, Li X, Chen M, et al. The ACE2 expression in human heart indicates new potential mechanism of heart injury among patients infected with SARS-CoV-2. Cardiovasc Res, 2020, 116(6): 1097-1100.

三、呼吸系统疾病研究进展

王 辰[1,2,3,4]　曹 彬[1,2,3]　代华平[1,2,3]　詹庆元[1,2,3]　杨 汀[1,2,3]　翟振国[1,2,3]

肖 丹[1,2,3,4]　赵红梅[1,2,3]　张晓雷[1,2,3]　侯 刚[1,2,3]　苏 楠[1,2,3]　杨 萌[1,2,3]

1. 国家呼吸医学中心
2. 国家呼吸系统疾病临床医学研究中心
3. 中国医学科学院呼吸病学研究院
4. 世界卫生组织戒烟与呼吸疾病预防合作中心

（一）呼吸系统感染领域

1. 最新研究进展

2020 年初新冠肺炎疫情暴发，呼吸感染领域重要研究主要围绕新冠肺炎展开。我国学者首次鉴定并报道了严重急性呼吸综合征冠状病毒 2 型（SARS-CoV-2），发现了其结合 ACE2 受体的结构特点[1-2]，具有在气道上皮广泛复制的能力[3]，并证实了其具有人际间传播的能力[4-5]，以及无症状携带者[6-7]和母婴宫内传播疾病的可能[8-9]。在疫情早期，众多学者快速总结全国患者病例资料，提出了新冠肺炎的中位潜伏期为 4～8 天，临床以发热、咳嗽、呼吸困难及周身乏力或肌痛为主要症状，上呼吸道症状、头晕及腹泻等症状并不常见，重症患者快速出现肺炎、病毒性感染中毒症、炎症因子风暴、急性呼吸窘迫综合征（ARDS）及心肾多器官功能损伤表现[7,10-11]，在疫情早期危重症病例比例达 20% 以上[12]。进一步研究中，我国学者首次提出了高龄、脓毒症相关性器官功能衰竭评价（SOFA）、D-Dimer 升高伴有基础疾病、淋巴细胞减低是患者死亡的独立危险因素[13-17]。在疫情危急、无有效药物且资源紧张的情况下，我国学者开展全球首个重症新冠肺炎药物双盲随机对照试验（RCT）研究，率先开展了瑞德西韦治疗重症患者的双盲 RCT 研究[18]。在疫苗研究中，具有自主知识产权的弱化腺病毒载体的新冠肺炎（COVID-19）疫苗[19-20]、灭活疫苗[21]均在成人 Ⅰ、Ⅱ 期临床试验中获得了良好的耐受性（不良反应率 25% 左右，均为轻度自限性）和 28 天免疫学效果。

2. 研究优势与不足

对标国际，我国呼吸感染研究发展体系与顶层设计已初具雏形，部分原创性研究成果也跻身世界一流。但是在基础设施建设、高水平的研究成果转化、高水平的产学研机制建设、原创性药物研发等方面存在一定差距，甚至存在一定的代差。以下产品、技术几乎都是国外公司垄断（"卡脖子"技术）：①宏基因组学呼吸道病原检测技术和产品；②抗耐药菌药物和抗病毒药物；③新型雾化吸入装置；④新型抗感染免疫调节药物。

3. 研究发展方向与趋势

呼吸道感染性疾病依旧是我国感染性疾病的首要死亡原因，新发突发感染性疾病的出现，让我们意识到，针对突发呼吸道感染性疾病需要长期的投入，对测序技术、快速诊断技术都要进行长期持续的研究，并且迫切需要开发新的抗病毒疗法，进一步加深了解病毒感染导致的机体免疫失衡，开发针对宿主的免疫制剂，结合微生物组探索通过调节微生物稳态，改善肺部微生物平衡性及通过肠-肺轴治疗病毒感染的思路，开发新的针对不同病毒的疫苗，继续加大新药的开发和相关药物临床试验研究的力度。

（二）呼吸衰竭救治、呼吸支持技术

1. 最新研究进展

2020 年，我国学者发表呼吸衰竭相关 SCI 论文数量超过 2100 篇，位居世界第二位。在 ARDS 机械通气策略、体外膜肺氧合（ECMO）循证研究等方向产生大量原创性成果。首次对中国综合三甲医院的内科重症监护病房（MICU）、急诊重症监护病房（EICU）内 ARDS 的发病率和病死率进行描述[22]。在以 SARS-CoV-2、甲型流感病毒等下呼吸道病毒感染所致 ARDS 的临床表型、预后因素和救治策略研究中，取得大量原创性研究成果[13,23-24]。围绕炎症、免疫的深层机制的转化研究思路，为评价糖皮质激素在病毒性肺炎治疗中的有效性和安全性开展多个队列研究[25]，在 COVID-19 相关 ARDS 的恢复期血浆[26]、干细胞治疗[27]等领域开展了多项有益的尝试。多个援鄂抗疫医疗队率先组织开展 COVID-19 患者的呼吸支持治疗应急研究，证实鼻高流量氧疗技术是治疗新冠肺炎患者轻中度低氧性呼吸衰竭的有效呼吸支持手段[28]。总结归纳了实施清醒俯卧位、无创机械通气、ECMO 等呼吸支持治疗的指征和时机[29]，作为"中国经验"在全球抗疫中被广泛应用。国内学者在国际上率先采用跨肺压指导 VV-ECMO 撤离[30]，同时在 ECMO 支持患者中开展多种抗生素药物的药代动力学研究[31-32]，并逐步建立和规范 ECMO 支持下肺组织活检流程[33]。这些研究成果为提升呼吸衰竭原发病诊治能力，减少 ECMO 相关并发症提供了临床证据。

2. 研究优势与不足

对标国际领先的呼吸衰竭救治中心，国内仍以小规模、单中心观察性临床研究为主，以单个分子或通路、单一细胞亚群的简单探索为主，缺乏具有学科影响力、推动呼吸衰竭治疗策略革新的多中心 RCT 研究，缺乏多组学解析致病机制的全景研究，总体源头创新能力不足。此外，我国呼吸衰竭救治领域中，与工程学科结合的交叉研究还十分匮乏。例如，能实现精细化呼吸力学参数测定和良好人机协调性的呼吸机及 ECMO 膜肺和涂层制造技术仍是救治设备国产化进程中的"卡脖子"问题。

3. 研究发展方向与趋势

今后，应加强呼吸衰竭原发病诊断能力的研发，建立肺组织活检和精准化病理诊断的规范化流程；建立呼吸系统的力学研究模型，探讨呼气末正压通气（PEEP）、潮气量和呼吸频率产生的肺泡静应力和交变应力；建立 ECMO 救治体系，利用多组学技术，整合临床数据，明确 ECMO 相关并发症高危因素，构建并发症的预防、预警体系；研发能实现精细化呼吸力学参数测定和良好人机协调性的呼吸机，打破 ECMO泵、膜肺等核心耗材部件的技术壁垒，突破呼吸衰竭救治设备国产化进程中的"卡脖子"问题。

（三）慢阻肺研究领域

1. 最新研究进展

2020 年中华医学会发布《慢性阻塞性肺疾病基层合理用药指南》[34]，对慢性阻塞性肺（简称慢阻肺）的基层规范治疗具有重要指导意义。*Global Initiative for Chronic Obstructive Lung Disease2021*（《慢性阻塞性肺疾病全球倡议 2021》）[35]新增了慢阻肺与新冠肺炎的章节，纳入了我国慢阻肺患者新冠肺炎感染的临床特征[36]等多篇相关文献。慢阻肺机制的基础研究方面，我国学者发表了有关 Wnt 信号通路[37]、IL-17/RANKL信号通路[38]、TLR4/MyD88 信号通路[39]、CCR1/JAK/STAT/NF-κB 信号通路[40]、MiR-31[41]等在慢阻肺发生发展过程中作用的相关文献，为进一步发现疾病干预靶点提供了依据。

2. 研究的不足

目前我国关于慢阻肺的临床研究较多，基础研究较少。临床研究多聚焦于寻找新的标志物及探索其与疾病的相关性，多数研究所得的结果并未在基础研究中予以全面验证，距离临床转化应用仍有一段距离。基础研究大多围绕分子层面，其他如免疫系统、微生态等相关领域涉及欠缺，方向较为单一；研究样本主要为外周血、肺组织、痰液及肺泡灌洗液等，其他样本获取较难，很多基础研究结果难以多维度予以验证。

3. 研究发展方向与趋势

未来慢阻肺的基础研究将聚焦于表型组学（包括各种蛋白质组学、代谢组学，以及临床表型与各组学的关联），易感基因及表观遗传学，免疫学机制，细胞凋亡机制，蛋白酶和抗蛋白酶失衡，呼吸道微生态及其他部位微生态分布对呼吸系统的影响，气道黏液高分泌等；临床研究方面，开展精准的个体化治疗是未来研究的方向，应持续寻找慢阻肺的不同表型并深入分析各表型之间的临床特征，寻找有意义的生物标志物，探索新的干预靶点和药物[42]，如干细胞移植治疗慢阻肺[43]。此外，有效的慢阻肺的早期发现和筛查模式仍有待进一步探索[44]。

（四）哮喘领域

1. 最新研究进展

2020 年在哮喘领域我国发布了多项临床指南和专家共识，如《支气管哮喘防治指南（2020 年版）》《儿童支气管哮喘规范化诊治建议（2020 年版）》《中西医结合防治儿童哮喘专家共识》《支气管哮喘基层合理用药指南 2020》[45-48]，促进了我国哮喘全年龄段防治及基层医疗单位的规范用药。在哮喘预防方面的研究，总结了微生物群研究的最新进展、微生物群与哮喘的关系，以及微生物群在哮喘发生和发展中的可能机制[49]，此类研究可能为预防过敏高危儿童哮喘提供新的目标。关于哮喘发病机制，在我国的研究中已经证实了空气污染与哮喘发病率和急性发作风险增加有关[50]。在哮喘治疗方面探索了某些药物的新适应证，如罗氟司特（Roflumilast）是一种选择性磷酸二酯酶 4（phosphodiesterase 4，PDE4）抑制剂，已经用于慢阻肺的治疗中，目前研究显示其可能成为治疗支气管哮喘具有应用前景的辅助药物[51]。在哮喘管理方面的研究显示，实施分级诊疗可有效提高支气管哮喘控制率，这一措施将成为值得推广的哮喘管理模式[52]。

2. 研究优势与不足

近年来在全国范围内广泛推广了哮喘的规范化诊治，我国哮喘患者的控制率总体有明显提高，但仍低于发达国家。究其原因是我国地域广泛，地理环境多样，区域之间的各方面差异较大，医疗水平参差不齐，哮喘的防诊治水平和规范化程度明显不足。

3. 研究发展方向与趋势

在哮喘防诊治方面，亟须推行分级诊疗和区域化管理，增强基层医师的基本技能和基本知识，加强哮喘患者数据的收集，建立我国哮喘管理网络，为今后哮喘患者的精细化管理和精准治疗提供基础。同时应加强开发我国哮喘治疗领域自主研发的生物靶向制剂，开展大型的多中心乃至全球多中心同时进行的临床新药研究，为中国医药的发展提供相关数据。

（五）间质性肺疾病研究领域

1. 最新研究进展

（1）临床研究方面。先后发布《特发性肺纤维化诊断和治疗中国专家共识》《特发性肺纤维化急性加重诊断和治疗中国专家共识》《中国结节病诊断和治疗专家共识》[53-55]，规范了特发性肺纤维化（IPF）等间质性肺疾病（ILD）的诊断流程及治疗策略。单中心队列研究显示锥体束 CT 引导的经支气管冷冻肺活检（CBCT-TBCB）不仅可以提高 ILD 诊断率，同时具有良好的安全性，具有推广应用前景[56]。还开展了间质性肺疾病专病队列研究、特发性肺间质纤维化注册登记研究[57]，形成了覆盖全国 20 个省、自治区、直辖市，35 家三级甲等医院的多中心 ILD 协作网。

（2）肺纤维化的发病机制方面。研究发现肺泡上皮干细胞（AT2）Cdc42 功能的丧失导致 AT2 细胞再生不良，受升高的机械张力刺激，激活 AT2 细胞中的 TGF-信号通路，从而驱动肺纤维化由外周向中心的进展，为肺纤维化的发病机制提供了新的观点[58]。人胚胎干细胞来源的免疫基质调节细胞制剂、二甲双胍具有明显减轻肺损伤肺纤维化的作用，显示出临床应用前景[59-60]。成功构建矽肺小鼠模型，并对矽肺患者肺组织、血清，暴露人群血清，以及小鼠矽肺模型肺组织、血清进行多组学检测，筛选区分矽肺患者与暴露人群、正常人群的血清学生物标志物。

2. 研究优势与不足

我国 ILD 临床研究具有大样本的病例来源，正逐渐完善全国范围 ILD 队列研究体系。但临床与基础研究衔接不紧密，缺乏有效的团队协作，研究内容相对分散，针对性的基础研究零散不深入。

3. 研究发展方向与趋势

完善并扩大全国标准化的间质性肺疾病临床数据库和生物标本库，获得我国间质性肺疾病的流行病学特征，建立临床表型-多组学表型图谱，寻找与肺纤维化早期诊断、分类分型及预后判断相关的生物标志物。此外，通过干细胞、外泌体等治疗肺纤维化的机制研究，寻找肺纤维化的可能及有效治疗手段。

（六）肺栓塞与肺血管病研究领域

1. 最新研究进展

（1）肺栓塞领域。通过开展国人肺栓塞注册登记研究（CURES），我国学者探讨了急性肺栓塞住院患者危险分层和临床诊疗现状，分析了治疗策略对患者死亡率下降的影响，该研究填补了亚洲范围内肺栓塞诊治与管理的数据空白，为后续推广和临床规范提供了数据支撑[61]。该研究成果还建立了具有规模的肺栓塞专病队列及生物样本库，并进行严格的随访[62]，为肺栓塞精准化防诊治研究奠定了重要基石。

（2）肺动脉高压领域。我国已有多个中心开展了针对肺动脉高压发病机制的探讨，并取得一定成果。包括：针对肺间质纤维化相关肺动脉高压的潜在分子机制研究[63]；对肺动脉高压疾病状态下咽部微生态的组成和分布的研究[64]；发现 Gremlin 调节 TGF-ß/Smad 信号通路参与肺血管重构的研究[65]；特发性肺动脉高压患者中 *PTGIS* 罕见基因变异导致其发生风险[66]等。以上研究对进一步理解肺动脉高压的表型和机制具有重要意义。

新型冠状病毒肺炎疫情期间，我国学者探索了新型冠状病毒肺炎（COVID-19）的凝血功能变化，开展了新冠-凝血-血栓-随访-预后系列研究[67]。最早发表了 *Prevention and Treatment of Venous Thromboembolism Associated with Coronavirus Disease 2019 Infection：A Consensus Statement Before Guidelines*（《新冠肺炎并发 VTE 的预防与治疗专家共识》）[68]，为重症 COVID-19 患者的早期抗凝干预提供了有价值的循证医学证据，为全球临床医生救治 COVID-19 合并 VTE 风险患者提供了有效的干预策略。

2. 研究优势与不足

我国在肺栓塞、静脉血栓栓塞症、肺动脉高压等领域的研究起步相对晚于欧美发达国家，然而近二十年已取得了飞跃式发展。我国建立了亚洲地区最大的肺栓塞专病队列，阐明了我国肺栓塞的发病、临床特征、临床转归及预后特征，并开展了易感基因、生物标志物、影像学相关研究，为建立适合中国人的精准化评估模型打下了深厚根基。在肺动脉高压领域，我国学者积极推荐肺动脉高压诊治规范化建设，提高全国肺动脉高压诊治能力，建立规范的诊疗中心，并开展基于人群的肺动脉高压相关流行病学、转化医学研究。但相对于其他优势国家或地区，我国在肺动脉高压方面的研究水平相对不足，后续有待进一步提高。

3. 研究发展方向与趋势

今后需要在肺栓塞与肺血管病预防、诊断、治疗、康复和管理等方面开展系列研究，努力在前沿学科、基础研究、转化医学研究、精准医学研究、临床治疗等关键核心技术等方面取得新突破，突出 VTE 预防、肺栓塞救治、慢性血栓栓塞性肺动脉高压（CTEPH）综合管理、肺动脉高压血流动力学及右心功能评价等方面的医学科技创新能力及诊疗能力提升。

（1）建立优化的 VTE 和出血风险评估模型，验证并推广中国住院患者及特定人群的系统干预策略，推进全国 VTE 防治能力建设。

（2）建立适合中国人特征的肺栓塞多基因评分模型，探索药物基因组学指导下的抗凝药物治疗策略。

（3）深入探讨 CTEPH 的病程演进、发病机制及干预策略研究。

（4）建立肺动脉高压血流动力学和右心功能评价技术标准与体系，推进我国肺动脉高压中心体系建设，加快我国肺动脉高压诊治规范化进程。

（5）开展肺血管病影像学研究，构建基于人工智能的肺血管病影像学评估与诊断体系。

（七）肺癌领域

1. 最新研究进展

2020 年肺癌领域新药物、新策略不断涌现，同时中国原创药物、研究崭露头角，引领肺癌研究新方向，改写肺癌临床实践。

（1）靶向治疗领域。ADAURA 研究首次验证了奥希替尼作为术后辅助治疗能够显著改善ⅠB-ⅢA 期 NSCLC 患者预后[69]。国内的 EVIDENCE 研究也在 2020 年世界肺癌大会（WCLC）公布了埃克替尼辅助治疗的结果，埃克替尼组中位 DFS 达到 46.95 个月，显著优于对照组辅助化疗的 22.11 个月[70]。目前奥希替尼、埃克替尼术后辅助治疗新适应证均已获批，EGFR-TKI 辅助治疗的全新治疗格局已开启。KRAS、RET、EFFR 20ins、c-MET 等众多"小众"靶点打破了治疗僵局。首款 KRAS 抑制剂 Sotorasib 和首款 RET 抑制剂 Selpercatinib 已获批上市。针对 EGFR 20ins，Amivantamab 在美国获批突破性疗法[71]，TAK-788、Poziotinib 等新药研究正在进行中，值得期待。在 MET 抑制剂方面，美国食品药品管理局已经批准 Capmatinib 和 Tepotinib 上市，我国自主研发的赛沃替尼也即将获批上市。在 HER2 靶点，国产药物吡咯替尼在初期研究取得不错的数据，最令人期待的是新型抗体偶联药物 DS-8201 在后线治疗 *HER2* 阳性 NSCLC 的组客观缓解率（ORR）达到 60%以上[72]。

（2）免疫治疗领域。2020 年欧洲肿瘤内科学会（ESMO）年会上 PACIFIC 研究[73]显示放射疗法和化学疗法后使用度伐利尤单抗巩固治疗不可手术的局部晚期肺癌患者的 4 年生存率达到 49.6%。KEYNOTE-024 研究[74]显示在 PD-L1 高表达人群中使用单药帕博利珠单抗 5 年生存率达 31.9%。IMpower110[75]研究显示阿替利珠单抗单药能够显著改善 PD-L1 高表达 NSCLC 患者预后，为一线免疫单药治疗增添了新选择。此外，多个我国自主研发的 PD-1 单抗都报道了Ⅲ期研究的无进展生存期（PFS）阳性结果（如信迪利单抗、替雷利珠单抗、卡瑞利珠单抗）。双免疫模式取得新突破，CITYSCAPE 研究[76]显示 PD-L1 单抗阿替利珠单抗+TIGIT 抑制剂替瑞利尤（Tiragolumab）单抗对比阿替利珠单药一线治疗晚期 NSCLC 显著提高了 ORR（37.7% vs. 20.6%）和 PFS（5.6m vs. 3.9m）。

2. 研究优势与不足

我国肺癌人群远超其他国家，近年来亚洲患者的数据，极大助力了肺癌免疫治疗和靶向治疗新进展。但仍有众多重大基础及临床科学问题亟待解决：①缺乏更先进、更高效的肺癌早期筛查手段，覆盖早筛人群相对少；②肺癌免疫微环境与肺癌发生、发展及与免疫相互作用机制不清楚；③创新疗法少，治疗策略主要参照欧美研究成果，缺少基于中国人数据的高证据级别的治疗策略。

3. 研究发展方向和趋势

（1）除吸烟外的其他肺癌危险因素尚需进一步发现和探讨。

（2）我国肺结节患者的流行病学调查和大数据研究。

（3）中国本土人群肺癌筛查技术的研发。

（4）阐明肺癌肿瘤免疫微环境在肺癌发生、发展及免疫治疗中的作用。

（5）筛选免疫治疗疗效预测生物标记物，实现免疫疗效预判和监测以指导个体化治疗。

（八）介入呼吸病学研究领域

1. 最新研究进展

（1）针对肺外周结节诊断，开展了虚拟导航下超声支气管镜联合支气管内超声联合或不联合 X 线透视进行肺外周结节活检的随机对照研究，证明在不使用 X 线透视的情况下同样具有较好的诊断效能。针对磨玻璃结节的活检技术探索中，开展了导航支气管镜下的冷冻活检，初步证明该技术安全、有效[77]。针对纵隔和肺门病变活检技术，开展了应用 25G 活检针与 22G 活检针进行超声引导下经支气管针吸活检（EBUS-TBNA）诊断效能的前瞻性对照研究[78]。

（2）针对慢性气道疾病，开展了冷冻球囊进行靶肺去神经术的临床探索性研究，初步取得一定成效[79]；同时也对支气管内液氮喷洒治疗慢性支气管炎进行了探索[80]。

（3）针对良、恶性中央气道阻塞，开展了支气管镜下顺铂联合恩度局部注射治疗非小细胞肺癌引起的中央气道梗阻，并取得较好的临床效果[81]；对良性肿瘤引起的中央气道梗阻，有学者尝试应用海博刀系统联合氩等离子体凝固术治疗，较以往传统治疗方法有更好的临床缓解效果、降低疾病复发概率[82]。

（4）针对气管支气管瘘，完成了自体血和硅酮塞治疗支气管胸膜瘘的随机对照研究[83]。对支气管瘘的干细胞治疗[84]和局部注射富含血小板的自体血浆治疗也做出了有益的尝试[85]。我国学者也开展了覆膜支架植入加可降解材料板固定联合皮瓣移植的治疗气管皮肤瘘尝试[86]。上述一些方法需要扩大样本的研究以进一步评价安全性及有效性。

2. 研究优势与不足

目前我国前瞻性、多中心介入呼吸病学研究数量较少，尤其是对一些介入治疗技术长期疗效评价的研究，已发表的研究多为回顾性研究和病例报告。此外，介入呼吸病学相关技术的研发和基础研究较少，跟随性研究较多。随着国家对医疗领域产学研协同创新的政策支持和资源支持，介入呼吸病学相关医疗器械行业的发展已驶入快车道，一些原始性创新的技术研发已经开始。

3. 研究发展方向和趋势

（1）以患者疾病为中心，优化传统介入呼吸病学技术的应用组合，开展前瞻性疗效比较研究，提供适合国情的优化解决方案。

（2）开展真实世界数据研究，对新出现的技术在国内应用的安全性和有效性进行评价。

（3）加速医工结合，切实推进产学研整合发展，开发新的技术和产品。

（九）睡眠呼吸障碍研究领域

1. 研究最新进展

新冠肺炎疫情全球流行期间，中华医学会呼吸病学分会睡眠呼吸障碍学专家组制定了《新型冠状病毒肺炎疫情防控期间开展睡眠监测及无创正压通气治疗的专家共识》[87]，并且在美国睡眠研究会官网杂志 *JCSM* 发表通讯文章介绍新冠肺炎疫情期间睡眠呼吸疾病诊疗的中国经验[88]。同时，就新冠肺炎疫情对睡眠呼吸疾病诊疗的影响开展全国多中心调查，为优化睡眠呼吸疾病的诊疗路径提供依据[89]，对远程医疗在睡眠呼吸疾病诊疗中的探索性应用提出了思考[90]。

2. 研究优势与不足

我国睡眠呼吸疾病临床研究具有大样本的病例来源，睡眠医学已作为独立的学科建制纳入内科学的专培体系，这对睡眠医学人才的培养及规范化睡眠医学中心的建设、基础科研的开展必定产生重要的推动作用。但需要指出的是，中国成人呼吸暂停综合征（OSA）的患病率居世界之首，但目前尚缺乏较大规模的我国成人 OSA 患者流行病学数据及疾病负担的相关数据，卫生政策及医保支付政策的制定还缺乏科学证据[91]。

3. 研究发展方向与趋势

探讨我国成人 OSA 的流行病学特征、疾病负担的基线调查，开展睡眠呼吸疾病的随访队列研究及包括无创通气在内的睡眠呼吸疾病治疗的随机对照研究，或是未来睡眠呼吸疾病的重要研究方向。此外，基于人工智能技术和远程照护模式的睡眠健康管理及睡眠疾病诊疗路径的探索亦是未来的方向。

（十）烟草病学研究领域

1. 最新研究进展

为了进一步"让科学警醒吸烟之害"，由国家卫生健康委牵头，中日友好医院组织编写的《中国吸烟危害健康报告 2020》正式发布[92]。首次评估我国小气道功能障碍（small airway dysfunction）的流行状况及危险因素，结果显示，我国 43.5% 的 20 岁及以上人群有小气道功能障碍，总人数约为 4.26 亿，其中吸烟、空气污染与肥胖是最主要的可预防危险因素[93]；电子烟作为新型烟草制品，有充分证明表明，可以对人体健康产生危害[94]，但电子烟使用者在我国不断增加，其现在使用率从 2015～2016 年的 1.3% 显著上升至 2018～2019 年的 1.6%[95]。在治疗方面，尼古丁含片（lozenge）可安全有效帮助戒烟，其中 4mg 含量的效果更佳[96]；吸烟者的戒烟治疗的依从性显著影响戒烟疗效[97]。此外，基于目前研究证据，认为吸烟会在一定程度上增加 COVID-19 的发病率，增加疾病严重程度和死亡风险[98]。

2. 研究优势与不足

目前我国已初步构建了覆盖全国的戒烟体系，临床戒烟水平不断提高，科学研究取得一定的科技创新成果，为开展烟草病学的研究提供了重要支撑。但与国际先进水平相比，我国烟草病学领域的科技水平仍处于发展阶段，科技资源缺乏统筹与协同，加之不同地区的社会、政治、经济等多方面的原因，导致资源碎片化、不均衡、非同质的状况严重；我国烟草依赖患病人数、疾病发展规律、治疗技术及防治政策等"卡脖子"的关键问题亟待进一步突破；"医-教-研"结合还不够紧密；研究成果转化为临床实践的适宜技术模式亟待进一步优化。

3. 研究发展方向与趋势

以健康促进为核心，按照"五年研究体系，五年推广应用，五年全面覆盖"的战略构想，从烟草病学的流行监测、个体精准戒烟、群体管理、移动健康、宣教与科普等角度，开展科学研究与创新，构建适于我国的"烟草病学科技创新与成果转化"模式，为助力实现"健康中国 2030"目标提供重要支撑。

（十一）呼吸康复研究领域

1. 最新研究进展

从全球呼吸康复医学发展来看，呼吸康复研究从先前的围绕呼吸慢病如慢性阻塞性肺疾病等逐渐扩展至 COVID-19、肺动脉高压、肿瘤、危重症患者早期活动安全标准的制订，以及各类手术围手术期呼吸康复治疗[99-100]。2020 年针对 COVID-19 患者急性期及恢复期进行了大量的相关研究，结果表明，进行有氧运动的患者重症发生率低，重型及危重型患者早期康复干预是安全的，遗留功能障碍的出院恢复期患者进行居家康复治疗是安全有效的，可以显著改善患者的呼吸功能、生活质量及焦虑情况。针对肺动脉高压进行呼吸康复治疗的高质量随机对照试验（RCT）研究仍严重缺乏[101-104]。2020 年 6 月发表的一项欧洲 10 国多中心的 RCT 研究结果显示，在动脉性肺动脉高压（PAH）和慢性血栓栓塞性肺动脉高压（CTEPH）的药物治疗和密切监测的基础上，运动训练具备可行性、安全性和有效性[105]。这是迄今为止针对肺动脉高压呼吸康复治疗的第一个多中心的大规模 RCT 研究。

2. 研究优势与不足

我国呼吸康复研究起步较晚、发展缓慢，虽然目前我国已将康复治疗提到前所未有的高度，呼吸领域可以将临床医学与康复医学有机结合，充分发挥学科合作的优势，搭建包括呼吸、康复、心理、营养、运动医学等多学科合作的桥梁和纽带，但是目前尚处于起步阶段，很多工作仍处于碎片化状态，未有相关决策模型一体化平台的研发。

3. 研究发展方向与趋势

在这期间需要多学科联合联动携手合作，如何加强学科体系建设，把基础研究和呼吸康复有机结合，进行纵深研究，以及如何结合分级诊疗向基层推广并普及呼吸康复，做好慢病管理，建立呼吸康复评估、诊断、决策模型，优化基于现代化科技工具的个性化呼吸康复全程管理路径都将是日后的研究方向。

参 考 文 献

[1] Zhu N, Zhang D, Wang W, et al. A novel coronavirus from patients with pneumonia in china, 2019. The New England Journal of Medicine, 2020, 382(8): 727-733.

[2] Lu R, Zhao X, Li J, et al. Genomic characterisation and epidemiology of 2019 novel coronavirus: implications for virus origins and receptor binding. Lancet (London, England), 2020, 395(10224): 565-574.

[3] Hui KPY, Cheung MC, Perera R, et al. Tropism, replication competence, and innate immune responses of the coronavirus SARS-CoV-2 in human respiratory tract and conjunctiva: an analysis in *ex-vivo* and *in-vitro* cultures. The Lancet Respiratory Medicine, 2020, 8(7): 687-695.

[4] Li Q, Guan X, Wu P, et al. Early transmission dynamics in Wuhan, China, of novel coronavirus-infected pneumonia. The New England Journal of Medicine, 2020, 382(13): 1199-1207.

[5] Chan JF, Yuan S, Kok KH, et al. A familial cluster of pneumonia associated with the 2019 novel coronavirus indicating person-to-person transmission: a study of a family cluster. Lancet (London, England), 2020, 395(10223): 514-523.

[6] Bai Y, Yao L, Wei T, et al. Presumed asymptomatic carrier transmission of COVID-19. JAMA, 2020, 323(14): 1406-1407.

[7] Wang X, Zhou Q, He Y, et al. Nosocomial outbreak of COVID-19 pneumonia in Wuhan, China. The European Respiratory Journal, 2020, 55(6) : 2000544.

[8] Dong L, Tian J, He S, et al. Possible vertical transmission of SARS-CoV-2 from an infected mother to her newborn.JAMA, 2020, 323(18): 1846-1848.

[9] Zeng H, Xu C, Fan J, et al. Antibodies in infants born to mothers with COVID-19 pneumonia.JAMA, 2020, 323(18): 1848-1849.

[10]Chen N, Zhou M, Dong X, et al. Epidemiological and clinical characteristics of 99 cases of 2019 novel coronavirus pneumonia in Wuhan, China: a descriptive study. Lancet (London, England), 2020, 395(10223): 507-513.

[11]Chen T, Wu D, Chen H, et al. Clinical characteristics of 113 deceased patients with coronavirus disease 2019: retrospective study. BMJ , 2020, 368: m1091.

[12]Guan WJ, Ni ZY, Hu Y, et al. Clinical characteristics of coronavirus disease 2019 in China. The New England Journal of Medicine, 2020, 382(18): 1708-1720.

[13]Zhou F, Yu T, Du R, et al. Clinical course and risk factors for mortality of adult inpatients with COVID-19 in Wuhan, China: a retrospective cohort study. Lancet (London, England), 2020, 395(10229): 1054-1062.

[14]Yang X, Yu Y, Xu J, et al. Clinical course and outcomes of critically ill patients with SARS-CoV-2 pneumonia in Wuhan, China: a single-centered, retrospective, observational study. The Lancet Respiratory Medicine, 2020, 8(5): 475-481.

[15]Du RH, Liang LR, Yang CQ, et al. Predictors of mortality for patients with COVID-19 pneumonia caused by SARS-CoV-2: a prospective cohort study. The European Respiratory Journal, 2020, 55(5) : 2000524.

[16]Guan WJ, Liang WH, Zhao Y, et al. Comorbidity and its impact on 1590 patients with COVID-19 in China: a nationwide analysis. The European Respiratory Journal, 2020, 55(5) : 2000547.

[17]Chen R, Liang W, Jiang M, et al. Risk factors of fatal outcome in hospitalized subjects with coronavirus disease 2019 from a nationwide analysis in China. Chest, 2020, 158(1): 97-105.

[18]Wang Y, Zhang D, Du G, et al. Remdesivir in adults with severe COVID-19: a randomised, double-blind, placebo-controlled, multicentre trial. Lancet (London, England), 2020, 395(10236): 1569-1578.

[19]Zhu FC, Li YH, Guan XH, et al. Safety, tolerability, and immunogenicity of a recombinant adenovirus type-5 vectored COVID-19 vaccine: a dose-escalation, open-label, non-randomised, first-in-human trial. Lancet (London, England), 2020, 395(10240): 1845-1854.

[20]Zhu FC, Guan XH, Li YH, et al. Immunogenicity and safety of a recombinant adenovirus type-5-vectored COVID-19 vaccine in healthy adults aged 18 years or older: a randomised, double-blind, placebo-controlled, phase 2 trial. Lancet (London, England), 2020, 396(10249): 479-488.

[21]XiaS, Duan K, Zhang Y, et al. Effect of an inactivated vaccine against SARS-CoV-2 on safety and immunogenicity outcomes: interim analysis of 2 randomized clinical trials. JAMA, 2020, 324(10): 951-960.

[22]HuangX, ZhangRY, FanGH, et al.CHARDSnet group. Incidence and outcomes of acute respiratory distress syndrome in intensive care units of mainland China: a multicentre prospective longitudinal study. Crit Care, 2020, 24(1): 515.

[23]Zhang N, Zhu L, Zhang Y, et al. Circulating rather than alveolar extracellular deoxyribonucleic acid levels predict outcomes in influenza. J Infect Dis, 2020, 222(7): 1145-1154.

[24]Tang X, Du RH, Wang R, et al. Comparison of hospitalized patients with ARDS caused by COVID-19 and H1N1. Chest, 2020, 158(1): 195-205.

[25]Liu Z, Li X, Fan G, et al. Low-to-moderate dose corticosteroids treatment in hospitalized adults with COVID-19. Clin Microbiol Infect, 2021, 27(1): 112-117.

[26]Li L, Zhang W, Hu Y, et al. Effect of convalescent plasma therapy on time to clinical improvement in patients with severe and life-threatening COVID-19: a randomized clinical trial. JAMA, 2020, 324(5): 460-470.

[27]Shi L, Huang H, Lu XC, et al. Effect of human umbilical cord-derived mesenchymal stem cells on lung damage in severe COVID-19 patients: a randomized, double-blind, placebo-controlled phase 2 trial. Signal Transduct Target Ther, 2021, 6(1): 58.

[28]Xia JG, Zhang Y, Ni L, et al. High-flow nasal oxygen in coronavirus disease 2019 patients with acute hypoxemic respiratory failure: a multicenter, retrospective cohort study. Crit Care Med, 2020, 48(11): e1079-e1086.

[29]Duan J, Chen BX, Liu XY, et al. Use of high-flow nasal cannula and noninvasive ventilation in patients with COVID-19: a multicenter observational study. Am J Emerg Med, 2020, 46: 276-281.

[30]Wang R, Sun B, Li X, et al. Mechanical ventilation strategy guided by transpulmonary pressure in severe acute respiratory distress syndrome treated with venovenous extracorporeal membrane oxygenation. Crit Care Med, 2020, 48(9): 1280-1288.

[31]Liu DL, Chen WQ, Wang QL, et al. Influence of venovenous extracorporeal membrane oxygenation on pharmacokinetics of vancomycin in lung transplant recipients. J Clin Pharm Ther, 2020, 45(5): 1066-1075.

[32]Wang QL, Zhang Z, Liu DL, et al. Population pharmacokinetics of caspofungin among extracorporeal membrane oxygenation (ECMO) patients during the postoperative period of lung transplantation(LTx). Antimicrob Agents Chemother, 2020, 64(11): e00687-20.

[33]Zhou GW, Feng YY, Wang SY, et al. Transbronchial lung cryobiopsy may be of value for nonresolving acute respiratory distress syndrome: case series and systematic literature review. Bmc Pulm Med, 2020, 20(1): 183.

[34]Global initiative for chronic obstructive lung disease. Global strategy for the diagnosis, management, and prevention of chronic obstructive pulmonary disease (2021 REPORT). [2020-11-18].https: //goldcopd. org/gold reports/.

[35]Wu F, Zhou Y, Wang Z, et al. Clinical characteristics of COVID-19 infection in chronic obstructive pulmonary disease: a multicenter, retrospective, observational study. J Thorac Dis, 2020, 12(5): 1811-1823.

[36]中华医学会, 中华医学会临床药学分会, 中华医学杂志社, 等. 慢性阻塞性肺疾病基层合理用药指南. 中华全科医师杂志, 2020, 19(8): 676-688.

[37]Qu J, Yue L, Gao J, et al. Perspectives on Wntsignal pathway in the pathogenesis and therapeutics of chronic obstructive pulmonary disease. J Pharmacol Exp Ther, 2019, 369(3): 473-480.

[38]Xiong J, Zhou L, Tian J, et al. Cigarette smoke-induced lymphoid neogenesis in COPD involves IL-17/RANKL pathway. Front Immunol, 2021, 11: 588522.

[39]Lu F, Yang H, Lin SD, et al. Cyclic peptide extracts derived from pseudostellaria heterophylla ameliorates COPD via regulation of the tlr4/myd88 pathway proteins. Front Pharmacol, 2020, 11: 850.

[40]Zhao K, Dong R, Yu Y, et al. Cigarette smoke-induced lung inflammation in COPD mediated via CCR1/JAK/STAT/ NF-κB pathway. Aging (Albany NY), 2020, 12(10): 9125-9138.

[41]Wu H, Miao Y, Shang LQ, et al. MiR-31 aggravates inflammation and apoptosis in COPD rats via activating the NF-κB signaling pathway. Eur Rev Med Pharmacol Sci, 2020, 24(18): 9626-9632.

[42]Wang C, Zhou J, Wang J, et al. Progress in the mechanism and targeted drug therapy for COPD. Signal Transduct Target Ther, 2020, 5(1): 248.

[43]Broekman W, Khedoe PPSJ, Schepers K, et al. Mesenchymal stromal cells: a novel therapy for the treatment of chronic obstructive pulmonary disease? Thorax, 2018, 73(6): 565-574.

[44]Lu HH, Zeng HH, Chen Y. Early chronic obstructive pulmonary disease: a new perspective. Chronic Dis Transl Med, 2021, 7(2): 79-87.

[45]中华医学会呼吸病学分会哮喘学组. 支气管哮喘防治指南(2020 年版).中华结核和呼吸杂志, 2020, 43(2): 1023-1048.

[46]中华医学会儿科学分会呼吸学组, 中国医师协会儿科医师分会儿童呼吸专业委员会. 儿童支气管哮喘规范化诊治建议(2020 年版). 中华儿科杂志, 2020, 58(9): 708-717.

[47]中国中西医结合学会, 儿科专业委员会呼吸学组. 中西医结合防治儿童哮喘专家共识. 中国中西医结合儿科学, 2020, 12(3): 185-191.

[48]中华医学会临床药学分会, 中华医学会全科医学分会. 支气管哮喘基层合理用药指南 2020. 中华全科医师杂志, 2020, 19(7): 572-581.

[49]Shi HL, Lan YH, Hu ZC, et al. Microecology research: a new target for the prevention of asthma. Chinese Medical Journal, 2020, 133(22): 2712-2720.

[50]边继美, 关继涛, 张腾腾, 等.石家庄地区空气污染与哮喘患者小气道阻力的相关性研究.国际呼吸杂志, 2020, 40(14): 1041-1047.

[51]陈润南, 朱蕾.罗氟司特治疗支气管哮喘的研究进展.中华结核和呼吸杂志, 2020, 43(08): 698-701.

[52]刘霞, 尹凤先, 张永祥, 等.分级诊疗在稳定期支气管哮喘患者管理中的效果研究.中华全科医师杂志, 2020, 19(3): 222-226.

[53]中华医学会呼吸病学分会间质性肺病学组.特发性肺纤维化诊断和治疗中国专家共识.中华结核和呼吸杂志, 2019, 39(6): 427-432.

[54]中华医学会呼吸病学分会间质性肺病学组, 中国医师协会呼吸医师分会间质性肺疾病工作委员会.特发性肺纤维化急性加重诊断和治疗中国专家共识.中华医学杂志, 2019, 99(26): 2014-2023.

[55]中华医学会呼吸病学分会间质性肺疾病学组, 中国医师协会呼吸医师分会间质性肺疾病工作委员会.中国肺结节病诊断和治疗专家共识.中华结核和呼吸杂志, 2019, 42(9): 685-693.

[56]Zhou GW, Ren YH, Li J, et al. Safety and diagnostic efficacy of cone beam computed tomography-guided transbronchialcryobiopsy for interstitial lung disease: a cohort study. Eurrespir J, 2020, 56: 2000724.

[57]Xie BB, Ren YH, GengJ, et al. Idiopathic pulmonary fibrosis registry China study (PORTRAY): protocol for a prospective, multicentre registry study. BMJ Open, 2020, 10(11): e036809.

[58]Wu H, Yu Y, Huang H, et al. Progressive pulmonary fibrosis is caused by elevated mechanical tension on alveolar stem cells. Cell, 2020, 180(1): 107-121.e17.

[59]Wu J, Song DY, Li ZW, et al. Immunity-and-matrix-regulatory cells derived from human embryonic stem cells safely and effectively treat mouse lung injury and fibrosis. Cell Research, 2020, 30(9): 1-16.

[60]Xiao HJ, Huang XX, Wang SY, et al. Metformin ameliorates bleomycin-induced pulmonary fibrosis in mice by suppressing IGF-1. Am J Transl Res, 2020, 12: 940-949.

[61]Zhai Z, Wang D, Lei J, et al. China pulmonary thromboembolism registry study (CURES) investigator(2021). Trends in risk stratification, in-hospital management and mortality of patients with acute pulmonary embolism: an analysis from China pulmonary thromboembolism registry study (CURES). Eur Respir J, 2021, 58(4): 2002963.

[62]Lei J, Xu X, Ji Y, et al. Rational and design of the China pulmonary thromboembolism registry study (CURES): a prospective multicenter registry. Int J Cardiol, 2020, 316, 242-248.

[63]Jiang Q, Liu C, Liu S, et al. Dysregulation of BMP9/BMPR2/SMAD signalling pathway contributes to pulmonary fibrosis and pulmonary hypertension induced by bleomycin in rats. Br J Pharmacol, 2020, 178(1), 203-216.

[64]Zhang C, Zhang T, Lu W, et al. Altered airway microbiota composition in patients with pulmonary hypertension. Hypertension, 2020, 76(5), 1589-1599.

[65]Zhang Y, Zhang M, Xie W, et al. Gremlin-1 is a key regulator of endothelial-to-mesenchymal transition in human pulmonary artery endothelial cells. Exp Cell Res, 2020, 390(1): 111941.

[66]Wang XJ, Xu XQ, Sun K, et al. Association of rare PTGIS variants with susceptibility and pulmonary vascular response in patients with idiopathic pulmonary arterial hypertension. JAMA Cardiol, 2020, 5(6): 677-684.

[67]Qin W, Chen S, Zhang Y, et al. Diffusion capacity abnormalities for carbon monoxide in patients with COVID-19 at 3-month follow-up. Eur Respir J, 2021, 58(1): 2003677.

[68]Zhai Z, Li C, Chen Y, et al. Prevention and treatment of venous thromboembolism associated with coronavirus disease 2019 infection: a consensus statement before guidelines. Thromb Haemost, 2020, 120(6): 937-948.

[69]Wu YL, Tsuboi M, He J, et al. Osimertinib in resected-mutated non-small-cell lung cancer. N Engl J Med, 2020, 383: 1711-1723.

[70]He J, Su C, Liang W, et al. Icotinib versus chemotherapy as adjuvant treatment for stage II–IIIA EGFR-mutant NSCLC (EVIDENCE): a randomized, open-label, phase 3 study. Lancet Respir Med, 2021, 9(9): 1021-1029.

[71]Park K, John T, Kim SW, et al. Amivantamab (JNJ-61186372), an anti-EGFR-MET bispecific antibody, in patients with EGFR exon 20 insertion (exon20ins)-mutated non-small cell lung cancer (NSCLC). 2020 ASCO Abstract: 9512.

[72]Zhou C, Li X, Wang Q, et al. Pyrotinib in HER2-mutant advanced lung adenocarcinoma after platinum-based chemotherapy: a multicenter, open-label, single-arm, phase II study. J Clin Oncol, 2020, 38: 2753-2761.

[73]Faivre-Finn C, Vicente D, Kurata T, et al. Durvalumab after chemoradiotherapy in stage III NSCLC: 4-year survival update from the phase III pacific trial. Ann Oncol, 2020, 31: S1178-S1179.

[74]Brahmer JR, Rodriguez-Abreu D, Robinson AG, et al. KEYNOTE-024 5-year OS update: first-line (1L) pembrolizumab (pembro) vs platinum-based chemotherapy (chemo) in patients (pts) with metastatic NSCLC and PD-L1 tumour proportion score (TPS) ≥ 50%. Ann Oncol, 2020, 31: S1181-S1182.

[75]Herbst RS, Giaccone G, de Marinis F, et al. Atezolizumab for first-line treatment of PD-L1-selected patients with NSCLC. NENGL J MED, 2020, 383: 1328-1339.

[76]Rodriguez-Abreu D, Johnson ML, Hussein MA, et al. Primary analysis of a randomized, double-blind, phase II study of the anti-TIGIT antibody tiragolumab (tira) plus atezolizumab (atezo) versus placebo plus atezo as first-line (1L) treatment in patients with PD-L1-selected NSCLC (CITYSCAPE). 2020 ASCO Abstract: 9503.

[77]Jiang S, Liu X, Chen J, et al. A pilot study of the ultrathin cryoprobe in the diagnosis of peripheral pulmonary ground-glass opacity lesions. Translational Lung Cancer Research, 2020, 9(5): 1963-1973.

[78]Yang L, Gu Y, Wang H, et al. Novel procore 25-gauge needle for endobronchial ultrasound-guided transbronchial needle aspiration reduces the puncture time and frequency, with comparable diagnostic rate for mediastinal and hilar lymphadenopathy. Thoracic Cancer, 2020, 11(3): 748-753.

[79]Wang K, Sun J, Gao W, et al. Feasibility, effectiveness, and safety of a novel cryo-balloon targeted lung denervation technique in an animal model. Cryobiology, 2020, 93: 27-32.

[80]Duan H, Li X, Long X, et al. Safety, feasibility, and effectiveness of a novel spray cryotherapy technique in a canine model. Clin Transl Med, 2021, 11(2): e315.

[81]Jiang W, Yang X, Wang X, et al. Bronchoscopicintratumoral injections of cisplatin and endostar as concomitants of standard chemotherapy to treat malignant central airway obstruction. Postgraduate Medical Journal, 2020, 98(1156): 104-112.

[82]Yin Y, Ma WH, Li W, et al. Hybrid knife, a novel drug delivery tool for treatment of tracheal stenosis: a case report. Ear Nose Throat J, 2020, 145561320946649.

[83]Zhang HT, Xie YH, Gu X, et al. Management of persistent air leaks using endobronchial autologous blood patch and spigot occlusion: a multicentre randomized controlled trial in China. Respiration; International Review of Thoracic Diseases, 2019, 97(5): 436-443.

[84]Zeng Y, Gao HZ, Zhang XB, et al. Closure of bronchopleural fistula with mesenchymal stem cells: case report and brief literature review. Respiration, International Review of Thoracic Diseases, 2019, 97(3): 273-276.

[85]Wu M, Lin H, Shi L, et al. Bronchoscopic treatment of tracheobronchial fistula with autologous platelet-rich plasma. Ann Thorac Surg, 2021, 111(2): e129-e131.

[86]Li HH, Zhao N, Lu JW, et al. Large tracheocutaneous fistula successfully treated with bronchoscopic intervention and flap grafting: a case report and literature review. Front Med (Lausanne), 2020, 7: 278.

[87]中华医学会呼吸病学分会睡眠呼吸障碍学组, 中国医学装备协会呼吸病学装备技术专业委员会睡眠呼吸设备学组. 新型冠状病毒肝炎疫情防控期间开展睡眠监测及无创正压通气治疗的专家共识. 中华结核和呼吸杂志, 2020, 43(6): 490-495.

[88]Zhang XL, Xiao Y. Sleep health service in China during the coronavirus disease outbreak. J Clin Sleep Med, 2020, 16(7): 1221-1222.

[89]Zhang XL, Wang W, Xiao Y, et al. Sleep disordered breathing diagnosis and treatment during the COVID-19 pandemic: a nationwide survey in China. Nat Sci Sleep, 2021, 13: 21-30.

[90]皮梦媛, 许力月, 郭静静, 等. 远程医疗模式应用于中国阻塞性睡眠呼吸暂停低通气综合征患者诊治的可行性研究. 中华医学杂志, 2021, 101(22): 1671-1675.

[91]Benjafield AV, Ayas NT, Eastwood PR, et al. Estimation of the global prevalence and burden of obstructive sleep apnoea: aliterature-based analysis. Lancet Respir Med, 2019, 7(8): 687-698.

[92]国家卫生健康委.中国吸烟危害健康报 2020. 北京: 人民卫生出版社, 2021.

[93]Xiao D, Chen ZM, Wu SN, et al. Prevalence and risk factors of small airway dysfunction and its association with smoking in China: findings from a national cross-sectional study. Lancet Respir Med, 2020, S2213-2600 (20): 30155-30157.

[94]崔紫阳, 刘朝, 程安琪, 等.电子烟对人体健康的影响研究进展.中华健康管理学杂志, 2020, 14(6): 596-600.

[95]Zhao Z, Zhang M, Wu J, et al. E-cigarette use among adults in China: findings from repeated cross-sectional surveys in 2015-16 and 2018-19. Lancet Public Health, 2020, 5(12): e639-e649.

[96]Xiao D, Kotler M, Kang J, et al. A multicenter, randomized, double-blind, parallel, placebo-controlled clinical study to evaluate the efficacy and safety of a nicotine mint lozenge (2 and 4mg) in smoking cessation. J Addict Med, 2020, 14(1): 69-77.

[97]Qin R, Liu Z, Zhou X, et al. Adherence and efficacy of smoking cessation treatment among patients with COPD in China. Int J Chron Obstruct Pulmon Dis, 2021, 16: 1203-1214.

[98]李劲萱, 刘朝, 程安琪, 等. 吸烟与新型冠状病毒肺炎: 研究进展与展望.中华健康管理学杂志, 2021, 15(5): 509-513.

[99]Grünig E, MacKenzie A, Peacock AJ, et al. Standardized exercise training is feasible, safe, and effective in pulmonary arterial and chronic thromboembolic pulmonary hypertension: results from a large European multicentre randomized controlled trial. Eur Heart J, 2021, 42: 2284-2295.

[100] Cox NS, Dal Corso S, Hansen H, et al. Telerehabilitation for chronic respiratory disease. Cochrane Database Syst Rev, 2021, 1: CD013040.

[101] Wang TJ, Chau B, Lui M, et al. Physical medicine and rehabilitation and pulmonary rehabilitation for COVID-19. Am J Phys Med Rehabil, 2020, 99(9): 769-774.

[102] Barker-Davies RM, O'Sullivan O, Senaratne KPP, et al. The Stanford Hall consensus statement for post-COVID-19 rehabilitation. Br J Sports Med, 2020, 54: 949-959.

[103] Liu K, Zhang W, Yang Y, et al. Respiratory rehabilitation in elderly patients with COVID-19: A randomized controlled study. Complement Ther Clin Pract, 2020, 39: 101166.

[104] Tret'yakov A, Zakharchenko S, Romasenko L, et al. COVID-19 in individuals adapted to aerobic exercise. Pulmonologiya, 2020, 30: 553-560.

[105] Li L, Yu P, Yang M, et al. Physical therapist management of COVID-19 in the intensive care unit: the west China hospital experience. Phys Ther, 2020, 101(1): pzaa198.

四、精神医学领域研究进展

刘晓星　闫　薇　师　乐　陆　林
北京大学第六医院

2020 年注定是不平凡的一年，突如其来的新型冠状病毒肺炎（新冠肺炎）疫情席卷全球，疫情态势的波动发展以及所实施的各种疫情防控措施，都给人民的精神心理健康带来深远影响，对精神医学的发展提出了严峻挑战。但挑战即机遇，疫情也为精神医学的发展提供了新方向，基于数字化的诊疗和研究模式成为突发公共卫生事件下精神心理问题评估与干预的新手段。尽管在严峻的疫情形势下，我国科学家们在精神医学领域的研究仍克服重重困难，并未停滞不前，在精神分裂症、情感障碍、睡眠障碍和痴呆等精神疾病的发病机制和干预措施方面都取得了长足进步，呈现出与遗传学、分子生物学、心理学、流行病学和计算科学等多学科交叉互作的新局面，彰显出我国精神医学领域研究的蓬勃生机。尽管我国精神医学行业仍然面临着资源不足和体系不健全等诸多困境，但"中国脑计划"等一系列重点项目和大工程的启动，将推动我国精神医学事业进入崭新的时代。脑疾病机制的深度解析、中国人脑多维度大数据平台的建立和全新诊断治疗措施的开发等未来研究的重点发展方向，必将推动我国精神医学的基础和临床研究走向更加广阔的舞台。

（一）我国精神医学研究的进展

精神疾病是一个不容忽视的全球公共卫生问题，2019 年疾病负担研究显示，全球约有 9.7 亿人患有精神心理疾病，这个数字超过世界人口的 13%。最新的流行病学调查显示，我国成年人精神疾病的患病率约为 16.6%[1]，给患者和家庭及全社会都带来了沉重的负担。此外，新冠肺炎疫情的暴发也对精神医学提出了极大的挑战，但这并没有阻挡精神医学领域前进的脚步，我国精神医学研究者们在过往一年依旧取得了丰硕成果，系统深入地调查了新冠肺炎疫情对精神疾病发生和转归的影响，并针对包括精神分裂症、情感障碍、睡眠障碍和痴呆等多种精神疾病的发病机制和干预策略开展了国际领先和具有突破性的研究，对我国乃至世界精神医学的发展具有重要的推动作用。

1. 新冠肺炎疫情对精神心理健康的影响

由新冠肺炎疫情引发的精神心理问题已成为阻碍人民健康、社会稳定和经济发展的重大挑战。在疫情大流行期间，北京大学第六医院陆林团队率先通过国际顶级医学期刊 *The Lancet* 发文，向全球提出应急抗疫心理建议，呼吁关注公众和医务工作者的精神心理健康，并向国际社会展示了我国在相关方面做出的积极努力和取得的宝贵经验[2]，对"抗击疫情、共克时艰"起到了推动作用。此外，还介绍了我国为保障被单独隔离儿童身心健康所采取的政策和行动，强调关注因新冠肺炎疫情而被隔离的儿童的心理健康，呼吁世界各国及时关注隔离儿童的心理健康并及时制订相应的心理干预策略[3]。

为了解新冠肺炎疫情对精神心理健康的影响，2020 年 2 月，陆林团队通过对 5 万余名普通民众进行线上调查，发现抑郁、焦虑、失眠和急性应激症状发生率分别达 27.9%、31.6%、29.2%和 24.4%[4]，此外 16.4%的人报告有自杀意念[5]。武汉大学人民医院刘忠纯团队和浙江大学医学院附属第一医院胡少华团队联合对 34 所具有发热门诊或病房的医院的 1257 名医务工作者进行调查，结果显示超过一半的医务工作者存在不同程度的抑郁、焦虑、失眠和应激症状，其中护士、女性、一线医务人员及武汉医务工作者的精神心理问题更为突出[6]。国家呼吸医学中心曹彬团队对 1733 例武汉金银潭医院新冠肺炎出院患者进行了双向队列研究，发现急性感染新冠肺炎（从住院到出院时期）6 个月后，疲劳或肌肉无力（患病率 63%）及睡眠困难（患病率 26%）是出院患者中最常见的症状，并且 23%的出院患者还出现了焦虑或抑郁症状[7]。新冠肺炎疫情期间，学校关闭和采用线上课程形式，学生的生活规律被打乱，其心理健康和自杀行为问题也亟待关注。陆林团队联合武汉市武昌医院相关专家对武汉 30 所大学 11 254 名大学生的心理健康状况进行评估，发现有 41.5%、32.6%、35.0%、8.5%和 2.0%的学生报告了抑郁、焦虑、失眠、创伤后应激障碍症状或自杀行为，确诊、疑似感染新冠肺炎或与确诊者有过密切接触的调查对象心理损害的发生风险更高[8]。来自南方医科大学的张持晨团队对广东省 100 万的学龄儿童和青少年开展心理健康调查，发现 10.5%的学生在新冠肺炎疫情大流行期间报告心理应激[9]。综上，不论是新冠肺炎感染者、奋战在抗疫一线的医护人员，还是儿童青少年、大学生，甚至普通大众，在新冠肺炎疫情期间都承受了巨大的精神压力，以上研究为政府部门制订指南方针，以及为临床工作者科学干预提供了数据支持。

除传染病本身外，为控制疫情而紧急采取的隔离措施也会对公众造成心理压力，产生负面的心理和社会影响。陆林团队通过对来自中国 34 个省市的 5 万余名参与者进行在线调查，发现在疫情期间曾经有过集中隔离等经历的暴露者会增加 34%的精神心理负担。特别地，隔离措施可能会对社会中的脆弱或弱势群体产生不同的影响并加剧其疾病负担，他们包括：新冠肺炎疑似感染或感染者、患精神或慢性躯体疾病者、参与新冠肺炎疫情防控的一线工作人员特别是接触过新冠肺炎患者救治工作的医务工作者、来自武汉等疫情严重地区者，以及经济不太富裕的调查参与者。而疫情期间遵守隔离政策、参与正常工作、充分了解与疫情相关的信息和及时了解精神心理健康知识等因素可减少隔离期间人们的精神心理问题的发生风险[10]。这表明广泛宣传隔离措施的必要性和益处，定期、透明地更新疫情信息，鼓励人们使用社交网络，加强与他人的联系，保持日常生活习惯，提供必要的精神心理卫生知识及干预，有助于缓解隔离期间的心理压力。

除隔离外，交通限制也是新冠肺炎疫情大流行时为控制疾病传播所采取的防控措施之一，四川大学华西医院唐向东团队发现 24.5%的新发精神疾病患者由于交通不便不能得到及时的诊断与治疗，22.0%的精神疾病患者无法进行常规治疗，被迫减药甚至停药[11]，进而对患者本身乃至社会稳定造成损害。因此，北京大学第六医院陆林团队[12]和南方医科大学张斌团队[13]均发文，建议在疫情期间应增强线上精神卫生服务模式，为精神疾病患者和社会大众提供诊疗便利。新冠肺炎疫情带来的另一个显著改变就是外出需佩戴口罩，精神医学的研究者也关注了这一新的行为模式与精神心理健康之间的关系，研究发现与不戴口罩的人群相比，戴口罩会显著降低儿童青少年和成人精神心理问题的发生风险[4,9]，表明在新冠肺炎疫情期间加强个人防护不仅有助于降低传染性疾病感染的风险，也有助于促进精神心理健康，帮助人们更深入地认识到规范防疫行为和提高防护依从度的重要性。

虽然我国新冠肺炎疫情得到了有效控制，但其造成的精神心理损害仍然存在。当前我国学者主要从现象学和症状学层面研究新冠肺炎疫情对精神心理健康的影响，其背后的生物学机制仍不明确，未来我们可以通过影像学、电生理学等技术手段，揭示重大突发公共卫生事件对脑功能和精神心理状态产生负性作用的神经基础，并加强疫情后不同人群精神心理问题的实时监控和有效干预，完善社会心理服务体系建设，将疫情对国民精神心理健康和社会经济发展的负面影响降到最低。

2. 精神疾病的发病机制和干预手段研究进展

（1）精神分裂症

精神分裂症是一种常见的慢性重性精神疾病，临床上往往表现为综合征，涉及感知觉、思维、情感和行为等多方面的障碍，以及精神活动的不协调。我国精神分裂症终身患病率为 0.7%[1]，其发病机制尚未明确。中国科学院昆明动物研究所的李明团队通过全基因组关联分析发现多个精神分裂症风险位点，为未来精神分裂症其他遗传风险位点的识别及功能描绘提供了参考。其中，位于染色体 16p11.2 区的变异位点 rs4420550 与精神分裂症的发生显著相关。该变异位于 DNA 增强子区，并且与 MAPK3 启动子以及TAOK2 启动子存在相互作用，参与调控 16p11.2 的基因转录[14]。位于染色体 22q13.2 区的变异 rs1801311 可与乙酰氨基半乳糖苷酶（参与调控糖蛋白与糖脂代谢）相互作用。而乙酰氨基半乳糖苷酶在精神分裂症患者的脑组织中呈现特异性高表达，进一步证明了该变异与精神分裂间的潜在因果关系。后续功能分析及多组学分析发现，乙酰氨基半乳糖苷酶参与调控了多种神经过程，如神经干细胞的增殖与分化等[15]。另外，华东师范大学的殷东敏团队根据精神分裂症患者 γ-氨基丁酸中间神经元中精神分裂症易感基因 NRG1 过度表达的特点，构建 GtoNrg1 转基因小鼠，发现该小鼠在细胞、突触、神经网络，以及行为学等多个层面都表现出皮质去抑制的作用，确定了与精神分裂症相关的皮质抑制作用的潜在机制[16]。

近年来，学界对于基因环境交互机制在精神分裂症发生发展过程中的作用的理解逐渐深入，有更多研究者开始重点关注精神分裂症的表观遗传学机制。复旦大学姚音团队通过对 469 名精神分裂症患者以及 476 名健康对照的外周血样本进行全基因组甲基化分析，识别出多个差异甲基化区域，并发现与这些区域相关联的基因参与了如神经投射延伸、轴突生成及神经元凋亡等多个过程。研究还发现与精神分裂症相关联的差异甲基化区域和基因组风险位点存在高度重合[17]。南方医科大学赵存友团队选择单患精神分裂症的同卵双胎，通过对他们的外周血进行转录组测序分析，发现了一个与精神分裂症相关且表达上调的长链非编码 RNA "AC006129.1"，该 RNA 介导 3 型细胞因子信号转导抑制分子（suppressor of cytokine signaling 3，SOCS3）和胱天蛋白酶 1（caspase 1，CASP1）表达增强，参与调控炎症反应并最终导致精神分裂症样症状[18]。

肠道菌群在精神分裂症病理机制中的作用也受到了广泛关注。西安交通大学第一附属医院马现仓团队通过对 90 名无药物治疗精神分裂症患者和 81 名健康对照者的粪便样本进行宏基因组测序分析，发现与精神分裂症相关的肠道微生物基因主要参与短链脂肪酸合成、色氨酸代谢，以及神经递质的合成与降解等过程[19]，不仅提示了肠道微生物对精神分裂者发展的重要性，而且为未来精神分裂症的治疗提供了潜在微生物靶点。

现阶段研究显示精神分裂症可能由遗传、脑结构和环境等多种因素导致，但是具体的病因尚不清楚，上述成果从遗传学、表观遗传学和肠道菌群的角度为精神分裂症的发病机制和治疗手段提供了有力的理论依据。

（2）情感障碍

情感障碍包括双相情感障碍和抑郁症等。双相情感障碍指患者既有躁狂或轻躁狂发作，又有抑郁发作的一类情感障碍，在我国终身患病率为 0.6%[1]；抑郁症以显著而持久的心境低落为主要临床特征，终身患病率高达 6.8%[1]，是最常见的精神疾病之一，其造成的疾病负担也最为显著；焦虑症以焦虑情绪体验为主要特征，主要表现为无明确客观对象的紧张担心，坐立不安，还有自主神经功能失调症状（如心悸、手抖、出汗、尿频等）及运动性不安，根据 2019 年中国精神疾病调查结果显示，焦虑症是终身患病率最高的精神障碍类别，高达 7.6%[1]，给个人和社会都带来了严重的负担。2020 年我国学者在情感障碍的机制及治疗方面取得一定突破。在遗传机制方面，中国科学院昆明动物研究所李明团队与全国多家临床和科研机构开展广泛合作，通过对来自多个省市共计 1822 例双相情感障碍患者和 4650 例健康对照的血液样本进行全基因组关联分析，识别出多个疾病相关风险变异及一个风险基因 TMEM108[20]，这是首次对我国汉族人群双相情感障碍遗传基础进行的大样本探索。该研究还对我国人群和已发表的欧洲人群疾病的遗传风险进行了荟萃分析，进一步识别出多个与双相情感障碍显著相关的基因，证实了双相情感障碍在我国人群和欧洲人群中具有共同的遗传基础，极大地推动了对我国人群双相情感障碍疾病遗传风险的认识。在神经分子机制方面，陆军军医大学心理学院的范晓棠研究团队揭示了腹侧前边缘皮层中的星形胶质细胞上肝脏 X 受体 β 通过降低 1 型谷氨酸转运体的表达，导致神经元突触传递失衡，进而引发焦虑样行为[21]。鉴于肝脏 X 受体 β 作为核受体和转录因子可受各类配体和小分子化合物调控，研究发现为焦虑症的治疗提供了新的药物靶点和治疗策略。在神经环路机制方面，中国科学院深圳先进技术研究院屠洁团队与王立平团队合作，综合运用光遗传学、在体多通道电生理、膜片钳、行为学等手段，发现终纹床核到伏隔核的抑制性神经环路参与调控焦虑样行为[19]，揭示了焦虑发生的新机制。

在神经影像学方面，电子科技大学生命科学与技术学院陈华富团队使用来自两个独立队列的神经影像数据和可公开获得的转录组数据，研究了全脑基因表达与抑郁症患者脑形态变化之间的联系。与对照组相比，患有抑郁症的个体与正常个体间存在皮质结构差异。进一步分析人脑基因表达数据发现，抑郁症相关基因的表达与皮质结构差异存在空间相关关系[20]。此研究首次探究了抑郁症的大脑结构与遗传变化之间的相关性，为抑郁症的机制探索提供了新的思路。在情感障碍发生的环境与社会因素方面，西安交通大学公共卫生学院张峰团队利用英国 Biobank 公共数据，通过全基因组基因环境交互作用分析，发现在抑郁症、焦虑症等情感障碍中，社会经济劣势与 GRK5、CYP1B1 等多个基因存在交互效应[22]，证实了社会经济劣势对精神健康的显著影响。在新治疗靶点探索方面，中国药科大学洪浩团队发现，G 蛋白偶联 1 型胆汁酸受体可通过激活海马亚区 CA3 到外侧隔核背区的神经环路产生抗抑郁作用[15]，该发现提示了胆汁酸受体激动剂作为抗抑郁药的潜在可能。

通过对情感障碍的遗传学、分子生物学和神经影像学机制的探索，为抗焦虑和抗抑郁提供了潜在的药物靶点，逐渐兴起的大数据分析和机器学习也为未来指出了新的研究方向。

（3）睡眠障碍

睡眠障碍包括"睡不着、睡不醒和睡不好"三大类百余种睡眠疾病，如失眠、睡眠呼吸障碍、嗜睡和梦魇等，其中失眠是最为常见的一种，《中国失眠障碍综合防治指南》指出我国失眠障碍的患病率大约为 12%[23]，严重影响个人的生活和工作。西南大学雷旭团队为刻画失眠障碍在清醒期和不同睡眠期的功率谱特征，采用荟萃分析的方法，汇总了 1980～2019 年发表的 24 篇失眠障碍功率谱特征的文章。研究发现，在清醒期与睡眠期，失眠障碍患者都表现为 β 频段功率升高，并且有向周围频段延伸的趋势[24]，此研究进一步加深了对失眠障碍发生机制的理解。上海交通大学魏红江团队发现特发性快速眼动期睡眠行为障碍患者黑质自由水水平显著高于正常对照，显著低于帕金森病患者，且在这类患者中，黑质自由水水平呈现随时间的延长而逐渐上升的趋势[25]。这些研究为深入揭示睡眠障碍的发病机制奠定了基础。

由于睡眠障碍与身心疾病密切相关，近年来也有不少研究关注睡眠与其他躯体及精神疾病的关系。四川大学华西医院唐向东团队通过对 36 项横断面研究及 9 项纵向研究进行荟萃分析，发现短时程睡眠都与代谢综合征相关，而长时程睡眠仅在横断面研究中与代谢综合征相关[21]。此发现进一步证明了睡眠时程与代谢综合征之间的"U 形"相关性。华中科技大学公共卫生学院的卢祖洵研究团队通过对 14 篇前瞻性队列研究进行荟萃分析，发现失眠患者发生高血压的风险更高，并且睡眠维持困难及清醒困难的患者有更高的高血压发生风险，但是在入睡困难的人群中却没有发现这一特征[25]。这些研究结果都为睡眠障碍的多学科综合诊治提供了重要参考。

过往一年，我国研究人员不仅关注了睡眠障碍的发生机制，还探索了睡眠障碍与其他疾病的共病机制，对临床治疗具有十分重要的指导意义。

（4）痴呆

痴呆是指慢性获得性进行性智能障碍综合征，荟萃分析显示，中国 60 岁及以上人群的痴呆总体患病率为 5.3%。60 岁以上痴呆患者约为 1 千万人，其中 60% 为阿尔茨海默病[26]。2020 年，我国学者在痴呆的发病机制、流行病学、公共卫生防控，以及潜在药物开发方面取得了令人惊喜的成果。在发病机制方面，南京大学李靓和曾科团队使用小胶质细胞特异性抑制性免疫受体 α（signaling inhibitory regulatory protein α，SIRPα）敲除小鼠，揭示了发育早期小胶质细胞 SIRPα 负向调控突触修剪的作用，首次报道了该信号影响阿尔茨海默病发生[27]。华中科技大学朱铃强团队联合鲁友明团队，发现转录因子 Foxd3 减少导致 miR-135a-5p 表达下调，最终导致突触功能异常及学习记忆能力受损，揭示了 miR-135a-5p 信号通路在阿尔茨海默病早期突触病变中的作用[28]。在流行病学与临床管理方面，首都医科大学宣武医院贾建平团队通过二十余年对痴呆的深入研究，分别从流行病学、卫生经济学、疾病诊断、临床管理和临床试验 5 个方面，首次在国际顶级医学杂志 *Lancet Neurology* 中概述了中国目前痴呆现状并提出痴呆防控方略[26]，为降低我国痴呆发病率提供了理论依据，对有效防控痴呆和认知障碍具有重要意义。在潜在药物开发方面，中国科学院长春应用化学研究所曲晓刚团队开发出可在阿尔茨海默病小鼠模型中选择性清除外周淀粉样蛋白 β 的仿生纳米酶[29]。该纳米酶具有强蛋白质吸附性、较小的免疫原性和更高的生物相容性，在特异性清除外周血淀粉样蛋白的同时，还可避免其他生物分子的干扰，减少触发免疫反应和凝血的风险。体内研究表明，该仿生纳米酶不仅可以减少血液和大脑中的淀粉样蛋白 β 负担，而且可以改善记忆缺陷，为开发与阿尔茨海默病相关的治疗策略提供了新的方向。

综上，2020 年我国在精神分裂症、情感障碍、睡眠障碍和痴呆领域均取得了众多具有创新性和重要性的研究成果，并表现出更多的协同合作倾向，显示出目前我国精神医学领域发展的蓬勃动力。

（二）我国精神医学研究的困境

精神疾病俨然成为社会中不可忽视的重要问题。2019 年疾病负担显示，抑郁症、自伤和焦虑障碍造成的疾病负担均位于前 25 位[30]。在我国，焦虑障碍和心境障碍最为常见，分别为 7.6% 和 7.4%[1]，我国常见精神障碍和心理行为问题的人数逐年增多。2020 年，虽然在精神医学领域我国的医学研究者们已取得了许多重大研究进展，但同时也需要意识到，我国精神医学研究和公共卫生服务仍存在发展困境。

在精神医学研究方面，由于精神疾病的发生与遗传基因、孕期宫内环境、童年期生活环境和应激事件等都密切相关，较为复杂，大部分精神疾病的发病机制尚不明确，临床诊断主要是基于症状学的临床观察，既缺乏客观的生物学指标，又限制了有效干预靶点的研发。例如，在疾病机制探索方面，多种精神疾病均与失眠存在高共病风险，失眠障碍的治疗对于改善患者的临床预后具有重要意义[31-32]，但是精神医学与睡眠医学的结合仍然不足，人们对于精神疾病中睡眠问题的重视并不够。再者，在精神疾病的诊疗流程和精神类药物的研发中，对于生物信息学的应用也不普及，难以实现对大数据的快速分析。此外，在现在治疗技术的基础上，对新技术的探索还不充分。例如，在治疗恐高症、社交恐惧症等情境性精神疾病上，可以利用虚拟现实技术、机器人技术等，模拟真实的场景，但是这些新技术目前并未被使用，需要进一步探索。另外，基础研究机构缺乏与企业间的交流合作途径，不利于后续的临床成果转化。

在精神医学投入方面，与发达国家相比，我国还存在着明显不足。根据 2013 年世界卫生组织精神卫生投资报告显示，高收入国家在精神卫生领域的投入占医疗总投入的 5.1%[33]，而我国在精神专科医院的投入仅占医疗卫生机构总投入的 2%～3%，这对于精神医学研究和精神卫生服务的软硬件水平提高均造成了一定困难，影响精神医学的长足发展[34]。在研究精神疾病发病机制及客观生物学标志物的过程中，需要用到脑磁图、核磁共振、脑电、正电子发射型计算机断层显像、近红外成像等神经影像技术，这些硬件设备是精神疾病早期预防、早期诊断和早期治疗得以顺利开展的基石，但目前我国在这些方面仍然严重依赖于国外进口，国产相关技术处于起步阶段，与国外先进技术存在较大差距。

　　在精神卫生服务资源方面，我国也仍存在许多问题有待提升。2020 年，在精神卫生专业人员配备方面，我国每 10 万人口配备 3.43 名精神科医师，显著低于高收入国家每 10 万人口 8.6 名精神科医师的水平，心理治疗师、心理咨询师更是占比较小，专业社工引入困难，职业康复师几乎空白，基层医疗单位精神卫生人员服务能力不足，多是兼职人员[35-36]。专业人员的缺少在一定程度上与我国精神医学亚专科有待提升有关，2018 年全国精神医学本科专业的毕业生总数仅为 720 人，而临床医学专业选择精神科的比例也较少，这对于我国的现实需求来说显著不足[37]。并且在高校中，80% 是在近 5 年才开始设置精神医学专业，亟须建立国家标准对专业课程设置、专业教学、实习内容、实习时长、带教资质和临床基地建设等进行规范指导。除了精神医学相关人员不足以外，我国还存在医疗资源分布不均的问题。根据 2020 年中国卫生健康统计年鉴显示[36]，我国每 10 万人仅拥有 31.97 张精神科床位，并呈现分布严重不均的状况。在辽宁省、上海市、海南省等地，每万人拥有的精神科床位数都达到 5 张以上，但是在青海、西藏等中西部地区，每万人拥有的精神科床位数都在 1 张以下[38]，这些结果显示出我国精神卫生服务资源不仅与高收入国家存在显著差距，而且表现出资源倾斜严重、分布不均的特点。

　　在精神医学体系建设方面，新冠肺炎疫情的暴发显现出在重大公共卫生事件下，我国的心理卫生服务体系建设仍有许多不足。一方面，危机下社会心理服务体系的组织领导和政策制度有待完善，尚缺乏由政府主导并全力支持的集精神心理问题的监测、预防、控制和治疗于一体的公共卫生工作系统，以及能结合当地疫情形势和实际需求，及时调整应对策略的高效化、规范化、便捷化调控机制。另一方面，公共心理卫生人才缺乏。疫情下心理危机干预人员多是由各级机构的精神科医护人员和心理服务人员临时组成的心理救援队伍，缺乏国家级的专职心理危机干预人员，影响心理危机干预的及时性和有效性。

（三）我国精神医学研究的发展方向

　　随着公众的生活水平和认识水平的显著提高，心理健康逐渐走入人们的视野，并受到愈发广泛的重视。新冠肺炎疫情暴发以来，人们的心理健康受到了极大影响，精神疾病患病率显著增加[29]，更加显示出精神医学的重要性。科技创新 2030 重大项目"脑科学与类脑研究"已启动，对脑疾病研究也进行了前瞻布局。脑与类脑研究是世界科技发展的战略制高点，以类脑智能引领人工智能，实现人工智能普适化，将引起经济社会变革性发展，对人类文明进步产生重大影响。自闭症、抑郁症和痴呆等脑疾病致死、致残率高，是危害人类健康最严重、社会负担最沉重的疾病，"中国脑计划"重点布局，拟结合遗传学、影像学、症状学等资料，通过共享计算分析平台建立中国人脑健康多维度大数据库。对相关重大脑疾病开展系统深入的研究，揭示其发病机制，提出防治措施，将有望解决我国数以亿计的精神疾病患者的痛苦和沉重的社会负担问题，也是全球各个国家脑科学研究的热点和方向。"中国脑计划"的启动，也必将会为精神障碍的预防、早期诊断和优化治疗带来新的发展契机。近年来，我国精神医学领域无论在科学研究还是临床实践方面都取得了极大的进展。而在未来，我国的精神医学科研和临床实践转化也将继续蓬勃发展，包括精神疾病的病因研究和大数据队列研究等，并推进精神医学与其他学科的交叉融合。

1. 全面解析精神疾病的发病机制

精神疾病的发生与发展是由遗传和环境等诸多因素共同作用的结果，其确切的病因并不明确，这给精神疾病的预防和诊疗都带来了困难，导致临床上难治性精神疾病比例高达 30% 左右[39]。因此，有必要紧密依托临床队列和数据库，利用分子生物学、生物信息学和影像学等学科的快速发展，在分子、环路、网络以及疾病人群等多个层次全面解析精神疾病的发病机制。2018 年在北京和上海先后建成了两个脑科学与类脑研究中心，力求探索认知功能的神经基础、脑疾病的诊断与干预方法，以及人工智能技术。2021年更是对"脑科学与类脑研究"重大项目年度项目申报指南公开征求意见，反映了国家对脑科学和脑疾病研究的大力支持。以"中国脑计划"为依托，未来我国精神疾病的基础和临床研究将更进一步，为临床实践提供坚实的理论基础。

2. 建立中国人脑健康多维度大数据库

依托于"中国脑计划"，我国在脑疾病研究领域未来拟建成世界领先的抑郁症、孤独症和老年痴呆等重大脑疾病的标准化队列、生物样本库和数据库，必将推动精神医学的发展。除了精神疾病的大规模队列研究外，在队列设计时也要考虑新冠肺炎疫情这样突发公共卫生事件的影响。针对这一问题，科技部已批准了应对国家重大突发公共卫生事件下心理问题的队列研究项目，构建大规模心理健康队列，有助于持续监测疫情期间不同群体，尤其是新冠肺炎康复者、医务工作者等高危群体的心理健康状况及其影响因素，探索危机事件下特殊人群的动态变化规律，并及时采取针对性的干预措施。此外，将生物信息学、影像学等技术纳入队列研究，探索疫情影响心理健康的神经机制，并利用大数据手段将这些研究结果更高效地转化应用。

3. 精准的精神疾病诊断识别

目前诸多精神疾病的诊断都缺乏客观指标，主要依赖于精神科医生根据诊断标准进行主观评估，对医生的诊疗水平有较高的要求。近年来，深度学习算法取得了长足发展，中国科学院脑科学与智能技术卓越创新中心、上海脑科学与类脑研究中心、神经科学国家重点实验室王征团队与中国科学院自动化研究所赫然团队合作，在国际上首次设计猴-人跨物种的机器学习分析流程，构建临床精神疾病患者的分类器模型，为精神疾病的影像学精准诊断提供了新证据，上述研究成果已于 2020 年发表在 *American Journal of Psychiatry*[40]。提示未来可以结合深度学习算法等人工智能技术，寻找各精神疾病的多模态生物标志物，从而更精准有效地辅助精神科医生的临床诊断。

4. 新型的精神疾病物理治疗技术

目前，精神疾病的临床治疗仍以药物与心理治疗为主，但存在诸多不足之处。例如，许多精神类药物常伴随严重的副作用如运动不能、震颤等，而心理治疗则对部分重性精神疾病疗效不佳。以重复经颅磁刺激（repetitive transcranial magnetic stimulation，rTMS）

和经颅直流电刺激等技术为代表的非侵入性物理治疗手段，通过脉冲磁场或电刺激的方式作用于浅层目标脑区，改善精神疾病症状，具备有效性、安全性和易用性的特点。以 rTMS 为例，该技术已被证明可改善如精神分裂症、抑郁症、双相情感障碍、强迫症和药物成瘾等诸多精神疾病的症状。深部脑刺激（deep brain stimulation，DBS）作为一种侵入性物理治疗技术，在患者特定脑区埋入电极后，通过脉冲发生器进行刺激，已有研究表明该技术对痴呆、药物成瘾、抑郁症、强迫症、精神分裂症等具有较好的治疗效果。但是目前关于物理治疗技术的临床证据仍然较少，并且存在样本量少、缺少对照组等缺陷，未来需要更多更加完善的科学研究对 rTMS 等技术治疗精神疾病的有效性进行验证，并进一步开发非侵入性的物理调控技术，提高临床应用性。

5. 多学科交叉

精神医学与其他学科的交叉对于精神疾病的预防、诊断识别和临床干预都有重要意义。精神医学研究通过与其他学科的交叉融合，综合运用神经影像学、分子生物学、信息科学及工程学等新技术，深入探索精神疾病的发病机制，推动更加精准的精神疾病诊断识别手段，加快新型精神科药物或非药物疗法的研发，以实现精神疾病的精准诊疗。随着基础医学、神经科学、心理学、计算机科学、生物信息学、物理学和生物化学等诸多学科的不断创新与发展，精神疾病的发病机制与诊断治疗技术将得到全面突破。结合脑磁图、核磁共振、PET、近红外成像等神经影像技术，有望发现精神疾病的客观生物学标志物，为精神科医生提供更精准的辅助诊断指标，实现早诊早治；结合生物信息学手段，通过大数据模拟建模可以使诊疗流程更加高效，还可以快速从大量候选化合物中识别潜在的生物活性分子，以促进精神类药物的研发；结合人工智能、虚拟现实技术，对社交障碍等精神疾病进行心理康复训练；结合工程学，具有丰富的表情和肢体动作、拟人的情感思维、强大的环境感知能力的机器人医疗在与孤独症儿童互动和康复教育中将具有独特的优势。此外，精神医学临床实践还将与神经科学、神经内科、睡眠医学、消化科、心内科、耳鼻喉科和功能外科学等大医学建立更便捷、更深入的联络会诊模式，整合多学科医疗资源，提高对疑难重症的诊治能力，培养跨学科复合型人才，开创全学科医学协同创新的新局面。

参 考 文 献

[1] Huang Y, Wang Y, Wang H, et al. Prevalence of mental disorders in China: a cross-sectional epidemiological study. Lancet Psychiatry, 2019, 6(3): 211-224.

[2] Bao Y, Sun Y, Meng S, et al. 2019-nCoV epidemic: address mental health care to empower society. Lancet, 2020, 395(10224): e37-e38.

[3] Liu JJ, Bao Y, Huang X, et al. Mental health considerations for children quarantined because of COVID-19. The Lancet Child & Adolescent Health, 2020, 4(5): 347-349.

[4] Shi L, Lu ZA, Que JY, et al. Prevalence of and risk factors associated with mental health symptoms among the general population in China during the coronavirus disease 2019 Pandemic. JAMA Network Open, 2020, 3(7): e2014053.

[5] Shi L, Que JY, Lu ZA, et al. Prevalence and correlates of suicidal ideation among the general population in China during the COVID-19 pandemic. European Psychiatry, 2021, 64(1): e18.

[6] Lai J, Ma S, Wang Y, et al. Factors associated with mental health outcomes among health care workers exposed to coronavirus disease 2019. JAMA Network Open, 2020, 3(3): e203976.

[7] Huang C, Huang L, Wang Y, et al. 6-month consequences of COVID-19 in patients discharged from hospital: a cohort study. Lancet, 2021, 397(10270): 220-232.

[8] Xu YY, Su SZ, Jiang ZD, et al. Prevalence and risk factors of mental health symptoms and suicidal behavior among university students in Wuhan, China during the COVID-19 pandemic. Frontiers in Psychiatry, 2021, 12: 695017.

[9] Qin Z, Shi L, Xue Y, et al. Prevalence and risk factors associated with self-reported psychological distress among children and adolescents during the COVID-19 pandemic in China. JAMA Network Open, 2021, 4(1): e2035487.

[10] Wang Y, Shi L, Que J, et al. The impact of quarantine on mental health status among general population in China during the COVID-19 pandemic. Molecular Psychiatry, 2021, 26(9): 4813-4822.

[11] Zhou J, Liu L, Xue P, et al. Mental health response to the COVID-19 outbreak in China. American Journal of Psychiatry, 2020, 177(7): 574-575.

[12] Yue JL, Yan W, Sun Y K, et al. Mental health services for infectious disease outbreaks including COVID-19: a rapid systematic review. Psychological Medicine, 2020, 50(15): 2498-2513.

[13] Liu S, Yang L, Zhang C, et al. Online mental health services in China during the COVID-19 outbreak. Lancet Psychiatry, 2020, 7(4): e17-e18.

[14] Chang H, Cai X, Li HJ, et al. Functional genomics identify a regulatory risk variation rs4420550 in the 16p11.2 schizophrenia-associated locus. Biological Psychiatry, 2021, 89(3): 246-255.

[15] Li Y, Ma C, Li W, et al. A missense variant in NDUFA6 confers schizophrenia risk by affecting YY1 binding and NAGA expression. Molecular Psychiatry, 2021, 26(11): 6896-6911.

[16] Wang YY, Zhao B, Wu MM, et al. Overexpression of neuregulin 1 in GABAergic interneurons results in reversible cortical disinhibition. Nature Communications, 2021, 12(1): 278-290.

[17] Li M, Li Y, Qin H, et al. Genome-wide DNA methylation analysis of peripheral blood cells derived from patients with first-episode schizophrenia in the Chinese Han population. Molecular Psychiatry, 2021, 26: 4475-4485.

[18] Ni C, Jiang W, Wang Z, et al. LncRNA-AC006129.1 reactivates a SOCS3-mediated anti-inflammatory response through DNA methylation-mediated CIC downregulation in schizophrenia. Molecular Psychiatry, 2021, 26: 4511-4528.

[19] Zhu F, Ju Y, Wang W, et al. Metagenome-wide association of gut microbiome features for schizophrenia. Nature Communications, 2020, 11(1): 1612-1611.

[20] Wang H, Tan YZ, Mu RH, et al. Takeda G protein-coupled receptor 5 modulates depression-like behaviors via hippocampal CA3 pyramidal neurons afferent to dorsolateral septum. Biological Psychiatry, 2021, 89(11): 1084-1095.

[21] Li X, Zhong H, Wang Z, et al. Loss of liver X receptor β in astrocytes leads to anxiety-like behaviors via regulating synaptic transmission in the medial prefrontal cortex in mice. Molecular Psychiatry, 2021, 26(11): 6380-6393.

[22] Ye J, Wen Y, Sun X, et al. Socioeconomic deprivation index is associated with psychiatric disorders: An observational and genome-wide gene-by-environment interaction analysis in the UK Biobank cohort. Biological Psychiatry, 2021, 89(9): 888-895.

[23] 陆林. 中国失眠障碍综合防治指南. 北京: 人民卫生出版社, 2019.

[24] Zhao W, Van Someren EJW, Li C, et al. EEG spectral analysis in insomnia disorder: a systematic review and meta-analysis. Sleep Medicine Reviews, 2021, 59: 101457.

[25] Li L, Gan Y, Zhou X, et al. Insomnia and the risk of hypertension: a meta-analysis of prospective cohort studies. Sleep Medicine Reviews, 2021, 56: 101403.

[26] Jia L, Quan M, Fu Y, et al. Dementia in China: Epidemiology, clinical management, and research advances. Lancet Neurology, 2020, 19(1): 81-92.

[27] Ding X, Wang J, Huang M, et al. Loss of microglial SIRPα promotes synaptic pruning in preclinical models of neurodegeneration. Nature Communications, 2021, 12(1): 2030.

[28] Zheng K, Hu F, Zhou Y, et al. MiR-135a-5p mediates memory and synaptic impairments via the Rock2/ Adducin1 signaling pathway in a mouse model of Alzheimer's disease. Nature Communications, 2021, 12(1): 1903.

[29] Ma M, Liu Z, Gao N, et al. Self-protecting biomimetic nanozyme for selective and synergistic clearance of peripheral amyloid-β in an Alzheimer's disease model. Journal of the American Chemical Society, 2020, 142(52): 21702-21711.

[30]Collaborators GCT. Spatial, temporal, and demographic patterns in prevalence of chewing tobacco use in 204 countries and territories, 1990-2019: a systematic analysis from the Global Burden of Disease Study 2019. Lancet Public Health, 2021, 6(7): e482-e499.

[31]Baglioni C, Nanovska S, Regen W, et al. Sleep and mental disorders: a meta-analysis of polysomnographic research. Psychological Bulletin, 2016, 142(9): 969-990.

[32]Gebara MA, Siripong N, DiNapoli EA, et al. Effect of insomnia treatments on depression: a systematic review and meta-analysis. Depression and Anxiety, 2018, 35(8): 717-731.

[33]World Health Organization. Investigating in Mental Health: Evidence for Action. WHO Press, 2013: 1-36.

[34]阙建宇, 师乐, 刘佳佳, 等. 2002—2016 年我国精神专科医院发展状况分析. 中华精神科杂志, 2019, 52(2): 139-144.

[35]World Health Organization. Mental Health Atlas 2020. WHO Press, 2021: 1-136.

[36]国家健康卫生委员会. 中国卫生健康统计年鉴 2020. 北京: 中国协和医科大学出版社, 2020.

[37]崔光成. 我国精神医学专业本科教育刍议. [2021-10-15]. http://www.jyjzw.net/page67? article_id=87.

[38]史晨辉, 马宁, 王立英, 等. 中国精神卫生资源状况分析. 中国卫生政策研究, 2019, (2): 51-57.

[39]张思玮, 李惠钰. 深度交叉!医学发展如何借势而为. [2021-10-15]. http://www.cas.cn/zt/hyzt/ysdh20th/cmsm/202105/t20210528_4790198.shtml.

[40]廖立方, 王欧成, 刘勇. 机器学习结合 fMRI 在抑郁症诊断中的研究进展. 磁共振成像, 2021, 12(5): 107-117.

五、妇产科领域研究进展

乔 杰 李 蓉 赵扬玉 郭红燕
北京大学第三医院
国家妇产疾病临床医学研究中心

2020 年是全面建成小康社会和"十三五"规划的收官之年,是实现第一个百年奋斗目标的决胜之年。而没有全民健康,就没有全民小康,妇幼健康作为全民健康的重要基石和人口安全及社会发展的驱动力,始终是"健康中国"建设的重要内容,处于优先发展地位。目前,第三轮《中国妇女发展纲要(2011—2020 年)》和《中国儿童发展纲要(2011—2020 年)》已经实施完成,其中妇女与健康、儿童与健康的主要目标已经基本实现,我国妇幼健康医疗水平得到了显著提高。然而,随着疾病谱转变和突发重大公共卫生事件的威胁,母婴健康需求也在不断增长。2020 年,我国妇产科领域继续发展和应用新型医学科技,并借助多学科交叉创新力量,不断提升妇幼疾病精准化防治能力。与此同时,积极从预防为主的角度出发,聚焦生命最早期关键事件,走在妇幼疾病防控、健康管理前端,取得了一系列突出进展,为妇幼健康筑起了全方位健康屏障。

(一)妇科肿瘤及其他妇科疾病发病机制研究和诊疗

1. 妇科肿瘤病因学研究及精准治疗

(1)妇科肿瘤的发病机制

妇科肿瘤是影响妇女身心健康和生活质量的重大疾病。致病机制研究对妇科肿瘤新型治疗策略和肿瘤生物标志物的开发具有重大价值。针对宫颈癌,广州医科大学附属第一医院妇产科团队阐明了肿瘤相关巨噬细胞通过形成淋巴转移小体促进宫颈癌高效淋巴结转移的新机制[1]。另外，上海交通大学研究团队发现肿瘤源性泛素蛋白连接酶 UBR5 可通过诱导免疫抑制巨噬细胞促进卵巢癌生长和转移[2]。在子宫内膜癌研究中，上海市第一妇婴保健院妇产科团队揭示了外泌体促进子宫内膜癌进展的信号通路[3]。北京大学第三医院妇产科团队发现抑癌基因乳腺癌 1 号基因 *BRCA1* 伴侣蛋白 BARD1 两弱表型单突变（*P24S* 或 *R378S*）可联合产生致癌效应，提出"非强表型突变"驱动肿瘤发生的潜在危机，同时为卵巢癌靶向治疗提供了新靶点[4]。

（2）妇科肿瘤的预防筛查和预后评估

宫颈癌在妇科恶性肿瘤中发病率较高，也是目前唯一病因明确、可预防、可筛查的癌症。在预防方面，厦门大学研究团队设计了针对多型别人乳头瘤病毒（HPV）同时产生保护效果的杂合病毒样颗粒，为研发更广谱的 HPV 疫苗奠定基础[5]。在诊断方面，中国医学科学院肿瘤医院和北京协和医院等多家研究团队联合开展的首个国内多中心、大样本的随机对照研究表明，高危型 HPV 检测是我国女性子宫颈癌筛查的最佳方法[6]。在卵巢癌的预后方面，复旦大学研究团队发现 F-box 蛋白家族成员泛素连接酶 FBW7 可以通过泛素化降解 m^{6}A 修饰阅读蛋白 YTHDF2 来抑制卵巢癌的进展，提示连接酶 FBW7 的基因突变在卵巢癌预后评估中的潜在价值[7]。

（3）妇科肿瘤的治疗策略

对于妇科恶性肿瘤，目前临床上主要以手术、化疗和维持治疗等综合治疗为主。铂敏感复发卵巢癌再手术是否获益一直是国际妇科肿瘤领域共同期待解决的问题。复旦大学附属中山医院研究团队研究发现二次减瘤术达到无肉眼残留病灶（R0）切除可达到生存获益[8]。这是我国首个在卵巢癌领域由研究者发起、多中心参与的自主临床研究，为铂敏感复发卵巢癌二次手术提供了更高级别的循证医学证据。南方医科大学南方医院和北京协和医学院妇产科等团队进行的多中心大样本回顾性数据分析发现，中国 IA1（LVSI+）～IB1 期子宫颈癌患者，腹腔镜手术 5 年无病生存率低于开腹手术且与更高的复发/死亡风险相关[9]；腹腔镜手术比开腹手术有更多的手术并发症，尤其是术中输尿管损伤和术后瘘[10]。

近年来，研究者们也持续致力于妇科恶性肿瘤精准治疗的策略研究。针对化疗方案，中山大学肿瘤防治中心团队的研究表明，对于有病理高危因素的早期宫颈癌术后患者，序贯放化疗可作为其首选的辅助治疗方案[11]。在靶向治疗方面，中山大学肿瘤防治中心团队证明了卡瑞利珠单抗联合阿帕替尼用于治疗晚期和复发宫颈癌的良好疗效和安全性[12]。复旦大学研究团队最新研究发现 DNA 修复酶 PARP 抑制剂尼拉帕利维持治疗能够显著降低铂敏感复发性卵巢癌患者的疾病进展和死亡风险[13]。此外，由中国医学科学院肿瘤医院牵头，全国 26 家研究机构共同参与的首个国产原研 PAPR 抑制剂氟唑帕利用于 *BRCA1/2* 突变复发卵巢癌的 II 期临床试验研究结果表明，氟唑帕利治疗 *BRCA1/2* 突变铂敏感复发卵巢癌的客观缓解率为 69.9%，中位无进展生存期为 12.0 个月[14]。基于该结果，氟唑帕利被国家药品监督管理局批准并于 2020 年 3 月上市。就免疫治疗而言，如何通过免疫微环境改善来提高疗效是近年的国际研究热点。第四军医大学西京医院研究团队发现 CDK4/6 抑制剂可以增加卵巢癌组织的免疫浸润，从而改善卵巢癌免疫抑制微环境，与 PD-1 抑制剂协同增效[15]。清华大学研究团队发现 PD-1 抑制剂效果欠佳的卵巢癌患者中，B7-H3 发挥了抑制 T 细胞抗肿瘤的作用，而有望成为卵巢癌免疫治疗的新靶点[16]。

2. 盆底功能障碍性疾病发病机制及诊疗进展

盆腔器官脱垂（pelvic organ prolapse，POP）是一种与年龄相关的、受到很多高危因素影响的退行性疾病。在老龄化社会背景下，不断提高老年妇女人群的高质量身心健康水平是需要面对的重要命题。近年来，科研人员在盆底组织衰老机制、诊疗技术改进及快速康复等方面取得了一些进展。

北京协和医院研究团队对胶原蛋白相关遗传多态性与盆腔器官脱垂相关性进行研究，发现一些潜在的单核苷酸多态性（single-nucleotide polymorphism，SNP）可能与中国妇女脱垂相关[17]。在诊断技术上，基于人工智能的发展，上海交通大学、北京大学和美国密歇根大学团队共同研究了基于卷积神经网络（convolutional neural network，CNN）对磁共振盆底结构分割的深入学习，提出盆腔器官、盆底肌肉、筋膜的更高层次的特征，为阐明盆底功能障碍性疾病发病机制提供了依据[18]。临床治疗方面，人工合成网片在盆底重建术中的应用促进了女性盆底重建领域的发展。但同时，植入后相关并发症，如侵蚀、暴露、感染、挛缩、性交痛、慢性疼痛等，也引起了广泛的关注和争议。北京协和医院牵头开展了一项关于阴道植入合成网片（transvaginal mesh，TVM）中国患者相关并发症的国际注册研究，希望对 TVM 手术有更加科学、客观的认识和临床应用[19]。同时多中心、多学科联合促进了具备更好生物力学性能和较高组织相容性的替代材料研发，包括可吸收网片、在原有的聚丙烯网片上添加生物涂层（如钛 134、天然细胞外基质 95）等的研发[20-21]。近年来，快速康复（enhanced recovery after surgery，ERAS）在盆底术中的应用逐渐被泌尿妇科专业医生所重视。中国医学科学院盛京医院研究显示，施 ERAS 患者术后下床活动时间更早，可促进围手术期恢复，且不增加并发症发生率[22]。北京大学人民医院对术前肠道准备在盆底功能障碍性疾病围手术期的影响研究结果显示，机械肠道准备（mechanical bowel preparation，MBP）口服泻药降低围手术期患者满意度，并在术野暴露和术后并发症方面没有明确的获益，因此术前不行 MBP 是安全可行的[23]。

3. 子宫内膜异位症发病机制及诊疗进展

2020 年世界范围内子宫内膜异位症（endometriosis）（简称内异症）诊治观念更新，在流行病学、发病机制、临床诊治等方面均有深入探讨。中国研究者的临床和基础研究成果也受到瞩目。内异症和子宫腺肌病病因不清，一直是内异症领域的重要话题。近年来提出的内异症发病机制假说包括原位发育、种植或两者结合。2020 年北京协和医院和北京大学人民医院团队利用 16S rRNA 测序分析了内异症患者下生殖道微生物菌群特点，提出菌群失调可能与免疫功能障碍进而发生内异症相关[24]；北京大学第一医院研究发现，在卵巢型子宫内膜异位症中，Yes 相关蛋白 1YAP1 蛋白可增强雌激素受体 2 的表达，抑制异位间质细胞的侵袭，上皮细胞黏附分子与上皮-间充质转化可能参与了内异症的发生[25]。内异症是慢性进展性疾病，我国近年来发布《子宫内膜异位症的诊治指南》《子宫内膜异位症长期管理中国专家共识》，强调内异症的三级预防、复发的预防和长期管理。2020 年针对内异症的一级和二级预防提出了新的观点，重新定义内异症长期管理模式，与国际内异症慢病管理思想接轨。最大化药物治疗是做好长期管理的核心。数个用于内异症治疗的新药进入临床研究阶段，未来内异症药物治疗会有更多选择。另外，2020 年开始启动内异症中国专家共识和慢性盆腔痛中国专家共识的相关工作，会更好地指导中国妇产科医生的临床工作。

（二）产科母体医学及胎儿医学研究

1. 妊娠期并发症

（1）早产

早产的预测是早产干预的前提，2020 年国内学者针对早产预测的分子标志物进行了探索。重庆医科大学附属第一医院团队首次探究了环状 RNA 在早产中的表达及其作为早产生物标志物的可行性[26]。发现 sa-FAM13B_0019 等 7 个环状 RNA 单独用于预测早产有极高的效率，曲线下面积（AUC）值均大于 0.98，并发现 IL-37 具有保护羊膜上皮细胞凋亡、抑制胎膜细胞外基质降解的潜力，具有成为早产生物标志物的潜力，为早产防治提供了潜在的治疗靶点[27]。

（2）妊娠期高血压疾病

子痫前期是一种异质性较强的疾病，不同患者可能存在不同发病机制，同一个患者也可能存在不止一种异常的生物学过程，而不同分子之间的关系及其在机体生物学过程中的作用未明。机制研究方面，中国科学院动物研究所与北京大学第三医院开展合作研究，发现 miR-18a 可以通过靶向降解 Smad2 促进滋养层细胞浸润，miR-518b 通过 Rap1b-Ras-MAPK 通路促进滋养层细胞增殖，另外 miR-210 可通过 CPEB2 抑制滋养层细胞合体化；在子痫前期患者胎盘中 miR-18a 下调、miR-210 和 miR-518 上调，提示 miRNA 表达及功能异常可能参与子痫前期的胎盘功能障碍，部分 miRNA 或可作为子痫前期预测的特异分子标志物[28-29]。在临床处理上，上海仁济医院团队通过一项前瞻性研究对重度子痫前期史患者再次妊娠时预防性应用低剂量阿司匹林的时机进行了探讨，验证了重度子痫前期病史的患者预防性应用低剂量阿司匹林可以明显降低子痫前期复发率和延长分娩孕周，从而改善母儿妊娠结局，对降低肥胖、高龄、合并糖尿病的重度子痫前期史患者的子痫前期复发效果明显[30]。而在小于孕 12 周即开始用药，对降低子痫前期复发、早产的发生和延长分娩孕周的效果更显著，为临床决策提供了依据。

（3）妊娠期糖尿病

在妊娠期糖尿病的诊断上，我国学者前期已进行大量工作并建立了中国人妊娠期糖尿病筛查策略和标准。北京大学第一医院团队在前期工作的基础上，针对《妊娠合并糖尿病诊治指南（2014 年）》中提到的 24 周后 2h 血糖值≥11.1mmol/L 诊断妊娠糖尿病这一标准进行了验证研究，结果显示由于亚洲人群糖代谢的特点，在中国，葡萄糖耐受性测试的 2h 血糖值异常可能不适合诊断糖尿病合并妊娠，为其诊断标准本土化提供了参考[31]。

（4）产后出血

南京鼓楼医院团队通过一项病例对照研究探讨宫腔止血囊止血时机对阴道分娩后宫缩乏力性产后出血孕妇输血治疗的影响[32]。研究显示阴道分娩发生宫缩乏力性产后出血需要止血囊填塞时，无论产时还是产后观察期间，放置前出血量不超过800ml或休克指数<1时，可以减少产后输血，为止血球囊在产后出血积极处理的临床使用时机提供了参考。

（5）前置胎盘

在前置胎盘、胎盘植入的处理上，目前国内已基本形成了规范的风险分层管理，并发展了多种相应的止血技术。但开发的各种管理工具及辅助止血措施，还需要更多的循证医学证据。四川大学华西第二医院团队通过一项随机对照研究提示术中髂内动脉球囊阻断不能减少前置胎盘和产前可疑胎盘植入的患者输注红细胞的数量，为辅助止血措施的应用提供依据[33]。南昌大学附属第一医院团队结合人工智能技术针对前置胎盘提出了一种基于MRI图像的自动出血量预测方法，该方法有可能减少医师的工作量，提高专家对剖宫产术中出血程度判断的准确性，从而选择相应的止血措施[34]。

2. 胎儿医学研究

在胎儿医学方面，围绕复杂性双胎的宫内治疗及病理机制研究发展迅速。2020年8月，中华医学会围产医学分会胎儿医学学组发布了《双胎妊娠临床处理指南（2020年更新）》[35]，明确提出双胎孕妇应用母体血浆中胎儿游离DNA检测技术筛查21-三体具有较高的敏感性和特异性，其筛查效能与单胎妊娠近似，并优于早孕期联合筛查或中孕期母体生化筛查。《双胎妊娠临床处理指南（2020年更新）》还对双胎早产的预防提出建议（A类推荐）：对于中孕期超声显示宫颈管短的双胎孕妇，阴道使用孕激素可降低<孕35周早产的风险，降低新生儿死亡率及部分新生儿疾病的患病率。由中国妇幼保健协会双胎妊娠专业委员会发布的《双胎早产诊治及保健指南（2020年版）》也于同期发布，结合了国内外最新循证医学证据，从双胎早产的预测、预防保健和治疗等各个方面进行了详细推荐，除肯定了阴道用黄体酮对于无症状宫颈缩短双胎孕妇的早产预防作用之外，还提出对于更高早产风险（宫颈长度<15 mm或宫颈扩张>10 mm）的双胎孕妇进行宫颈环扎术可获得较大收益，而宫颈托对于双胎早产的预防意义有限。

基于复杂性双胎的病理机制研究在国内多个中心展开。北京大学第三医院魏瑗教授团队在双胎输血综合征（twin-twin transfusion syndrome，TTTS）合并选择性生长受限（selective intrauterine growth restriction，sIUGR）病例的胎盘结构研究方面取得进展[36]。该研究首次提出，与不合并sIUGR的TTTS胎盘相比，合并sIUGR的TTTS胎盘其浅表粗大动脉-动脉吻合血管的发生率增高，对小胎儿的宫内生长有补偿作用，这一发现为下一步改良TTTS合并sIUGR的宫内治疗方式提供了理论依据。中山医科大学张小玲和勾晨雨团队利用3D CT造影技术揭示了选择性胎儿生长受限胎盘动脉-静脉血管网络[37]。与未发生sIUGR的单绒毛膜双胎胎盘相比，sIUGR的胎盘中动脉-静脉吻合血管的静脉灌注面积明显更大，根据血管横截面积的差异，推测在sIUGR中有从小胎儿到大胎儿的血液净流动。盛京医院刘彩霞教授团队利用 3D 超声技术检查和定位复杂性双胎的胎盘浅表吻合血管，研究发现，3D 超声联合断层超声显像技术（tomographic ultrasound imaging，TUI）检测胎盘动脉-动脉吻合血管的敏感性和准确性均更高，特异性为 100%，为复杂性双胎的孕期评估提供了新技术[38]。

在复杂性双胎的宫内治疗方面，我国多个胎儿医学中心的宫内治疗技术已达到国际先进水平。上海第一妇婴保健院孙路明教授团队对 182 例 TTTS 行胎儿镜激光凝固术治疗的围手术期母体并发症进行了全面分析[39]。通过分析相关高危因素发现，母体并发症仅与孕前体重指数（body mass index，BMI）有关，有并发症的 TTTS 孕妇 BMI 显著低于无并发症者，而激光治疗术后及时纠正 TTTS 孕妇可能发生的稀释性贫血和低蛋白血症，可获得良好预后。在 TTTS 激光治疗术后新生儿远期随访的研究方面，中国医科大学盛京医院刘彩霞教授团队对 31 例 TTTS 激光治疗病例进行随访，至新生儿出生后 6 个月，至少一胎活产率为 90.32%（28/31），采用 Gesell 发育量表（Gesell developmental scale，GDS）在新生儿 6 个月时进行发育商评分，6 例新生儿存在神经系统发育异常[40]。重度脑损伤和胎儿生长受限是影响远期神经发育的高危因素，而延长激光术后的继续妊娠能够改善神经发育情况。孙路明教授团队还总结了 59 例利用射频消融减胎术治疗双胎反向动脉灌注（twin reversed arterial perfusion，TRAP）序列的妊娠结局和围产儿并发症[41]。证实该方法相对安全、有效，可以改善泵血胎儿的围产和远期结局。同时，该研究发现术中穿刺穿过胎盘与否与术后胎膜早破、胎儿丢失或术后新生儿存活率之间无明显差异，为今后该种疾病进行宫内治疗的指征选择提供了实践依据。

3. 人工智能在产科领域方面的研究

超声技术是围产保健、产前诊断的一线工具。2020 年，国内多个团队结合人工智能技术开展了超声诊断自动识别相关研究，优化超声诊断。浙江大学医学院附属邵逸夫医院团队开发了新型胎儿超声心动图图像处理软件（5D Heart），改善了胎儿超声心动图关键诊断元素的显示，提高了经验丰富和一般水平的医师观察之间的一致性[42]。香港中文大学与深圳大学合作利用 3D 超声对胎儿头部进行分割测量，以此方法为 3D 立体的产前诊断建立基础[43]。中国科学院沈阳自动化研究所为了探索超声自动精确测量胎儿头部径线，利用人工智能技术提出一个新颖的端到端深度学习网络，从 2D 超声图像中自动测量胎儿头部的径线，以降低测量者的主观差异[44]。

（三）生殖发育调控机制及生殖疾病诊治

1. 生殖细胞及早期胚胎发育机制研究

生命起源过程中各关键环节的精密调控一直是生殖领域基础理论的研究重点。2020 年我国学者继续深入探索生殖细胞及早期胚胎发育机制，取得了一系列国际领先成果。垂体是内分泌信号转导的关键腺体，维持机体内环境稳态，北京大学第三医院与北京大学研究团队合作，描绘了人类胚胎在 7～25 周各发育阶段垂体中主要激素细胞的发育轨迹，对垂体干细胞状态进行解析，同时新发现了一个灵长类特异的促性腺激素细胞亚类[45]。主动去甲基化由 TET 蛋白家族介导，产生包括 5-甲酰基胞嘧啶（5fC）在内的一系列 5-

甲基胞嘧啶（5mC）的氧化衍生物，启动子和组织特异性增强子中 5fC 常与基因表达上调有关。利用单细胞 CLEVER-seq，研究人员发现人类早期胚胎 5fC 分布具有基因组元件特异性。并且与小鼠不同，核小体占据的区域显示出了更高的 5fC 水平[46]。母胎转换（maternal-to-zygotic transition，MZT）是早期胚胎发育过程中的关键事件，母源 mRNA 的适时降解是胚胎自身基因组转录激活的重要前提。近年来，多个研究团队合作对人类早期胚胎的母源 mRNA 降解的规律及关键基因进行了解析，发现人卵母细胞中积累的大量母源 mRNA 在"母胎转换"过程中分两次降解：卵母细胞减数分裂成熟和排卵阶段发生的母源降解（M-decay）；受精卵发育到 8 细胞期发生的合子降解（Z-decay）。细胞运输基因 4（*BTG4*）突变会影响其与 CCR4-NOT 转录复合体亚基 7 CNOT7 相互作用，导致母源 mRNA 降解异常，导致合子分裂失败[47-48]。

2. 生殖障碍性疾病研究

近年来，随着环境、社会、生活行为方式、生育意愿、人口政策等因素的变化和调整，我国育龄人群生育力呈下降趋势，其影响因素、发病机制及干预策略已成为我国妇产科领域的重点研究领域。北京大学第三医院牵头的一项大型流行病学调查研究结果表明，妇女长期暴露于高 $PM_{2.5}$ 水平，可使达到妊娠时间延迟，并增加不孕症的发生风险[49]。甲状腺疾病在育龄妇女中的患病率逐年增加，但其与女性生育力及不孕症发生的关系尚存争议，两项独立开展的回顾性队列研究分别发现，甲状腺自身抗体阳性而甲状腺功能正常不影响女性卵巢储备功能，也不影响辅助生殖治疗的妊娠结局及子代健康[50]；但亚临床甲状腺功能减退症则能够显著降低高龄女性的卵巢储备功能[51]。上述研究均对指导育龄女性提升生育力水平提供了重要科学依据。

同时，随着前沿生命技术发展和应用，我国生殖障碍性疾病研究不断取得突破。对于女性不孕，卵成熟障碍是重要病因，主要表现为卵泡发育阻滞或卵母细胞在生长过程中停滞于某一阶段而未能发育成熟或成熟后质量差，包括多囊卵巢综合征（polycystic ovary syndrome，PCOS）、卵巢功能减退等。中国科学院动物研究所、北京大学第三医院等研究团队合作首次对非人灵长类衰老卵巢进行单细胞测序，展示了与人类相似的基因和生理特点，通过对卵巢早衰、早发性卵巢功能不全数据库进行分析及实验，确定了早期卵母细胞中抗氧化基因下调是独特的衰老特征，可能在卵巢衰老中增加氧化损伤；在颗粒细胞中的研究还发现还原酶活性基因下调可能和衰老颗粒细胞中抗氧化反应有关[52]。南京医科大学研究团队建立了小鼠卵母细胞体外成熟的代谢图谱及同期的定量蛋白质组分析，协同描绘了卵母细胞的代谢模式，为进一步研究卵母细胞代谢动力学提供了支持[53]。

近年研究表明肠道免疫与微生态与生殖疾病的发生关系密切。2020 年山东大学研究团队发现肠道微生物失调与 PCOS 的病理生理变化之间存在密切关联和潜在机制，强调了在未来临床实践中监测和调节微生物组成和功能变化的重要性[54]。北京大学第三医院团队在原有研究基础上进一步发现，给脱氢表雄酮 DHEA 诱导的高雄 PCOS 样小鼠补充肠道免疫因子 IL-22 可显著改善 PCOS 小鼠的动情周期紊乱、卵巢形态异常及糖耐量异常等，为将 IL-22 作为治疗 PCOS 的潜在药物提供了理论依据[55]。肠道菌群的调节有利于改善 PCOS，肠道菌群与代谢、免疫密切相关，通过饮食结构的改善、调节肠道菌群可以为实现 PCOS 患者的长期管理与预防远期并发症提供新途径。

针对精子发生和成熟，中国科学院分子细胞科学卓越创新中心研究团队首次发现在睾丸中高表达的 RNA 结合蛋白 LARP7，对生精细胞中 U6 的 2′-O-甲基化修饰至关重要，并证明该修饰在精子发生中的关键作用机制[56]。上海交通大学附属第一人民医院研究团队及其合作者利用 10×Genomics 转录组测序解析了超过 80 000 个人类睾丸单细胞转录组，发现非梗阻性无精子症（non-obstructive azoospermia，NOA）患者的睾丸微环境中支持细胞严重受损，而且生理上不成熟，证明了抑制 Wnt 信号通路会促进特发性 NOA 患者的支持细胞成熟，为 NOA 诊断方法和治疗靶点的开发提供了新的视角[57]。针对严重的弱畸精子症-精子鞭毛多发形态异常（multiple morphological abnormalities of the sperm flagella，MMAF），安徽医科大学及复旦大学研究团队利用全外显子测序技术对 MMAF 患者进行了基因检测和遗传学分析，筛选到弱畸精子症新的致病基因 *CFAP58* 和 *DNAH8*，其双等位突变造成男性不育[58-59]。目前，我国在精子发生机制方面还缺乏深入和具有创新性的研究，睾丸类器官研究平台还需进一步完善。此外，针对临床中纯睾丸支持细胞综合征（sertoli cell only syndrome，SCOS）的具体致病机制，以及 MMAF 关键致病基因还有待深入探究，针对不同类型无精症患者特效药物开发也亟须进一步发展。

3. 出生缺陷防控研究

在着床前胚胎和孕期胎儿遗传阻断方面，我国发展出较为个性化的诊断及阻断技术。在胚胎遗传诊断领域，既往方法需要以家系中携带已知突变的个体作为参照，完成连锁分析和后续诊断。然而，临床中存在众多家系不全的患者，这些患者无法通过连锁分析实现胚胎的准确诊断。针对该问题，北京大学第三医院开发出不依赖于家系先证患者的胚胎诊断技术，即通过使用携带突变的胚胎或配子，实现诊断过程的连锁分析[60]，并且针对临床需要同时进行突变位点诊断和胚胎 HLA 配型的家系，进一步通过全染色体单体型分析技术，同时完成胚胎中突变位点的诊断和 HLA 的配型，一方面帮助患者生育健康婴儿，另一方面使用新生婴儿的脐带血对已有患儿进行移植治疗[61]。除单基因病胚胎诊断，染色体结构变异也是胚胎诊断领域的一个重要问题。对于染色体结构变异，中国人民解放军总医院及山东大学团队分别利用 Pacbio 和 Nanopore 三代测序技术，鉴定胚胎中结构变异断点，从而实现染色体易位等结构变异胚胎的携带者区分，阻断染色体结构变异的代间传递[62-63]。在胎儿多发畸形方面，北京大学第三医院通过两次及以上胎儿畸形家系鉴定出多个导致胎儿畸形的致病基因及位点，丰富了该领域的相关研究和遗传资源[64]。针对胎儿产前检测染色体异常，华东师范大学团队开发出染色体拷贝数变异致病性评估的分析框架，提升了产前诊断过程中变异的致病性解读的效力[65]。

4. 辅助生殖技术临床研究及安全性评估

据最新发表的统计数据显示，我国每年人类辅助生殖技术（assisted reproductive technology，ART）实施周期总数已超百万，其中体外受精周期约 91 万/年，人工授精周期约 16 万/年，活产儿数 31 万/年[66]。当下，随着我国女性生育年龄的推迟、"三孩政策"的调整，准确评估女性卵巢储备功能情况，制订适宜的助孕方案，显得尤为重要。抗米勒管激素（anti-Müllerian hormone，AMH）是国际公认的评估卵巢储备功能的重要指标，也是预测体外受精-胚胎移植术（in vitro fertilization and embryo transfer，IVF-ET）助孕结局的重要依据之一。西南大学团队及北京大学第三医院团队的大数据研究均提示AMH 与体外受精（IVF）助孕结局的相关性[67-68]。但也有部分研究提示其局限性[69]，北京大学第三医院团队基于临床大数据，创新性建立卵巢功能预测模型，基于患者年龄、窦状卵泡数（antral follicle counting，AFC）、基础卵泡刺激素（follicle-stimulating hormone，FSH）、抗米勒管激素、体重指数等对患者卵巢储备功能进行综合评估，获批专利并实现成果转化，使广大育龄女性能够更方便、准确地评估自身卵巢储备功能[70]。与此同时，大量有剖宫产史的女性也面临着再生育问题和风险。上海交通大学团队的回顾性队列研究提示，与既往有阴道分娩史的女性相比，既往有剖宫产史的女性，冻融胚胎移植周期活产率较低、流产率较高[71]。中南大学团队总结了宫腔镜下电切/消融治疗剖宫产瘢痕憩室术后患者妊娠结局，表明该术式可有效改善患者症状并获得满意的妊娠结局[72]。另外，北京大学第三医院团队总结分析了过去十年间 IVF 术后剖宫产切口妊娠患者数据，指出剖宫产术后经体外受精-胚胎移植术助孕再次妊娠者早孕期应行彩色超声检查。明确有剖宫产切口部妊娠（esarean scar pregnancy，CSP）发生，治疗应行个体化实施，严格选择的 CSP-Ⅰ型患者有期待治疗机会[73]。

　　另外，中医、针灸等我国传统医学在辅助生殖技术领域的作用在世界范围内得到越来越广泛的关注和认可。山东中医药大学团队开展了多中心、双盲随机对照研究，探索定坤丹在卵巢低反应患者中的应用，以期改善这部分患者的治疗结局[74]。上海中医药大学的随机对照研究表明，在 IVF 助孕中采用温和刺激方案的患者，使用补肾育胎方进行辅助治疗有助于提高获卵数及优质胚胎数，并改善临床妊娠率及持续妊娠率[75]。云南中医药大学团队开展了随机对照试验（randomized controlled trial，RCT）研究，应用针灸和艾灸对 IVF 反复着床失败的患者进行辅助治疗[76]。北京大学第三医院团队联合包括香港大学、瑞典卡罗林斯卡学院等十余家单位进行多中心随机对照研究，探索不同针灸方案对不孕的 PCOS 患者的治疗[77]。

　　辅助生殖子代安全性评估至关重要，不断积累的临床观察也发现在 ART 妊娠后代中包括印记紊乱疾病在内的多种疾病的发生风险似乎有所上升。北京大学第三医院研究团队利用多种测序技术检测了 4 组实施不同 ART 后代脐血的 4 类组蛋白修饰和转录组，以及核心家系中后代脐血和父母外周血的 DNA 甲基化组，整合分析发现 IVF-鲜胚移植组后代和自然妊娠后代均最相近，而卵质内单精子注射（intracytoplasmic sperm injection，ICSI）技术和冻融操作对 H3K4me3 的影响最显著，提示了多种层次的表观遗传改变是导致 ART 相关的"胚胎源性疾病"的重要原因，为临床诊疗及相关体系的进一步优化提供了良好参考[78]。另外，在针对辅助生殖技术有效性和安全性的临床研究方面，国内学者和研究团队也取得了一定的突破性进展。例如，口服地屈孕酮与黄体酮阴道缓释凝胶具有相似的疗效和安全性，凭借便利的口服给药方式，地屈孕酮具有改变黄体支持治疗的潜力[79]；通过国际首个最大样本量的回顾性队列研究发现，多囊卵巢综合征不孕患者经腹腔镜下取卵后行未成熟卵母细胞体外成熟（in vitro maturation，IVM），不会增加腹腔镜术后并发症、住院天数延迟、卵巢功能受损、不良妊娠结局等的发生风险[80]，进一步的临床试验干预研究也在开展中[81]；褪黑素可通过保护线粒体功能提高 IVM 周期中的卵成熟率、降低非整倍体率[82]。

5. 辅助生殖技术相关医疗产品自主研发现状

2020 年我国 ART 周期数达到 130.3 万例，医疗服务市场规模达 4341 亿元，其中辅助生殖医疗器械市场规模约 162 亿元，预测 2023 年将超过 240 亿元。然而，从整个产品市场份额来看，95%的高值耗材、80%的药品、100%的胚胎培养液被欧洲、美国、日本等国外企业垄断。新冠肺炎疫情、国际贸易形势波及辅助生殖药械进口领域，导致断供和生物安全风险等问题并存的局面。因此，推动我国辅助生殖产品自主可控产业化，解决"卡脖子"技术问题势在必行。当前国外相关企业已有 10 余家且均成为全球巨头。我国产业布局起步晚，企业数量虽多达 20 家，但是多数企业规模小、研发创新能力薄弱，产能良莠不齐，总体市场占有率不足 20%，而且核心技术市场占有率几近为零。目前我国生殖中心临床所用产品均为已获得我国医疗器械注册证的进口产品，面临订货周期延长甚至断供等风险。国内企业在非核心系列产品如培养油、冲洗液、载杆等医疗器械已获得注册证，却存在市场信任度差、接受度低等问题，仍需要高质量临床研究来证实其有效性和安全性。相比于国内企业研发能力，国内高校、科研机构和医院在辅助生殖基础与临床研究领域具有强劲的国际竞争力。例如，北京大学第三医院、中国科学院等医疗与科研院所在辅助生殖新技术原理与临床应用研究方面取得了一系列原创性成果，部分成果直接转化应用于临床诊断与治疗或企业生产，成为快速提升企业科技创新活力的重要源泉。

（四）新冠肺炎疫情下的健康生育与母婴安全防控研究

2020 年，新型冠状病毒肺炎（COVID-19）疫情在全球范围内大流行，我国妇产科领域专家及研究团队迅速针对 COVID-19 疫情下的生殖健康与母婴安全问题开展了一系列研究，为《新型冠状病毒肺炎诊疗方案（试行第七版）》中增加孕产妇临床特点及《新型冠状病毒肺炎孕产妇分娩期管理建议》《新型冠状病毒肺炎疫情下生殖医学的新问题与挑战》等专家共识和指南提供了高质量循证数据，为世界各国应对孕产妇新冠病毒感染和制定管理策略提供了依据。

武汉中南医院张元珍团队通过总结 9 例 COVID-19 孕妇的临床病例及样本检测结果，在国际上首次揭示新冠病毒不存在母婴垂直传播的证据[83]。北京大学第三医院乔杰团队分析并随访了武汉地区 50 家定点医院全部 COVID-19 孕产妇的流行病学和临床特征、实验室及影像学特点、治疗、预后和子代健康等情况，提出孕产妇感染新冠病毒后发展为重症的风险不高于一般人群，分娩后出现病情加重可能与产后发生的病理生理改变相关[84]，进一步证实不存在母婴垂直传播，但发现母婴隔离天数与婴儿神经行为发育的多个能区评分呈负相关[85]。此外，该团队还发现新冠病毒关联蛋白 ACE2 和 TMPRSS2 的编码基因在男性睾丸、女性卵巢、围着床期胚胎和母胎界面存在转录表达，提示生殖系统可能存在感染新冠病毒的可能性[86-87]。随后，多个研究团队的研究结果也进一步肯定了 COVID-19 孕产妇的疾病进程与非孕女性类似，认为母婴垂直传播的直接证据不足[88-90]。北京大学第一医院杨慧霞教授[91]对新型冠状病毒母婴传播的证据进行了阐述，为母婴隔离或母乳喂养的策略提供了依据。北京大学第三医院赵扬玉团队针对新冠病毒感染孕妇的重症病例临床处理策略进行了阐述，为临床管理提供了参考，并对感染孕产妇子代结局进行了随访，为了解感染后子代早期发育提供了更多信息[92-93]。另有研究发现，COVID-19 疫情下孕产妇出现心理障碍的风险显著提高，抑郁、焦虑甚至自残倾向等的比例上升[94]。以上研究均对指导 COVID-19 疫情及常态化防控下生殖健康维护和母婴安全防控具有重要意义。

（五）我国妇产医学领域发展

未来我国妇产医学研究领域应进一步抓紧基础及临床研究，全方位、多维度解析影响妇幼健康的致病因素及发病机制，尤其要提出适用于我国患者人群的规范化诊疗方案及指南。同时，也要重点利用全国性数据，为制订具有针对性、更加准确的预防性干预措施提供高级别科学证据。另外，目前我国以新兴医学技术为支撑的妇产生殖疾病防治新技术、新方法、新产品的研究与开发的总体水平较低，从事该领域技术开发的企业也缺乏核心竞争力，与发达国家存在较大差距。因此，后续需注重妊娠过程的全局观，体现"从局部到整体并回归应用"的理念，以临床应用为导向，尤其是大力研发具有自主知识产权的新技术和新产品，作为国家重大研究方向来进行支持。促进新兴医学科技用于妇产生殖防治的政策需求主要有以下三点：①出台指导性明确、操作性强的国家政策，加快新兴医学技术和产品的转化；②健全科技伦理与风险治理体系机制建设；③加强政策扶植和资金投入，促进母婴保健相关医疗产业发展。

参 考 文 献

[1] Chen XJ, Wei WF, Wang ZC, et al. A novel lymphatic pattern promotes metastasis of cervical cancer in a hypoxic tumour-associated macrophage-dependent manner. Angiogenesis, 2021, 24(3): 549-565.

[2] Song M, Yeku OO, Rafiq S, et al. Tumor derived UBR5 promotes ovarian cancer growth and metastasis through inducing immunosuppressive macrophages. Nature Communications, 2020, 11(1): 6298.

[3] Song Y, Wang M, Tong H, et al. Plasma exosomes from endometrial cancer patients contain LGALS3BP to promote endometrial cancer progression. Oncogene, 2021, 40(3): 633-646.

[4] Li W, Gu X, Liu C, et al. A synergetic effect of BARD1 mutations on tumorigenesis. Nat Commun, 2021, 12(1): 1243.

[5] Wang D, Liu X, Wei M, et al. Rational design of a multi-valent human papillomavirus vaccine by capsomere-hybrid co-assembly of virus-like particles. Nat Commun, 2020, 11(1): 2841.

[6] Zhang J, Zhao Y, Dai Y, et al. Effectiveness of high-risk human papillomavirus testing for cervical cancer screening in China: A multicenter, open-label, randomized clinical trial. JAMA Oncol, 2021, 7(2): 263-270.

[7] Xu F, Li J, Ni M, et al. FBW7 suppresses ovarian cancer development by targeting the N^6-methyladenosine binding protein YTHDF2. Mol Cancer, 2021, 20(1): 45.

[8] Zang RY, Zhu JQ, Shi TY, et al. A randomized phase III trial of secondary cytoreductive surgery in later recurrent ovarian cancer: SOC1/SGOG-OV2. Journal of Clinical Oncology, 2020, 38(15): 6001.

[9] 陈春林, 康山, 陈必良, 等. 不同肿瘤直径的Ⅰa1(LVSI 阳性)～Ⅰb1 期子宫颈癌腹腔镜与开腹手术的肿瘤学结局比较. 中华妇产科杂志, 2020, 55(9): 589-599.

[10]Liang C, Liu P, Cui ZM, et al. Effect of laparoscopic versus abdominal radical hysterectomy on major surgical complications in women with stage IA-IIB cervical cancer in China, 2004—2015. Gynecologic Oncology, 2020, 156(1): 115-123.

[11]Huang H, Feng YL, Wan T, et al. Effectiveness of sequential chemoradiation vs concurrent chemoradiation or radiation alone in adjuvant treatment after hysterectomy for cervical cancer: The STARS phase 3 randomized clinical trial. JAMA Oncol, 2021, 7(3): 361-369.

[12]Lan C, Shen J, Wang Y, et al. Camrelizumab plus apatinib in patients with advanced cervical cancer (CLAP): a multicenter, open-label, single-arm, phase II trial. J Clin Oncol, 2020, 38(34): 4095-4106.

[13]Wu XH, Zhu JQ, Yin RT, et al. Niraparib maintenance therapy in patients with platinum-sensitive recurrent ovarian cancer using an individualized starting dose (NORA): A randomized, double-blind, placebo-controlled phase III trial. Ann Oncol, 2021, 32(4): 512-521.

[14]Li N, Bu HL, Liu JH, et al. An open-label, multicenter, single-arm, phase II study of Fluzoparib in patients with germline BRCA1/2 mutation and platinum-sensitive recurrent ovarian cancer. Clinical Cancer Research, 2021, 27(9): 2452-2458.

[15]Zhang QF, Li J, Jiang K, et al. CDK4/6 inhibition promotes immune infiltration in ovarian cancer and synergizes with PD-1 blockade in a B cell-dependent manner. Theranostics, 2020, 10(23): 10619-10633.

[16]Cai DL, Li JM, Liu DF, et al. Tumor-expressed B7-H3 mediates the inhibition of antitumor T-cell functions in ovarian cancer insensitive to PD-1 blockade therapy. Cell Mol Immunol, 2020, 17(3): 227-236.

[17]Li L, Sun ZJ, Zhu L, et al. Genetic polymorphisms in collagen-related genes are associated with pelvic organ prolapse. Menopause, 2020, 27(2): 223-229.

[18]Feng F, Ashton-Miller J, DeLancey J, et al. Convolutional neural network-based pelvic floor structure segmentation using magnetic resonance imaging in pelvic organ prolapse. Med Phy, 2020, 47(9): 4281-4293.

[19]Zhu L, Liang S. A national registry study in China: the complications after women transvaginal repair pelvic organ prolapse with mesh. Int Urogynecol J, 2020, 31: S212.

[20]Chen J, Zhu L. Efficacy and safety of self-cut titanium-coated polypropylene mesh versus mesh-kit for transvaginal treatment of severe pelvic organ prolapse: a multi-center randomized pilot study. Int Urogynecol J, 2020, 21(1): 226.

[21]Liu M, Wang L, Tong XW, et al. Antibacterial polymer nanofiber-coated and high elastin protein-expressing BMSCs incorporated polypropylene mesh for accelerating healing of female pelvic floor dysfunction. Nano Rev, 2020, 9(1): 670-682.

[22]Gong RQ, Hu Q, et al. Enhanced recovery after surgery versus traditional care in total pelvic floor reconstruction surgery with transvaginal mesh. Int J Gynaecol Obstet, 2020, 148(1): 107-112.

[23]Liu YY, Liang Y. Effect of bowel preparation before vaginal surgery on perioperative outcomes in patients with pelvic floor disorders. Clinical & Experimental Obstetrics & Gynecology, 2020, 47(6): 926-931.

[24]Chen S, Gu Z, Zhang W, et al. Microbiome of the lower genital tract in Chinese women with endometriosis by 16S-rRNA sequencing technique: a pilot study. Ann Transl Med, 2020, 8(21): 1440.

[25]Zeng C, Wu PL, Dong ZT, et al. YAP1 inhibits ovarian endometriosis stromal cell invasion through ESR2. Reproduction, 2020, 160(3): 481-490.

[26]Ran YX, Yin NL, Huang DN, et al. Identification and Characterization of Circular RNA as a Novel Regulator and Biomarker in Preterm Birth. Front Bioeng Biotechnol, 2020, 8: 566984

[27]Wang L, Liu Z, Huang D, et al. IL-37 exerts anti-inflammatory effects in fetal membranes of spontaneous preterm birth via the NF-κB and IL-6/STAT3 signaling pathway. Mediators Inflamm, 2020, 2020: 1069563.

[28]Xu P, Li Z, Wang Y, et al. miR-18a contributes to preeclampsia by downregulating Smad2 (full length) and reducing TGF-β signaling. Mol Ther Nucleic Acids, 2020, 22: 542-556.

[29]Wang H, Zhao Y, Luo R, et al. A positive feedback self-regulatory loop between miR-210 and HIF-1αmediated by CPEB2 is involved in trophoblast syncytialization: implication of trophoblast malfunction in preeclampsia. Biol Reprod, 2020, 102(3): 560-570.

[30]傅勤, 陈昕华, 林建华. 重度子痫前期史患者低剂量阿司匹林预防用药的再次妊娠结局分析. 实用妇产科杂志, 2020, 36(10): 752-756.

[31]Wei Y, Zhang Q, Juan J, et al. Is it suitable for DM diagnosis using an abnormal two-hour glucose value only after 24th gestational weeks in China. J Matern Fetal Neonatal Med, 2020, 16: 1-6.

[32]周燕, 顾宁, 史晓红, 等.宫腔止血囊放置时机对阴道分娩后宫缩乏力性产后出血输血治疗的影响. 现代妇产科进展, 2020, 29(12): 881-885.

[33]Chen M, Liu X, You Y, et al. Internal iliac artery balloon occlusion for placenta previa and suspected placenta accreta: A randomized controlled trial. Obstet Gynecol, 2020, 135(5): 1112-1119.

[34]Liu J, Wu T, Peng Y, et al. Grade prediction of bleeding volume in cesarean section of patients with pernicious placenta previa based on deep learning. Front Bioeng Biotechnol, 2020, 8: 343.

[35]中华医学会围产医学分会胎儿医学学组, 中华医学会妇产科学分会产科学组. 双胎妊娠临床处理指南(2020年更新). 中华围产医学杂志, 2020, 23(8): 505-516.

[36]Wang X, Li L, Yuan P, et al. Comparison of placental characteristics of twin-twin transfusion syndrome with and without selective intrauterine growth restriction. J Matern Fetal Neonatal Med, 2020, 17: 1-7.

[37]Li M, Wang C, Yang Y, et al. Characteristics of vascular anastomoses in monochorionic twin 587 placentas with selective intrauterine growth restriction via 89 three-dimensional computed tomography angiography. Prenat Diagn, 2020, 40(6): 715-723.

[38]Sun W, Chen L, Yin S, et al. Non-invasive dynamic observation of placental vascular anastomoses in monochorionic twins: Assessment using three-dimensional sonography combined with tomographic ultrasound imaging. Placenta, 2020, 95: 84-90.

[39]张路野, 卫星, 邹刚, 等. 双胎输血综合征行胎儿镜激光凝固术治疗的围手术期母体并发症分析. 中华妇产科杂志, 2020, 55(12): 823-829.

[40]尹少尉, 孟伊琳, 贾宝龙, 等. 胎儿镜激光治疗后双胎输血综合征活产儿神经发育预后分析. 中国实用妇科与产科杂志, 2020, 36(2): 154-158.

[41]刘勇, 周奋翮, 邹刚, 等. 射频消融技术治疗双胎反向动脉灌注序列征的安全性及有效性. 中华围产医学杂志, 2020, 23(8): 523-529.

[42]Hu WY, Zhou JH, Tao XY, et al. Novel foetal echocardiographic image processing software (5D Heart) improves the display of key diagnostic elements in foetal echocardiography. BMC Med Imaging., 2020, 20(1): 33.

[43]Yang X, Wang X, Wang Y, et al. Hybrid attention for automatic segmentation of whole fetal head in prenatal ultrasound volumes. Comput Methods Programs Biomed., 2020, 194: 105519.

[44]Li P, Zhao H, Liu P, et al. Automated measurement network for accurate segmentation and parameter modification in fetal head ultrasound images. Med Biol Eng Comput., 2020, 58(11): 2879-2892.

[45]Zhang S, Cui Y, Ma X, et al. Single-cell transcriptomics identifies divergent developmental lineage trajectories during human pituitary development. Nature Communications, 2020, 11: 5275.

[46]Gao Y, Li L, Yuan P, et al. 5-Formylcytosine landscapes of human preimplantation embryos at single-cell resolution. PLoS Biology, 2020, 18: e3000799.

[47]Zheng W, Zhou Z, Sha Q, et al. Homozygous mutations in BTG4 cause zygotic cleavage failure and female infertility. The American Journal of Human Genetics, 2020, 107: 24-33.

[48]Sha QQ, Zheng W, Wu YW, et al. Dynamics and clinical relevance of maternal mRNA clearance during the oocyte-to-embryo transition in humans. Nature Communications, 2020, 11: 1-16.

[49]Li Q, Zheng D, Wang Y, et al. Association between exposure to airborne particulate matter less than 2.5 mum and human fecundity in China. Environ Int, 2021, 146: 106231.

[50]Ke H, Hu J, Zhao L, et al. Impact of thyroid autoimmunity on ovarian reserve, pregnancy outcomes, and offspring health in euthyroid women following in vitro fertilization/intracytoplasmic sperm injection. Thyroid, 2020, 30(4): 588-597.

[51]Rao M, Wang H, Zhao S, et al. Subclinical hypothyroidism is associated with lower ovarian reserve in women aged 35

years or older. Thyroid, 2020, 30(1): 95-105.

[52]Wang S, Zheng Y, Li J, et al. Single-cell transcriptomic atlas of primate ovarian aging. Cell, 2020, 180(3): 585-600.e19.

[53]Li L, Zhu S, Shu W, et al. Characterization of metabolic patterns in mouse oocytes during meiotic maturation. Mol Cell, 2020, 80(3): 525-540.e9.

[54]Chu W, Han Q, Xu J, et al. Metagenomic analysis identified microbiome alterations and pathological association between intestinal microbiota and polycystic ovary syndrome. Fertility and Sterility, 2020, 113(6): 1286-1298.

[55]Qi X, Yun C, Liao B, et al. The therapeutic effect of interleukin-22 in high androgen-induced polycystic ovary syndrome. Journal of Endocrinology, 2020, 245(2): 281-289.

[56]Wang X, Li ZT, Yan Y, et al. LARP7-mediated U6 snRNA modification ensures splicing fidelity and spermatogenesis in mice. Mol Cell, 2020, 77(5): 999-1013.

[57]Zhao L, Yao C, Xing X, et al. Single-cell analysis of developing and azoospermia human testicles reveals central role of Sertoli cells. Nat Commun, 2020, 11(1): 5683.

[58]He X, Liu C, Yang X, et al. Bi-allelic loss-of-function variants in CFAP58 cause flagellar axoneme and mitochondrial sheath defects and asthenoteratozoospermia in humans and mice. Am J Hum Genet, 2020, 107(3): 514-526.

[59]Liu, C, Miyata H, Gao Y, et al. Bi-allelic DNAH8 variants lead to multiple morphological abnormalities of the sperm flagella and primary male infertility. Am J Hum Genet, 2020, 107(2): 330-341.

[60]Wang Y, Zhai F, Guan S, et al. A comprehensive PGT-M strategy for ADPKD patients with *de novo* PKD1 mutations using affected embryo or gametes as proband. J Assist Reprod Genet, 2021, 38(9): 2425-2434.

[61]Wang Y, Qin M, Yan Z, et al. A strategy using SNP linkage analysis for monogenic diseases PGD combined with HLA typing. Clinical Genetics, 2020, 98(2): 138-146.

[62]Liu S, Wang H, Leigh D, et al. Third-generation sequencing: any future opportunities for PGT. J Assist Reprod Genet, 2021, 38(2): 357-364.

[63]Gao M, Wang L, Xu P, et al. Noncarrier embryo selection and transfer in preimplantation genetic testing cycles for reciprocal translocation by Oxford Nanopore Technologies. Journal of Genetics and Genomics, 2020, 47(11): 718-721.

[64]Guo W, Lai Y, Yan Z, et al. Trio-whole-exome sequencing and preimplantation genetic diagnosis for unexplained recurrent fetal malformations. Human Mutation, 2020, 41(2): 432-448.

[65]Zhang L, Shi J, Ouyang J, et al. X-CNV: genome-wide prediction of the pathogenicity of copy number variations. Genome Medicine, 2021, 13(1): 132.

[66]Bai F, Wang DY, Fan YJ, et al. Assisted reproductive technology service availability, efficacy and safety in Mainland China: 2016. Hum Reprod, 2020, 35(2): 446-452.

[67]Hu KL, Liu FT, Xu H, et al. Association of serum anti-Müllerian hormone and other factors with cumulative live birth rate following IVF. Reprod Biomed Online, 2020, 40(5): 675-683.

[68]Sun XY, Lan YZ, Liu S, et al. Relationship between anti-Müllerian hormone and *in vitro* fertilization-embryo transfer in clinical pregnancy. Front Endocrinol (Lausanne), 2020, 11: 595448.

[69]Dai X, Wang Y, Yang H, et al. AMH has no role in predicting oocyte quality in women with advanced age undergoing IVF/ICSI cycles. Sci Rep, 2020, 10(1): 19750.

[70]Xu H, Shi L, Feng G, et al. An ovarian reserve assessment model based on anti-Müllerian hormone levels, follicle-stimulating hormone levels, and age: retrospective cohort study. J Med Internet Res, 2020, 22(9): e19096.

[71]Huang J, Lin J, Cai R, et al. Effect of a prior cesarean delivery on pregnancy outcomes of frozen-thawed embryo transfer: A retrospective cohort study in a freeze-all setting. Acta Obstet Gynecol Scand, 2020, 99(10): 1303-1310.

[72]Dou Y, Zeng D, Zou Z, et al. Hysteroscopic treatment of cesarean scar defect. Arch Gynecol Obstet, 2020, 302(5): 1215-1220.

[73]王超, 姚颖, 郑丹蕾, 等. 体外受精-胚胎移植后剖宫产瘢痕妊娠发病与诊治分析. 中华医学杂志, 2020, 100(47): 3759-3763.

[74]Song J, Ma T, Liang Y, et al. Efficacy and safety of Dingkun pill for female infertility patients with low prognosis undergoing *in vitro* fertilization-embryo transfer: study protocol for a multicenter, double-blind, randomized, placebo-

controlled trial. Trials, 2020, 21(1): 550.

[75]Jiang X, Yan H, Zhong X, et al. Effect of Bushen Yutai recipe on IVF patients subjected to mild ovarian stimulation. Front Med (Lausanne), 2020, 7: 541537.

[76]Xing L, Xu J, Zhang Q, et al. Pregnancy outcome treated with stage-by-stage acupuncture and moxibustion therapy based on the chong channel being sea of blood theory in repeated IVF-ET failure patients: A randomized controlled trial. Medicine (Baltimore), 2020, 99(47): e23234.

[77]Huang S, Hu M, Ng EHY, et al. A multicenter randomized trial of personalized acupuncture, fixed acupuncture, letrozole, and placebo letrozole on live birth in infertile women with polycystic ovary syndrome. Trials, 2020, 21(1): 239.

[78]Chen W, Peng Y, Ma X, et al. Integrated multi-omics reveal epigenomic disturbance of assisted reproductive technologies in human offspring. Ebiomedicine, 2020, 61: 103076.

[79]Yang D Z, Griesinger G, Wang W, et al. A Phase III randomized controlled trial of oral dydrogesterone versus intravaginal progesterone gel for luteal phase support in *in vitro* fertilization (Lotus II): results from the Chinese mainland subpopulation. Gynecol Endocrinol, 2020, 36(2): 175-183.

[80]Song X L, Lu CL, Zheng XY, et al. Enhancing the scope of *in vitro* maturation for fertility preservation: transvaginal retrieval of immature oocytes during endoscopic gynaecological procedures. Hum Reprod, 2020, 35(4): 837-846.

[81]Zheng X, Guo W, Zeng L, et al. Live birth after *in vitro* maturation versus standard *in vitro* fertilisation for women with polycystic ovary syndrome: protocol for a non-inferiority randomised clinical trial. BMJ Open, 2020, 10(4): e35334.

[82]Zou H, Chen B, Ding D, et al. Melatonin promotes the development of immature oocytes from the COH cycle into healthy offspring by protecting mitochondrial function. J Pineal Res, 2020, 68(1): e12621.

[83]Chen H, Guo J, Wang C, et al. Clinical characteristics and intrauterine vertical transmission potential of COVID-19 infection in nine pregnant women: a retrospective review of medical records. Lancet, 2020, 395(10226): 809-815.

[84]Chen L, Li Q, Zheng D, et al. Clinical characteristics of pregnant women with COVID-19 in Wuhan, China. N Engl J Med, 2020, 382(25): e100.

[85]Wang Y, Chen L, Wu T, et al. Impact of COVID-19 in pregnancy on mother's psychological status and infant's neurobehavioral development: a longitudinal cohort study in China. BMC Med, 2020, 18(1): 347.

[86]Chen W, Yuan P, Yang M, et al. SARS-CoV-2 entry factors: ACE2 and TMPRSS2 are expressed in peri-implantation embryos and the maternal-fetal interface. Engineering (Beijing), 2020, 6(10): 1162-1169.

[87]Liu X, Chen Y, Tang W, et al. Single-cell transcriptome analysis of the novel coronavirus (SARS-CoV-2) associated gene ACE2 expression in normal and non-obstructive azoospermia (NOA) human male testes. Sci China Life Sci, 2020, 63(7): 1006-1015.

[88]Yu N, Li W, Kang Q, et al. Clinical features and obstetric and neonatal outcomes of pregnant patients with COVID-19 in Wuhan, China: a retrospective, single-centre, descriptive study. Lancet Infect Dis, 2020, 20(5): 559-564.

[89]Wu YT, Liu J, Xu JJ, et al. Neonatal outcome in 29 pregnant women with COVID-19: A retrospective study in Wuhan, China. PLoS Med, 2020, 17(7): e1003195.

[90]Juan J, Gil MM, Rong Z, et al. Effect of coronavirus disease 2019 (COVID-19) on maternal, perinatal and neonatal outcome: systematic review. Ultrasound Obstet Gynecol, 2020, 56(1): 15-27.

[91]Wang C, Zhou YH, Yang HX, et al. Intrauterine vertical transmission of SARS-CoV-2: what we know so far. Ultrasound Obstet Gynecol, 2020, 55(6): 724-725.

[92]Chen L, Jiang H, Zhao Y. Pregnancy with COVID-19: Management considerations for care of severe and critically ill cases. American Journal of Reproductive Immunology, 2020, 84(5): e13299.

[93]Wang Y, Chen L, Wu T, et al. Impact of Covid-19 in pregnancy on mother's psychological status and infant's neurobehavioral development: a longitudinal cohort study in China. BMC Med, 2020, 18(1): 347.

[94]Wu Y, Zhang C, Liu H, et al. Perinatal depressive and anxiety symptoms of pregnant women during the coronavirus disease 2019 outbreak in China. Am J Obstet Gynecol, 2020, 223(2): 240-241.

六、免疫学研究进展

王冰晶[1]　曹雪涛[1,2]

1 中国医学科学院基础医学研究所　2 南开大学生命科学院

2020 年，突如其来的新型冠状病毒肺炎（简称新冠肺炎）在全球范围内大暴发，给人类社会带来全面深远的影响，也对科研界的交流和研究造成了诸多不便。尽管如此，中国免疫学界依然在过去一年交出了一份亮眼的成绩，尤其是在解析新型冠状病毒（简称新冠病毒）致病机制以及设计研发中和抗体和新型疫苗方面取得了突破性的进展。与此同时，我国在免疫学基础研究和转化应用方面继续稳步推进，在免疫基础理论、肿瘤免疫治疗和神经代谢免疫等领域取得开创性成果。本文将总结过去一年我国免疫学领域的最新研究进展及代表性成果，共同展望未来免疫学领域的重大挑战和前沿方向。

（一）新冠肺炎免疫研究进展

新冠肺炎暴发之后，我国科学家在临床诊疗、发病机制和疫苗开发等多个领域迅速开展研究工作，为全面建立和优化疾病诊疗方案奠定了重要基础。新冠病毒感染可诱导保护性的固有和适应性免疫应答，而不受控制的炎性反应和受损的适应性免疫应答可能导致机体局部和系统性的组织损伤。因此，病毒与宿主免疫系统的相互作用决定了新冠肺炎的疾病进展及严重程度。通过鉴定新冠病毒感染引起机体免疫病理产生的生物标志物，及时预测疾病的发展，以及进行有针对性的免疫治疗是对新冠肺炎进行有效干预的重要措施。国内多个课题组通过单细胞测序技术对新冠肺炎患者的外周血及支气管肺泡灌洗液中的免疫细胞进行分析，发现大多数轻症患者表现出强烈的干扰素和急性炎症反应，表现为血清中多种促炎细胞因子和趋化因子的水平明显升高，外周血单核细胞高表达 IL-6 受体，并且效应性 CD8[+] T 细胞比例显著增加[1-3]。然而重型新冠肺炎患者经常出现高度受损的 I 型干扰素反应，可能与病毒在血液内的持续复制和增强的炎症反应相关。重症患者灌洗液中含有大量促炎性单核细胞来源的巨噬细胞，与之相对应的轻症患者则以克隆扩增的 CD8[+] T 细胞为主。此外，通过对新冠肺炎患者的血清进行蛋白质组学和代谢组学分析，研究人员发现了一系列与巨噬细胞失调、血小板脱颗粒、补体系统和代谢抑制相关的分子改变，揭示了重症新冠肺炎患者血清中的特征性蛋白质标志物和代谢物变化，从而便于及时对病情进行严重程度的评估[4]。

新冠病毒可以引发强烈的体液免疫反应，在感染后数天内即可检测到具有中和作用的 IgG 抗体。抗体主要结合病毒内部的核壳蛋白和外部的刺突蛋白，尤其是针对刺突蛋白受体结合区域（RBD）的中和抗体可以有效阻断病毒与宿主细胞表面受体 ACE2 的结合，对清除病毒发挥着关键的作用[5]。研究人员对具有不同糖基化修饰及刺突蛋白突变的新冠病毒变异株进行了感染性和免疫原性的检测，对中和抗体的开发具有重要的提示意义[6]。与此同时，来自国内不同院校的团队分别从患者血浆或 B 细胞中分离出若干个具有中和作用的单克隆抗体，在体外可以有效阻断病毒刺突蛋白与 ACE2 受体的结合，并且在小鼠和恒河猴中表现出显著的预防和治疗功效，显著降低了呼吸道中新冠病毒的载量，保护了由病毒感染造成的肺部损伤[7-10]。此外，北京大学的谢晓亮课题组通过对新冠病毒感染者血液中的记忆 B 细胞进行高通量的单细胞 VDJ 测序筛选到具有高效中和新冠病毒活性的单克隆抗体，可以有效阻断病毒与宿主细胞受体 ACE2 的结合，在 hACE2 转基因小鼠中具有抗病毒作用[11]。目前对这些具有高效中和新冠病毒能力的单克隆抗体正在开展治疗性抗体的临床试验，已经取得了积极的进展。

疫苗是战胜新冠肺炎防止其传播的最有效方式，我国在新冠肺炎暴发之后迅速开展了多种技术路线新冠疫苗的研究和开发，其中灭活病毒疫苗和腺病毒载体疫苗由于技术路线相对成熟，最先在前期动物实验和后期临床试验中证实了疫苗的有效性和安全性[12-15]。目前，我国已有 5 款新冠疫苗获批附条件上市或紧急使用，包括 3 款灭活病毒疫苗、1 款腺病毒载体疫苗和 1 款重组亚单位疫苗。其中，中国医药集团有限公司和北京科兴生物制品有限公司研发的灭活病毒疫苗已经获世界卫生组织紧急使用认证，在多个国家开始大规模的人群接种用以建立有效的群体免疫屏障。此外，中山大学的张辉课题组将纳米颗粒展示技术应用到新冠疫苗的研发当中，他们研发的双抗原纳米颗粒疫苗在小鼠和恒河猴体内均诱导出高浓度的中和抗体[16]。与传统疫苗相比，核酸疫苗由于可以迅速大规模生产和使用被称为抗击新冠病毒的最大希望，由国内多个合作单位共同研发的新型 mRNA 新冠疫苗 ARCoV 在动物模型中能够有效激发免疫反应，诱导产生中和抗体，同时采用先进的制剂技术，在室温下能够存放至少一周而依旧保持稳定，对于疫苗的运输和储存至关重要[17]。刺突蛋白是新冠病毒进入宿主细胞激发免疫应答的重要组分，中国科学院微生物研究所的高福团队基于病毒 RBD 结构设计了串联重复单链的RBD 二聚体形式，在保留疫苗效力的同时可以显著提高抗体滴度，该策略不但可以用于新冠疫苗的开发，对于其他冠状病毒的疫苗设计同样有效[18]。由于新冠疫苗研发时间的快速推进，疫苗带来的保护性免疫的长期效果还有待观察，并且对于疫苗在新冠病毒易感人群尤其是免疫功能失调的患者人群的保护作用还需要更多的研究。

（二）天然免疫和适应性免疫应答研究进展

天然免疫应答是机体抵抗病原体感染的第一道防线。一方面，病原体相关分子模式（PAMPs）可被天然免疫细胞的模式识别受体识别，从而激活天然免疫信号通路，促进炎症细胞因子、趋化因子及干扰素的产生，并进一步招募和活化多种炎症细胞调控适应性免疫应答，清除入侵病原体。另一方面，病原体通过多种机制抑制宿主免疫激活从而发生免疫逃逸，因此研究宿主与病原体之间的相互作用对于感染性疾病的治疗具有重要的意义。同济大学戈宝学课题组研究发现，当人体感染结核分枝杆菌时，结核菌分泌的毒力因子 Rv0222 可以与宿主细胞内的 E3 泛素连接酶 ANAPC2 发生相互作用，在其 76 位点的赖氨酸上发生 K-11 泛素化修饰，从而抑制宿主细胞 TLR2/ TRAF6/ NF-κB 信号触发的天然免疫应答，促进结核菌免疫逃逸[19]，该研究对于开发新型有效的抗结核菌药物具有重要意义。浙江大学的曹雪涛团队通过 RNA 病毒 VSV 感染模型鉴定发现了宿主巨噬细胞内一个长链非编码 RNA（lncRNA-GM）能够显著促进干扰素的产生并抑制病毒复制。当该 lncRNA 的表达被抑制时，会造成 TBK1 的 *S*-谷胱甘肽化修饰水平的升高，抑制抗病毒干扰素的产生，有助于病毒实现免疫逃逸，为解释病毒与机体天然免疫的博弈提供了新的视角[20]。中国科学院上海巴斯德研究所肖晖课题组研究发现一种跨细胞膜转运蛋白 LRRC8/VRAC 可以将病毒感染细胞后产生的 cGAMP 转运到非感染细胞中激活 STING 信号，进一步激活 TBK1/IRF3 信号通路，诱导 I 型干扰素表达，启动宿主防御和干扰素应答，揭示了机体抵御病毒感染的独特机制[21]。山东大学赵伟团队以 DNA 病毒 HSV-1 感染为模型，发现谷胱甘肽过氧化物酶 4（GPX4）作为关键的脂质过氧化抑制蛋白，可以通过细胞内脂质氧化还原稳态，促进 STING 信号通路的激活，深化了对 DNA 识别通路及天然免疫应答调控的认知[22]。中国科学院分子细胞科学卓越创新中心的王红艳课题组通过筛选乙肝病毒感染患者和 VSV 感染小鼠模型的肝组织差异表达基因，发现抑制胆固醇代谢的中间产物 7-脱氢胆固醇（7-DHC）及 7-脱氢胆固醇还原酶（DHCR7）均可通过激活 AKT3 和 IRF3 促进 I 型干扰素的产生和抗病毒反应，对胆固醇代谢和天然免疫调控之间的作用提出了新的见解，有助于开发治疗病毒感染的新药物[23]。

适应性免疫主要是由 $CD4^+$ 的辅助性 T 细胞（Th 细胞）所调控，对于机体有效清除病原体至关重要。不同效应功能的 Th 细胞亚群在诱导免疫应答与耐受及自身免疫疾病的发病过程中发挥重要的调控作用，因此其分化和调节机制近年来一直是免疫学研究的热点。清华大学董晨团队研究发现，发热能通过促进 TGF-β 信号通路的核心信号转导分子 SMAD4 的类泛素化修饰及入核，特异性地增强 Th17 细胞分化及 IL-17 的表达，加重 Th17 细胞相关的小鼠实验性自身反应性脑脊髓炎的发病症状[24]，这一调节机制可能成为治疗人类自身免疫性疾病的潜在靶标。此外，他们还发现 Th17 细胞分化所必需的两个细胞因子 IL-6 和 TGF-β 可以通过与 *Rorc* 基因位点两个不同的保守非编码 DNA 序列相互作用，从表观和分子水平协同调控 RORγt 的表达和 Th17 细胞的分化[25]。陆军军医大学刘新东团队发现了一群新的高表达 SOSTDC1 的 Tfh 细胞亚群，通过分泌蛋白 SOSTDC1 促进抑制性 Tf 细胞亚群分化，从而失去辅助 B 细胞产生抗体的功能。这一发现为自身免疫性疾病的药物研发以及提高抗病毒感染策略提供了新的视角[26]。

细胞死亡可以触发产生多样化的免疫应答，对于保持机体稳态发挥关键作用。细胞焦亡作为一种依赖于 Gasdermin（GSDM）家族蛋白在细胞膜打孔的可调控的细胞死亡，是近年来研究最多的炎症性细胞死亡类型之一。北京生命科学研究所的邵峰团队在其前期对细胞焦亡的研究基础上，与其他合作者进一步揭示了天然免疫中 caspase 自剪切活化和特异识别 GSDMD 介导细胞焦亡的完整分子机制，并且首次获得 caspase 与其生理底物复合物的三维结构，为 caspase 酶活性和底物识别机制研究提供了全面深入的理解，为靶向 caspase 和 GSDMD 治疗自身炎症性疾病和败血症提供了理论依据[27]。此外，他们利用北京大学刘志博课题组开发的苯丙硼氨酸介导的生物正交剪切系统，将该系统应用到 Gasdermin 蛋白后，实现了在原位且可控性地激活肿瘤细胞焦亡，诱导机体产生高效的抗肿瘤免疫应答[28]。在抗肿瘤免疫反应中，细胞毒性 T 细胞（CTL）主要通过释放穿孔素杀伤肿瘤细胞。邵峰团队的工作发现 CTL 中的丝氨酸蛋白酶 Granzyme A 可以经穿孔素进入靶细胞，通过水解 GSDMB 诱导靶细胞发生焦亡，增强抗肿瘤免疫应答反应[29]。这一发现刷新了我们对焦亡的认识，对经典免疫学理论中 CTL 主要诱导靶细胞发生凋亡的认知进行了重要的补充，并且该研究还为肿瘤免疫提供了新思路，可以将

GSDMB 作为潜在靶点与肿瘤免疫疗法联合使用，提高治疗效果。

（三）肿瘤免疫研究进展

近年来，人们对于肿瘤抗原和肿瘤微环境等机体抗肿瘤免疫应答及肿瘤免疫逃逸的细胞与分子机制有了更为深入和全面的研究，并极大地推动了肿瘤免疫治疗的发展。以 PD-1/PD-L1 和 CTLA4 为主要靶向的免疫检查点疗法，以及嵌合抗原受体（CAR）T 细胞治疗技术已经在多种实体瘤和血液肿瘤中取得了令人振奋的临床效果。而对于肿瘤免疫逃逸和肿瘤免疫治疗的耐药机制的研究将有助于制订新的个体化治疗策略，从而进一步拓宽治疗适应证，提高治疗响应率。

肿瘤微环境包括肿瘤细胞、基质细胞、肿瘤浸润的抑制性免疫细胞亚群，以及一系列生物活性介质，保护肿瘤组织逃脱机体的免疫监视并促进肿瘤进展。中山大学的宋尔卫团队研究发现肿瘤细胞膜上存在 DNA 感受器 CCDC25，可以识别中性粒细胞胞外诱捕网（NETs）内的 DNA，随后激活 ILK-β-parvin 通路增强细胞的运动性，从而促进肿瘤细胞向远处转移。这一发现提示靶向 CCDC25 可能作为治疗并预防癌症转移的新型潜在策略[30]。北京大学蒋争凡团队前期的工作已经证明了锰离子（Mn^{2+}）在天然免疫应答 cGAS-STING 通路中的重要作用。他们最新的研究发现 Mn^{2+} 同样可以有效激活肿瘤细胞的 cGAS-STING 通路，显著促进宿主抗原提呈细胞对肿瘤抗原的提呈能力，促进细胞毒性 T 细胞的浸润和杀伤[31]。提示 Mn^{2+} 在抗肿瘤免疫中发挥至关重要的作用，为肿瘤免疫治疗开创了新的思路和治疗方案。中国科学技术大学周荣斌课题组发现髓系细胞中脂质和蛋白磷酸酶 PTEN 可以通过促进免疫微环境中 NLRP3 炎症小体活化提高化疗诱导的抗肿瘤免疫应答，提示 PTEN 的表达可以作为一种预测化疗敏感性的生物标志物[32]。中山大学苏士成团队通过分析乳腺癌化疗前后患者的肿瘤浸润 B 细胞亚群，发现补体抑制蛋白 CD55 可以决定 B 细胞在化疗诱导下的分化方向，证明了 B 细胞亚群开关在化疗反应中的关键作用[33]。此外，多个研究团队通过单细胞测序技术对不同来源的肿瘤样本进行高通量分析，解析肿瘤微环境中特征性免疫图谱和免疫逃逸机制，为个性化肿瘤免疫治疗方案的建立提供了更多的理论依据[34-35]。

肿瘤免疫治疗主要依赖活化的 T 细胞对肿瘤细胞的杀伤，无论是免疫检查点疗法还是 CAR-T 细胞疗法都是通过增强肿瘤特异性 T 细胞的杀伤能力实现的。但是 T 细胞在对肿瘤细胞杀伤过程中，会逐渐进入耗竭的状态。因此，研究调控影响 T 细胞功能障碍的信号通路有助于改善 T 细胞的杀伤功能，也是提升临床肿瘤免疫治疗的关键。中国医学科学院基础医学研究所黄波团队的研究发现 IL-2 可以诱导 T 细胞大量合成色氨酸羟化酶 1（TPH1），激活芳香烃碳氢化合物受体（AhR）直接上调免疫抑制性受体的表达，从而诱导 T 细胞耗竭[36]。北京大学尹玉新团队发现肿瘤产生的活性氧（ROS）可以促进 T 细胞中磷酸酶 PAC1 的转录，而表达增加的 PAC1 通过招募核小体重构和去乙酰化复合体，重塑 T 细胞的染色质开放性，特异性抑制下游效应性基因的表达，最终引起 T 细胞发生耗竭。抑制 PAC1 通路可以重新激活 T 细胞的杀伤能力，为肿瘤免疫治疗提供了潜在的新型药物靶点[37]。清华大学廖学斌课题组则对造血祖细胞激酶 1（HPK1）调控 T 细胞衰竭及其相关机制进行了全面的研究，首次提出了 HPK1 通过 NF-κB-Blimp1 信号轴调控 T 细胞的功能，阐明了 HPK1 是调控 CAR-T 细胞疗效的关键激酶[38]。HPK1 敲除的 CAR-T 细胞具有更强的抗肿瘤效应，提示其可以作为 T 细胞免疫疗法的潜在靶点。

CAR-T 细胞治疗通过基因工程技术使患者 T 细胞携带特异性识别肿瘤抗原的嵌合型抗原受体，从而有效清除肿瘤细胞。但 CAR-T 细胞过度活跃可能引起细胞因子风暴，并且 CAR-T 细胞不能对肿瘤细胞进行长期监控，会导致肿瘤复发。中国科学院分子细胞科学卓越创新中心的许琛琦团队和北京大学黄超兰团队通过开发基于质谱的绝对定量蛋白质组新方法，发现了 T 细胞信号转导中关键信号分子 CD3ε 可以通过其 ITAM 基序招募抑制性信号分子 Csk，并通过其 BRS 基序招募活化性信号分子 PI3K。在 CAR 中整合入 CD3ε，可以提高 CAR-T 细胞的存活时间提高抗肿瘤效果，并防止过多的细胞因子产生减轻治疗毒性，在此基础上有望开展 CAR-T 细胞治疗的新方法[39]。同时，许琛琦团队和上海科技大学的王皞鹏课题组研究证明 CAR 受体在结合肿瘤抗原后会发生泛素化修饰及溶酶体介导的 CAR 降解，从而导致细胞表面 CAR 受体水平显著下调。通过点突变 CAR 胞内段的泛素化位点可以抑制 CAR 的降解，使 CAR-T 细胞具有更持久的抗肿瘤活性，为防止 CAR-T 治疗后的肿瘤复发提供了新策略[40]。中国药科大学张灿课题组建立了新型的 T 细胞表面锚定技术，实现代谢调节与 CAR-T 协同治疗实体瘤的目的，在小鼠模型中展示出显著的治疗效果，为实体瘤的治疗提供了新策略[41]。此外，医科院黄波课题组发现 CAR-T 细胞通过释放颗粒酶 B 导致大面积的细胞焦亡发生，而细胞焦亡释放的因子会进一步激活巨噬细胞中的 caspase 1 切割活化 GSDMD，从而导致大量细胞因子的释放和炎症因子风暴的发生，因此该研究对于 CAR-T 治疗引起的炎症风暴副作用提供了潜在有效的干预手段[42]。

近年来的研究发现，免疫检查点疗法可显著增强 T 细胞应答，在肿瘤免疫治疗方面取得了突破性进展。虽然免疫检查点抑制剂已经在多种肿瘤中表现出显著的临床效果，但是仍然有很多患者对治疗无应答或者出现免疫耐受。因此，探寻有效的分子预测标志和联合治疗是实现精准免疫治疗和提高治疗效果的重要方法。中南大学陈翔团队揭示了腺苷 ADORA1 可以上调黑色素瘤细胞 PD-L1 的表达，进而加快杀伤性 CD8[+] T 细胞的耗竭，促进肿瘤免疫逃逸。因此可以将 ADORA1 作为预测 PD-1 抗体治疗效果的标志物，并提出 ADORA1 靶向抑制剂与 PD-1 阻断剂联合治疗黑色素瘤的新策略[43]。海军军医大学王红阳团队研究发现烟酰胺腺嘌呤二核苷酸（NAD[+]）合成途径中的关键限速酶 NAMPT 可通过激活 γ 干扰素信号通路上调 PD-L1 的表达。因此提出肿瘤中 NAMPT 的表达可能作为预测免疫治疗疗效的生物标志物，补充 NAD[+]前体 NMN 联合 PD-1/PD-L1 抗体为免疫治疗耐药的肿瘤提供了一种新的治疗策略[44]。清华大学廖学斌课题组发现组蛋白 H3K4me3 去甲基化酶 KDM5A 能够促进肿瘤细胞 PD-L1 的表达，因此 KDM5A 分子表达可作为潜在有效的 PD-1 抗体治疗的生物标志物，并且联合使用 KDM5A 激活剂可以增加 PD-1 抗体的抗肿瘤效果[45]。

（四）免疫相关疾病研究进展

自身免疫性疾病是一类由于免疫系统对机体的免疫耐受被破坏，致使抗体或淋巴细胞攻击自身器官组织而引起的疾病。除此之外，临床上包括神经系统、消化系统，以及心血管系统等在内的多种疾病都被证明与免疫应答的失衡有关。浙江大学周青课题组与复旦大学附属儿童医院王晓川课题组合作通过全外显子测序鉴定到了两个携带有受体相互作用蛋白激酶 RIPK1 新发突变的家系，病人表现出典型的自身炎症疾病表型。进一步探索其发病分子机制发现，突变的 RIPK1 可以促进其激酶活性，导致细胞死亡增加，炎症因子 IL-6 和 TNF 表达上调。用靶向 IL-6 的抗体对病人进行治疗可以有效改善病情[46]。上海交通大学王宏林课题组研究发现银屑病人的角化细胞中蛋白磷酸酶 6（PP6）的失调是疾病发生的关键事件。PP6 表达减少可以造成角质形成细胞中精氨酸酶 1 的积累，促进尿素循环产生多胺。多胺可保护银屑病角质形成细胞释放的自身 RNA 不被降解，从而激活 TLR7 信号通路和 IL-6 的产生。使用精氨酸酶抑制剂可以改善银屑病动物模型的皮肤炎症[47]。女性自身免疫性疾病发病率明显高于男性，清华大学祁海课题组研究发现了一种导致两性之间抗体免疫应答差异的新机制，发现趋化因子 GPR174-CCL21 受雄激素调控从而表现出差异性调节雌雄 B 细胞向生发中心定位的能力[48]。这一发现为增强疫苗接种效果以及针对抗体介导自身免疫疾病的治疗提供了新思路和潜在新靶点。

胆道闭锁（BA）是免疫介导的肝内外胆管阻塞，导致病理性黄疸以及肝硬化和肝衰竭等严重危及婴幼儿生命的疾病。广州市儿科研究所的张玉霞团队与北京大学白凡团队通过单细胞转录组测序系统绘制了 BA 患儿肝脏免疫图谱，特征性表现之一是 B 细胞淋巴细胞生成和耐受缺陷导致自身反应性 B 细胞的扩增。临床试验用利妥昔单抗（anti-CD20）对 BA 患儿的 B 细胞进行清除性治疗后肝脏紊乱的免疫系统可以恢复到健康状态[49]。该研究不仅提出了导致 BA 患儿肝脏快速衰竭的免疫致病新机制，同时为 BA 患儿提供了潜在的 B 细胞修饰治疗策略。厦门大学韩家淮课题组发现肠道干细胞中组蛋白甲基转移酶 SETDB1 的缺失可以释放其对内源性逆转录病毒的抑制从而造成基因组不稳定，进一步触发了 z-DNA 结合蛋白 1 依赖性的细胞死亡，最终破坏了上皮屏障的稳态促进了炎症性肠病（IBD）的发生[50]。研究提示靶向肠干细胞坏死可能是严重 IBD 的潜在治疗方法。

衰老过程往往伴随着机体系统性炎症的增加，天津医科大学刘强课题组通过比较年轻和年老人脑组织的免疫印迹，发现免疫细胞随着年龄增长在脑组织内逐渐增加，部分衰老的神经前体细胞高表达 IL-27 等炎症因子，进一步激活并扩增脑内聚集的免疫细胞[51]。研究提示通过免疫干预清除衰老大脑内的免疫细胞，可能促进神经前体细胞的存活并改善认知功能。清华大学祁海课题组和钟毅课题组通过小鼠模型研究发现大脑杏仁核和室旁核中表达促肾上腺皮质激素释放激素（CRH）的神经元，可以通过脾神经通路传导免疫增强的信号来促进脾脏内 B 细胞的产生[52]。这条通路促进疫苗接种引起的抗体免疫应答，并可通过响应躯体行为刺激对免疫应答进行不同调控。这是首次报道的由神经信号传递而非内分泌激素介导的中枢神经对适应性免疫应答进行调控的通路，为神经免疫学研究拓展了新方向。

（五）总结与展望

通过总结 2020 年我国免疫学家在 *Nature*、*Science*、*Cell* 等国际一流期刊发表的高影响力论文，可以看到我国免疫学研究继续保持了近年来整体上升的水平，并且在某些领域逐步形成特色和优势。近年来国家对于免疫学研究的资助显著增加，包括国家自然科学基金、国家科技重大专项、国家重点研发计划、技术创新引导专项、基地和人才专项，从不同层面为免疫学实验室平台体系的建设与免疫学前沿课题的研究提供了保障。例如，2018 年开始立项的自然科学基金基础科学中心项目"天然免疫细胞活化和死亡"，聚焦免疫炎症的触发与应答调控以及炎性疾病发生机制这一重要科学问题，近年取得了包括天然免疫识别新型受体的发现及其调控机制、新型细胞亚群发现与鉴定、细胞焦亡调控的分子机制及其在免疫治疗中的重要效应等一系列突破性成果[20,28-29,50]。另外，新的技术体系不断涌现并应用于免疫学研究，特别是单细胞测序技术的广泛应用，可以通过单个细胞水平的研究绘制精确的免疫图谱，为免疫细胞分化、免疫应答调控和相关免疫疾病提供了更多的信息[1-3,34-35,53-54]。结构生物学与免疫学的交叉研究通过对免疫应答中的关键分子结构进行解析，有助于更深入破译免疫应答的生物学功能[55]。值得一提的是去年发表的多篇对新冠病毒的刺突蛋白与人细胞膜 ACE2 受体相互作用的结构解析，对新冠病毒的致病机制以及后续的疫苗和中和抗体的设计开发提供了重要的理论参考[56-59]。另外，我国免疫学研究的主要优势还在于我们所拥有的丰富的临床资源样本库，应用免疫学理论与方法研究免疫相关疾病的发病机制已经取得了显著的成果，对于新型药物的研发以及个体化治疗策略的制定具有重要参考意义[33-34,46,49]。

但是我们还应该清醒地认识到，与发达国家免疫学研究水平相比，我国免疫学研究依然存在较大的差距，缺乏原创性、突破性学术观点及独特性的开创性技术体系，还没有在国际免疫学领域形成领军型的一流免疫学家和权威性的免疫研究理论。新的技术体系包括质谱流式技术、CRISPR-Cas 筛选技术、实时动态成像技术等已经广泛应用于国外同行的免疫学研究中，但是却鲜见于国内目前发表的论文，因此通过与生物信息学、化学和物理学专业的合作将新的技术体系用于免疫学研究，有助于发现和认识免疫系统和免疫应答过程中参与的细胞与分子，探索新的免疫学未知领域。另外，我们还要看到国内对于免疫学基础理论的应用和转化还存在滞后，对于在实验室和动物模型中发现的新功能、新机制不能及时地进行产业化、药物开发和临床转化，因此还需要进一步加强与企业界及临床的合作。

近一年来由于新冠肺炎疫情在全球的蔓延，对于国际免疫学同行之间的交流造成了一定障碍，国际合作也处于停滞不前的状态。这也促使我们的免疫学家要迎难而上，以积极的心态刻苦攻关，勇于探索免疫学前沿领域课题，力争做出更多独创性引领性的研究成果。一方面要加强免疫学与其他学科的交叉融合，开发新的研究技术体系，推动系统免疫学的发展与应用，同时要继续深入基础研究与临床应用的结合，为肿瘤、传染病，以及其他免疫相关性疾病的治疗提供理论指导。另一方面，基础免疫学、临床免疫学和免疫学技术这三个方面的研究要继续向纵深发展，从而对免疫细胞、分子、基因网络的组成和动态调控，以及作用机制的认识更加细微与精密。我们有理由相信，通过孜孜不倦的探索和脚踏实地的积累，我国免疫学研究必将取得更丰硕的成果。

参 考 文 献

[1] Zhang JY, Wang XM, Xing XD, et al. Single-cell landscape of immunological responses in patients with COVID-19. Nat Immunol, 2020, 21(9): 1107-1118.

[2] Zhu LN, Yang PH, Zhao YZ, et al. Single-cell sequencing of peripheral mononuclear cells reveals distinct immune response landscapes of COVID-19 and influenza patients. Immunity, 2020, 53(3): 685-696.

[3] Liao MF, Liu Y, Yuan J, et al. Single-cell landscape of bronchoalveolar immune cells in patients with COVID-19. Nat Med, 2020, 26(6): 842-844.

[4] Shen B, Yi X, Sun YT, et al. Proteomic and metabolomic characterization of COVID-19 patient sera. Cell, 2020, 182(1): 59-72.

[5] Ni L, Ye F, Cheng ML, et al. Detection of SARS-CoV-2-specific humoral and cellular immunity in COVID-19 convalescent individuals. Immunity, 2020, 52(6): 971-977.

[6] Li QQ, Wu JJ, Nie JH, et al. The impact of mutations in SARS-CoV-2 spike on viral infectivity and antigenicity. Cell, 2020, 182(5): 1284-1294.

[7] Shi R, Shao C, Duan XM, et al. A human neutralizing antibody targets the receptor-binding site of SARS-CoV-2. Nature, 2020, 584(7819): 120-124.

[8] Ju B, Zhang Q, Ge JW, et al. Human neutralizing antibodies elicited by SARS-CoV-2 infection. Nature, 2020, 584(7819): 115-119.

[9] Chi XY, Yan RH, Zhang J, et al. A neutralizing human antibody binds to the N-terminal domain of the Spike protein of SARS-CoV-2. Science, 2020, 369(6504): 650-655.

[10] Wu Y, Wang FR, Shen CG, et al. A noncompeting pair of human neutralizing antibodies block COVID-19 virus binding to its receptor ACE2. Science, 2020, 368(6496): 1274-1278.

[11] Cao YL, Su B, Guo XH, et al. Potent neutralizing antibodies against SARS-CoV-2 identified by high-throughput single-cell sequencing of convalescent patients' B cells. Cell, 2020, 182(1): 73-84.

[12] Wang H, Zhao YT, Huang BY, et al. Development of an inactivated vaccine candidate, BBIBP-CorV, with potent protection against SARS-CoV-2. Cell, 2020, 182(3): 713-721.

[13] Gao Q, Bao LL, Mao HY, et al. Development of an inactivated vaccine candidate for SARS-CoV-2. Science, 2020, 369(6499): 77-81.

[14] Yang JY, Wang W, Chen ZM, et al. A vaccine targeting the RBD of the S protein of SARS-CoV-2 induces protective immunity. Nature, 2020, 586(7830): 572-577.

[15] Zhu FC, Li YH, Guan XH, et al. Safety, tolerability, and immunogenicity of a recombinant adenovirus type-5 vectored COVID-19 vaccine: a dose-escalation, open-label, non-randomised, first-in-human trial. The Lancet, 2020, 395(10240): 1845-1854.

[16] Ma XC, Zou F, Yu F, et al. Nanoparticle vaccines based on the receptor binding domain (RBD) and heptad repeat (HR) of SARS-CoV-2 elicit robust protective immune responses. Immunity, 2020, 53(6): 1315-1330.

[17] Zhang NN, Li XF, Deng YQ, et al. A Thermostable mRNA vaccine against COVID-19. Cell, 2020, 182(5): 1271-1283.

[18] Dai LP, Zheng TY, Xu K, et al. A Universal design of betacoronavirus vaccines against COVID-19, MERS, and SARS. Cell, 2020, 182(3): 722-733.

[19] Wang L, Wu JH, Li J, et al. Host-mediated ubiquitination of a mycobacterial protein suppresses immunity. Nature, 2020, 577(7792): 682-688.

[20] Wang YJ, Wang P, Zhang YK, et al. Decreased expression of the host long-noncoding RNA-GM facilitates viral escape by inhibiting the kinase activity TBK1 via S-glutathionylation. Immunity, 2020, 53(6): 1168-1181.

[21] Zhou C, Chen X, Planells-Cases R, et al. Transfer of cGAMP into bystander cells via LRRC8 volume-regulated anion channels augments STING-mediated interferon responses and anti-viral immunity. Immunity, 2020, 52(5): 767-781.

[22] Jia MT, Qin DH, Zhao CY, et al. Redox homeostasis maintained by GPX4 facilitates STING activation. Nat Immunol, 2020, 21(7): 727-735.

[23] Xiao J, Li WY, Zheng X, et al. Targeting 7-dehydrocholesterol reductase integrates cholesterol metabolism and IRF3 activation to eliminate infection. Immunity, 2020, 52(1): 109-122.

[24] Wang XH, Ni Lu, Wan SY, et al. Febrile temperature critically controls the differentiation and pathogenicity of T helper 17 cells. Immunity, 2020, 52(2): 328-341.

[25]Chang DH, Xing Q, Su Y, et al. The conserved non-coding sequences CNS6 and CNS9 control cytokine-induced Rorc transcription during T helper 17 cell differentiation. Immunity, 2020, 53(3): 614-626.

[26]Wu X, Wang Y, Huang R, et al. SOSTDC1-producing follicular helper T cells promote regulatory follicular T cell differentiation. Science, 2020, 369(6506): 984-988.

[27]Wang K, Sun Q, Zhong X, et al. Structural mechanism for GSDMD targeting by autoprocessed caspases in pyroptosis. Cell, 2020, 180(5): 941-955.

[28]Wang QY, Wang YP, Ding JJ, et al. A bioorthogonal system reveals antitumour immune function of pyroptosis. Nature, 2020, 579(7799): 421-426.

[29]Zhou ZW, He HB, Wang K, et al. Granzyme A from cytotoxic lymphocytes cleaves GSDMB to trigger pyroptosis in target cells. Science, 2020, 368(6494): eaaz7548.

[30]Yang LB, Liu Q, Zhang XQ, et al. DNA of neutrophil extracellular traps promotes cancer metastasis via CCDC25. Nature, 2020, 583(7814): 133-138.

[31]Lv MZ, Chen MX, Zhang R, et al. Manganese is critical for antitumor immune responses via cGAS-STING and improves the efficacy of clinical immunotherapy. Cell Res, 2020, 30(11): 966-979.

[32]Huang Y, Wang HY, Hao YZ, et al. Myeloid PTEN promotes chemotherapy-induced NLRP3-inflammasome activation and antitumour immunity. Nat Cell Biol, 2020, 22(6): 716-727.

[33]Lu YW, Zhao QY, Liao JY, et al. Complement signals determine opposite effects of B cells in chemotherapy-induced immunity. Cell, 2020, 180(6): 1081-1097.

[34]Sun YF, Wu L, Zhong Y, et al. Single-cell landscape of the ecosystem in early-relapse hepatocellular carcinoma. Cell, 2021, 184(2): 404-421.

[35]Zhang L, Li ZY, Skrzypczynska KM, et al., Single-cell analyses inform mechanisms of myeloid-targeted therapies in colon cancer. Cell, 2020, 181(2): 442-459.

[36]Liu YY, Zhou NN, Zhou L, et al. IL-2 regulates tumor-reactive CD8(+) T cell exhaustion by activating the aryl hydrocarbon receptor. Nat Immunol, 2021, 22(3): 358-369.

[37]Lu D, Liu L, Sun YZ, et al. The phosphatase PAC1 acts as a T cell suppressor and attenuates host antitumor immunity. Nat Immunol, 2020, 21(3): 287-297.

[38]Si JW, Shi XJ, Sun SH, et al. Hematopoietic progenitor kinase1 (HPK1) mediates T cell dysfunction and is a druggable target for T cell-based immunotherapies. Cancer Cell, 2020, 38(4): 551-566.

[39]Wu W, Zhou QP, Masubuchi T, et al. Multiple signaling roles of CD3epsilon and its application in CAR-T cell therapy. Cell, 2020, 182(4): 855-871.

[40]Li WT, Qiu SZ, Chen J, et al. Chimeric antigen receptor designed to prevent ubiquitination and downregulation showed durable antitumor efficacy. Immunity, 2020, 53(2): 456-470.

[41]Hao MX, Hou SY, Li WS, et al. Combination of metabolic intervention and T cell therapy enhances solid tumor immunotherapy. Sci Transl Med, 2020, 12(571): eaaz6667.

[42]Liu YY, Fang YL, Chen XF, et al. Gasdermin E-mediated target cell pyroptosis by CAR T cells triggers cytokine release syndrome. Sci Immunol, 2020, 5(43): eaax7969.

[43]Liu H, Kuang XW, Zhang YC, et al. ADORA1 inhibition promotes tumor immune evasion by regulating the ATF3-PD-L1 axis. Cancer Cell, 2020, 37(3): 324-339.

[44]Lv HW, Lv GS, Chen C, et al. NAD$^+$ metabolism maintains inducible PD-L1 expression to drive tumor immune evasion. Cell Metab, 2021, 33(1): 110-127.

[45]Wang LL, Gao Y, Zhang G, et al. Enhancing KDM5A and TLR activity improves the response to immune checkpoint blockade. Sci Transl Med, 2020, 12(560): eaax2282.

[46]Tao PF, Sun JQ, Wu ZM, et al. A dominant autoinflammatory disease caused by non-cleavable variants of RIPK1. Nature, 2020, 577(7788): 109-114.

[47]Lou FZ, Sun Y, Xu ZY, et al. Excessive polyamine generation in keratinocytes promotes self-RNA sensing by dendritic cells in psoriasis. Immunity, 2020, 53(1): 204-216.

[48]Zhao RZ, Chen X, Ma WW, et al. A GPR174-CCL21 module imparts sexual dimorphism to humoral immunity. Nature, 2020, 577(7790): 416-420.

[49]Wang J, Xu YH, Chen ZH, et al. Liver immune profiling reveals pathogenesis and therapeutics for biliary atresia. Cell, 2020, 183(7): 1867-1883.

[50]Wang RC, Li HD, Wu JF, et al. Gut stem cell necroptosis by genome instability triggers bowel inflammation. Nature, 2020, 580(7803): 386-390.

[51]Jin WN, Shi KB, He WY, et al. Neuroblast senescence in the aged brain augments natural killer cell cytotoxicity leading to impaired neurogenesis and cognition. Nat Neurosci, 2021, 24(1): 61-73.

[52]Zhang X, Lei B, Yuan Y, et al. Brain control of humoral immune responses amenable to behavioural modulation. Nature, 2020, 581(7807): 204-208.

[53]Bian ZL, Gong YD, Huang T, et al. Deciphering human macrophage development at single-cell resolution. Nature, 2020, 582(7813): 571-576.

[54]Dong F, Hao S, Zhang S, et al. Differentiation of transplanted haematopoietic stem cells tracked by single-cell transcriptomic analysis. Nat Cell Biol, 2020, 22(6): 630-639.

[55]Li YX, Wang GP, Li NN, et al. Structural insights into immunoglobulin M. Science, 2020, 367(6481): 1014-1017.

[56]Lan J, Ge JW, Yu JF, et al. Structure of the SARS-CoV-2 spike receptor-binding domain bound to the ACE2 receptor. Nature, 2020, 581(7807): 215-220.

[57]Yan LM, Ge J, Zheng LT, et al. Cryo-EM structure of an extended SARS-CoV-2 replication and transcription complex reveals an intermediate state in cap synthesis. Cell, 2021, 184(1): 184-193.

[58]Lv Z, Deng YQ, Ye Q, et al. Structural basis for neutralization of SARS-CoV-2 and SARS-CoV by a potent therapeutic antibody. Science, 2020, 369(6510): 1505-1509.

[59]Du S, Cao YL, Zhu QY, et al. Structurally resolved SARS-CoV-2 antibody shows high efficacy in severely infected hamsters and provides a potent cocktail pairing strategy. Cell, 2020, 183(4): 1013-1023.

七、药学研究进展

杜冠华　王守宝　袁天翊　张　雯　吕　扬
中国医学科学院药物研究所

在国际新形势下，全球医疗支出不断增加，国内外对健康的需求不断增长，对药学研究也提出了更高的要求，同时也为药学科学发展带来了新的契机和挑战。2020年，突如其来的新冠肺炎疫情，为我国经济社会发展带来了诸多挑战，各行各业普遍受创。我国医药工业在抗击疫情的同时，积极加快相关医药产品的研发，加速推动新冠病毒疫苗和新冠肺炎治疗药物研发上市，为疫情防控和满足临床需要提供有效药物保障、为医药产业高质量发展起到有力促进作用，保障了人民群众安全有效用药，医药事业得到新发展、迈上新台阶、开创新局面。同时，随着我国药学科学的不断发展，存在的一些问题也进一步凸显了出来，提出了需要思考和解决的新课题。

（一）2020年我国药学研究的主要进展

1. 新冠肺炎疫情期间，新冠肺炎药物应急攻关研发取得系列成绩

2020年，新冠肺炎疫情发生以来，举国上下围绕新冠病毒感染的肺炎重症患者医疗

救治进行科研攻关。首先，疫苗研发作为应急科研攻关的重中之重。中国人民解放军军事科学院军事医学研究院陈薇院士等研究人员 6 月在美国 *Science* 杂志在线发表论文，报道发现首个靶向新冠病毒刺突蛋白 N 端结构域可以高效中和单克隆抗体，这为新冠药物研发提供了新的有效靶标。国药集团中国生物新冠灭活疫苗于 2020 年 12 月 9 日获准阿联酋上市，12 月 31 日获得国家药品监督管理局（NMPA）批准附条件上市，为全球战胜疫情注入信心，也为疫苗成为全球公共产品提供有力支撑。

相较于疫苗研发，新冠肺炎药物的研究需要更长的周期。但是我国科研人员努力克服困难并取得一定程度进展。发现了磷酸氯喹、法匹拉韦、瑞德西韦，以及中成药中一批具有抗病毒活性的药物。在临床试验中已经初步显示出磷酸氯喹对新冠肺炎具有一定疗效。在抗击疫情过程中，通过临床筛选出有效的中医药方剂"三药三方"，为抗击疫情发挥了重要作用。"三药"即金花清感颗粒、连花清瘟颗粒（或胶囊）、血必净注射液，"三方"是指清肺排毒汤、化湿败毒方、宣肺败毒方三个方剂。国家药品监督管理局批准将治疗新冠病毒纳入到"三药"的新的药品适应证中。

2. 2020 年是"重大新药创制"专项收官之年，创新药物研发取得丰硕成果

2020 年是中国"重大新药创制"科技重大专项的收官之年。经过二十余年的努力，中国医药产业正在进入一个创新跨越的新阶段，创新药物研发有了明显的提升和发展。根据国家药品监督管理局官网不完全统计，2020 年共批准了 49 款新药上市，其中国产新药 20 个，进口新药 29 个，囊括了多款本土重磅肿瘤药物、罕见病药物、"全球首个"药物。从获批产品治疗领域来看，肿瘤和罕见病是产品获批数量最多的两大领域。在肿瘤领域，2020 年的中国市场收获了几款意义重大的药物。2020 年 1 月，中国首次迎来了抗体偶联药物（ADC）恩美曲妥珠单抗，4 个月后，国家药品监督管理局批准了第二款 ADC——维布妥昔单抗，这意味着 ADC 这种创新疗法已在中国实现落地。在罕见病领域，相较 2019 年获批的新药数量翻了近 1 倍，共有 9 款产品获批。治疗多发性硬化症的西尼莫德片、治疗黏多糖贮积症 I 型的拉罗尼酶浓溶液和治疗亨特综合征的艾度硫酸酯酶 β 注射液等均填补了中国相关疾病治疗领域无药可用的空白。2020 年获批的新药很多都出现在临床急需的名单中，如注射用维得利珠单抗、氯苯唑酸葡胺软胶囊、注射用拉罗尼酶浓溶液、布罗利尤单抗、塞奈吉明滴眼液、克立硼罗软膏、阿加糖酶 α 等。国产新药在这一年也表现不俗。2020 年 6 月 3 日，首款国产 BTK 抑制剂泽布替尼在中国正式获批上市。2020 年的最后一周，BTK 抑制剂奥布替尼也获批上市。之前占据主要市场份额的 BTK 抑制剂是强生公司的伊布替尼。2020 年年底，首个国产 PARP 抑制剂——氟唑帕利胶囊上市。12 月 30 日获批的索凡替尼，历经 14 年研发历程，是全球唯一获批用于治疗非胰腺神经内分泌瘤的 VEGFR-TKI 药物。此外，国内还迎来了本土企业自主研发的首个抗 HER2 单抗药物伊尼妥单抗和第一个用于治疗 *ALK* 突变晚期非小细胞肺癌的恩沙替尼。作为全球第一款用于结核病诊断、结核杆菌感染诊断的生物制品，国产重组结核杆菌融合蛋白也值得关注。

2020 年 3 月 17 日，"桑枝总生物碱片"获国家药品监督管理局批准上市。该药用于治疗 2 型糖尿病，是国内首个降血糖原创天然药物，也是我国近 10 年首个批准的糖

尿病中药新药。桑枝总生物碱的成功研发，不仅为重大专项提供了标志性成果，还成为中药深开发的示范性项目，为创新中药的现代化发展提供了宝贵的经验。

3. 基础研究持续发力为药学研究奠定了坚实基础

现代科技发展体系中，生命科学研究等基础研究与医药学研究一直是息息相关的。以重大生命科学问题为目标，多学科交叉融合、综合应用创新技术亦是当前药学研究的新模式和大趋势。现代自然科学理论和方法的进步，大量前沿新技术和新方法的出现，使得生命科学得到前所未有的发展和提高，极大地推动了药学研究发展进程。下面简单介绍一下与药学研究关联较为密切的 2020 年基础研究重大进展。

（1）新冠肺炎疫情暴发以来，我国科学家在一周内分离出新冠肺炎病毒毒株，十余天完成新冠病毒的全基因组测序，及时完成了国家病毒资源库入库及标准化保藏并向世界卫生组织提交了病毒序列。全基因组序列在病毒学网站发布以及分析结果在权威杂志 *Science* 在线发表，方便世界各国共同对抗疫情，体现了中国政府和科学家的国际担当，也为研究分析新型冠状病毒的进化来源、致病病理机制提供了第一手资料，同时对疫苗研发和特异性诊断试剂盒的开发具有十分重要的意义。

（2）新冠病毒基础研究与技术平台取得重要进展，带动药物与疫苗的研发。我国多家单位成功解析了新冠病毒的重要蛋白质的三维结构，构建出了新冠病毒的全病毒三维模型。新冠病毒相关动物模型的创建，对阐明疾病的发病机制、传播途径，以及宿主免疫应答具有重要作用，更是评估疫苗效力和药物作用的基础。利用假病毒平台技术构建的新冠假病毒和中和抗体检测方法，提高了药品的检测效率，保障了操作安全，加快了新冠疫苗及其药物研发的进度。

（3）我国研究团队发现砒霜（三氧化二砷，ATO）中的砷原子能插入发生结构性突变、不能正常折叠的 p53 蛋白的 DNA 结合域，帮助突变 p53 蛋白折叠出有抑癌功能的三级结构。这是抑癌蛋白 p53 靶向治疗近 40 年来取得的重大突破，靶向治疗或由此迎来新一轮暴发。

（4）积极应对人口老龄化是我国的重大战略举措，而科学研究衰老是应对老龄化的重要基础。我国科学家系统解析了灵长类动物重要器官衰老的标志物和调控靶标；揭示了老年个体易感新冠病毒的分子机制；在系统生物学水平阐明了热量限制通过调节机体免疫炎症通路延缓衰老的新机制；发现基于核心节律蛋白过表达的基因治疗可缓解增龄性小鼠骨关节变性并促进关节软骨再生。这些研究成果加深了人们对器官衰老机制的理解，为建立衰老及相关疾病的早期预警和科学应对策略奠定了重要基础。

（5）在新冠肺炎疫情防控中，新冠肺炎动物模型的构建是重要科研攻关方向之一，是阐明致病机制和传播途径、筛选药物和评价疫苗的基础研究工作。国内研究所团队合作攻关，培育了病毒受体高度人源化的动物，建立了模型特异的检测技术，揭示了新冠肺炎免疫特征和病理特征，再现了病毒感染、复制、宿主免疫和病理发生过程，系统模拟了新冠肺炎的不同临床特征，在国际上第一个构建了动物模型。应用动物模型，阐明了系列疾病机制，筛选到了系列有效药物，完成了国家部署的 80%以上疫苗评价、模型研制方法和标准提供给世界卫生组织（WHO），供国际研究使用。

（6）脑是人类智能活动的物质载体，研究发育过程中脑结构功能的建立，将揭示智能形成的细胞和分子机制，同时为相关医学应用提供理论线索与技术方案。我国科学家深入展开合作，通过高通量单细胞组学分析对人类胚胎发育关键期的海马体、下丘脑、大脑皮层多亚区，以及视网膜进行了细胞构成图谱及基因调控网络研究，对关键细胞类型的功能发育进行了追踪，揭示了多个脑区发育的关键时间节点与基因，详细绘制了人脑的动态发育蓝图，为相关疾病的诊疗提供了坚实基础。

4. 新兴前沿技术不断为药学科学发展提供新动力

科技发展源源不断地为医药行业的快速成长提供强大动力，多种新技术在生物医药科学中的应用，推动了医药科学的进步。近年来，以互联网、移动互联网、大数据、物联网、虚拟现实（VR）、增强现实（AR）、3D 打印、人工智能、5G 技术等科学技术为代表的新技术、新应用层出不穷，改变了人们在生产、生活中的场景，也为开发大健康产业海量信息和商业模式的创新提供了强大的信息技术支撑，这些其他领域的科学技术将为健康产业未来的发展带来无尽的可能。以基因编辑、人工智能、干细胞技术、细胞治疗等为代表的一系列前沿技术迅速发展，取得突破性进展，在药物研发和疾病治疗中崭露头角，为创新药物研发带来了新的曙光。

（1）自基因编辑技术问世以来，围绕它的研究成果不断取得突破。2020 年，诺贝尔化学奖被授予 CRISPR/Cas9 的发明者，让 CRISPR 成为新冠肺炎疫情以外学术界讨论的焦点。同时，在疾病治疗方面也取得进一步的进展。2020 年 4 月 27 日，"全球首个基因编辑技术改造 T 细胞治疗晚期难治性非小细胞肺癌"的临床试验结果显示，12 名接受基因编辑的 T 细胞回输治疗的患者，有 2 名中位总生存期是 42.6 周，其中 1 名的疗效维持时间达 76 周。2020 年 7 月 22 日，"经 γ 珠蛋白重激活的自体造血干细胞移植治疗重型 β 地中海贫血安全性及有效性的临床研究"的临床试验结果显示，2 例患者已摆脱输血依赖治愈出院，这是亚洲首次通过基因编辑技术治疗地中海贫血，也是全世界首次通过 CRISPR 基因编辑技术成功治疗 β0/β0 型重度地中海贫血。

（2）多年以来，科学家一直致力于通过建模方法精准预测蛋白质结构的研究，许多科研团队通过计算机程序来检测组成蛋白质的氨基酸，并以此来推测蛋白质的 3D 结构。2020 年 11 月 30 日，在第 14 届国际蛋白质结构预测竞赛（CASP）中，Alphabet 旗下公司 DeepMind 开发的新一代 AlphaFold 人工智能系统获得中位数 92.4GDT 的高分，精准预测了蛋白质如何从线性氨基酸链卷曲成 3D 形状，破解了长期困扰生物学界蛋白质是如何折叠的这一难题。根据结果显示其可预测大部分蛋白质结构，部分预测的蛋白质结构与晶体实验相当，并与冷冻电镜、X 射线晶体学形成互补，共同帮助蛋白质结构的解析，与现有方法相比，可将成本降低两个数量级，将帮助研究人员发现尚未确定的蛋白质。

（3）2020 年 1 月 13 日，美国科学家利用从青蛙胚胎中提取的活细胞制作出了全球首个"活体机器人"——Xenobots。Xenobots 是 100%利用青蛙细胞创造的新生命体，长度不足 1mm，具有自愈功能和按指定方向移动的能力。Xenobots 有可能被用于清除放射性废物、收集海洋微塑料或清除动脉斑块。研究人员也表示，通过对疾病或损伤部位等进行诱导再生，可能促进再生医学的应用。然而，由于 Xenobots 可能存在的诸多未知风险，也面临着严重的伦理问题。

（4）哈佛医学院等机构的研究人员对人多能干细胞进行培养，通过添加骨形态发生蛋白4、转化生长因子-β抑制剂、生长因子FGF2和骨形态发生因子抑制剂来诱导，形成了包含包囊、皮脂腺、神经、肌肉和脂肪的完整皮肤组织。随后将其移植到免疫缺陷小鼠的背上皮肤后，55%的皮肤上生长出毛发，表明移植后的皮肤具有与人体皮肤相似的生长分化潜能。韩国浦项科技大学团队开发了体外重组人体类器官"膀胱类组装体"，这是世界上第一个体外重构的类器官。这些膀胱类组装体在细胞组成和基因表达方面表现出成熟人膀胱的特性，并能模仿正常组织应对损伤的体内再生反应动力学。研究团队还开发了患者特异性尿路上皮癌类组装体，可以完美模拟体内肿瘤的病理特征。此外，美国斯坦福大学医学院团队构建"3D皮质-运动神经类组装体"，这是世界首次构建出一种负责自主运动的人类神经回路的工作模型。研究人员先是利用人体干细胞培育出一种类似于大脑皮层或后脑/脊髓的类器官，然后在培养皿中，让它们与人类骨骼肌球体自组装生成3D皮质-运动类组装体。该系统证明了3D培养具有非凡的自组装能力，形成可用于理解发育和疾病的功能性回路。类组装体的开发突破了当前类器官技术不能模拟成熟器官结构、缺乏组织内微环境，以及组织内各细胞间相关作用的局限性，有助于癌症等难治性疾病的精确建模。该类组装体被认为可用于新药研发和精准治疗。

（5）新型细胞疗法"CAR-M"：当前的诸多细胞治疗方法依旧围绕血液肿瘤开展研究，对实体瘤的研究依旧面临巨大挑战。美国宾夕法尼亚大学医学院研究团队研究证实，通过将CAR导入巨噬细胞，对其进行基因改造，能够杀死实验室人类样品和小鼠模型中的肿瘤，可能会实现细胞疗法治疗实体瘤的突破。在治疗HER2阳性转移性卵巢癌小鼠模型的研究结果显示，肿瘤体积明显降低，总生存期延长。研究团队正计划开展HER2靶向的CAR-M疗法CT-0508的Ⅰ期临床试验。由于人体肿瘤微环境比实验室简单模型要复杂得多，能否实现对实体瘤治疗的突破，还有待进一步研究证明。

（6）限制性蛋白水解-质谱技术（Lip-MS）：瑞士苏黎世联邦理工学院科研团队证明其自主研发的Lip-MS捕捉到了酵母和大肠杆菌中酶活性变化、酶底物位置占有率、变构调节、磷酸化和蛋白质与蛋白质的相互作用，能精确定位单个功能位点。Lip-MS是主要开发用于监测蛋白质结构变化并识别不同条件下结构特异性蛋白水解指纹图谱的新型技术，在此研究中可用于原位监测蛋白质功能变化，通过将蛋白质动态结构数据与功能相联系，有助于细胞3D模型的构建，推动结构生物学的进一步发展。

（7）2020年新冠肺炎疫情暴发，疫苗研发成为世界性产业，mRNA疫苗被赋予厚望。很快，mRNA技术概念风行全球市场。mRNA疫苗的研发根植于mRNA技术，但不是mRNA技术的全部。随着新冠肺炎mRNA疫苗的上市和广泛使用，mRNA技术平台在2020年取得重大突破。新冠肺炎疫苗研发中，Moderna、BioNTech、CureVac等海外公司多用该系统进行疫苗研发并取得领先进度，国内艾博生物也已进入临床试验阶段，斯微生物、珠海丽凡达、深信生物等企业正在积极探索中。尽管这些公司在mRNA疫苗研发方面已取得不小突破，但仍未完全解决mRNA疫苗制备过程中的递送、脱靶效应和免疫原性等关键问题，尚需持续优化的生产工艺和关键技术作为有力支撑。

（8）空间组学是继单细胞测序技术之后的另一个生物技术研究热点，它能够弥补单细胞测序技术无法获取细胞空间分布信息的缺陷。空间组学主要研究细胞在组织样品中的相对位置关系，用于揭示细胞空间分布关系对疾病的影响。耶鲁大学团队在 *Cell* 杂志发表了题为 "High-Spatial-Resolution Multi-Omics Sequencing via Deterministic Barcoding in Tissue" 的最新空间组学技术 DBiT-seq。DBiT-seq 技术实现了高质量和高分辨的空间转录组和蛋白质组的测序。空间分辨率最高可达 10μm，接近单细胞分辨率。DBiT-seq 是一项全新的空间组学技术，需要的设备简单，便于科研人员操作和实现。该技术不需要像传统技术一样释放 mRNA，而且与流行的福尔马林固定组织切边相兼容，具有广泛的应用前景。

（二）重点领域有待加快创新发展，发挥我国药学研究的优势，补强自身不足

1. 中医药是中国传统医学的重要宝藏，亟待守正创新，推动其现代化

中医药是我国各族人民在几千年生产生活实践和与疾病斗争中逐步形成并不断丰富发展的医学科学，具有较为完善的系统理论和确切的临床疗效，是我国民族医学科学的特色和优势。2020 年国家对中医药事业的发展持续加温，促进民间中医及中医诊所良好发展，在新冠肺炎疫情中，中医药更是大放异彩。2020 年新冠肺炎疫情在全球蔓延，临床实践显示，中医药对于治疗新冠肺炎患者有一定的作用。国家中医药管理局报道，经过筛选研究，金花清感颗粒、连花清瘟胶囊/颗粒等中药证实有效。2020 年 2 月中央应对新冠肺炎疫情工作领导小组会议要求：强化中西医结合，促进中医药深度介入诊疗全过程，及时推广有效方药和中成药。

继《中医药法》《健康中国 "2030"》《关于促进中医药传承创新发展的意见》之后，国家出台一系列的政策，鼓励支持中医药事业的发展。《中华人民共和国基本医疗卫生与健康促进法》于 2020 年 6 月 1 日实施。国家实施健康中国战略，要求 "各级人民政府应当把人民健康放在优先发展的战略地位"，普及健康生活，优化健康服务，完善健康保障，建设健康环境，发展健康产业，提升公民全生命周期健康水平，发挥中医药在医疗卫生与健康事业中的独特作用受法律保护。

2020 年，国家市场监督管理总局、国家卫生健康委、国家中医药管理局联合加强医疗机构管理，改革试点中医诊所基本标准，加强中医信息化标准假设、人才队伍建设；加强中医疗机构内部价格行为管理；国家市场监督管理总局等十一部门整治虚假广告，加强关于部分中医医疗机构发布涉嫌违法中医医疗服务广告监测情况的通报；国家药品监督管理局组织制定了《中药注册分类及申报资料要求》。国家中医药管理局、国家药品监督管理局制定《古代经典名方关键信息考证原则》《古代经典名方关键信息表（7首方剂）》是对 2019 年度《关于促进中医药传承创新发展的意见》政策的落实，并正式发布了《关于促进中药传承创新发展的实施意见》，为古代经典名方二次开发创新发展提供基础。

2. 天然产物是我国药物发现的重要资源，与国际先进水平差距仍然显著

天然产物是自然界生物在千百万年进化过程中，通过自然选择保留下来的二次代谢产物，具有化学多样性、生物多样性和类药性。许多药物都直接或间接来源于天然化合

物，天然药物化学在新药研发中具有举足轻重的地位。2020 年，我国学者在天然药物化学领域进行了大量的研究与探索，在人才培养、论文发表、创新药物研制等方面取得了显著的成绩，研究成果得到国际同行认可。我国在中药和天然药物研发方面具有独特优势，利用现代技术方法进行研发和生产，全面提高了产业化水平。但对比国际先进发展国家的现状，我国天然产物研究与国际先进水平仍然存在显著差距。品种研究仍需要加强，尤其是研发具有国际市场竞争力的中药产品，是具有重要意义的工作。

3. 新药研发投入和产业化规模继续增长，源头创新和国际竞争力依然薄弱

从新药研发和产业化来看，我国研发资金投入、小分子药物、创新能力和创新成果与国际先进水平比较，还存在一定的差距。创新药物的数量和竞争力比较薄弱，创新能力提升不明显；仿制药物质量水平缺乏科学的评价手段和盲目的评价行为，严重影响了药品质量的提高；药品生产能力在大量资金投入和大量外国设备购进的情况下超速提高，硬件条件可达世界一流，但过程管理和技术水平仍然是制约新药研发的关键因素。我们曾经认为我国生物技术药物与国际整体发展的起步阶段较为接近，差距最小，赶超的希望最大。但是，经过近 20 年的发展，由于基础研究的知识积累和技术积累严重不足，在国际上生物技术药物不断上市和专利到期的形势下，我国生物技术药物研发和仿制能力的不足已经显现。在当前情况下，亟待重视基础研究和关键技术研究，扎扎实实做好积累，不断寻求赶超与突破，全面提高药物创新能力和研发水平。

4. 我国药学人才培养取得了长足进步，但仍落后于社会需求

药学人才是推动医药事业改革发展、推进健康中国建设的重要保障。国内各类药学教育机构构成了我国药学专业教育的框架，为我国培养了一大批生命科学和生物技术方面的人才。同时，高校与相关企业进行产学研合作，探索出跨学科、跨校、跨行业、跨国合作的办学模式。但随着现代药学的不断发展，学科划分越来越细，我国药学人才培养仍面临严峻挑战，无法满足社会快速发展的需求。在这种情况下，培养具有独立工作能力和发展潜力的优秀人才必然受到影响，这是药学教育中必须认真对待和亟待解决的问题。

5. 药品质量事关人民健康，必须科学理性对待

药品质量问题是社会公认的问题，不仅是仿制药物的质量问题，还是中药品种的质量问题、生物技术药物的质量问题，这都是我们面临的直接危害人民健康的重大问题，需要经过扎实的研究，充分利用科学技术的进步和成果，调动科学家和社会的力量，共同努力，才有可能实现药品的质量提高。药品质量的提高应该是药品质量本质的提高，所谓药品质量的本质就是能够控制药品临床疗效的质量。而质量标准，应是能够保证药品疗效的质量标准，不是简单的物质的含量、物质的纯度、制剂的崩解溶出等表面的现象，因为这些表面的控制指标并不能控制药物的疗效，检验结果完全一致也不能保证临床的结果完全一致。提高药品质量要依靠科学，要有科学的态度和科学知识。以解决质量问题为工作核心，提高我国药物质量是完全可能的。

（三）我国药学研究的发展方向和趋势

1. 借助双一流建设，持续推进世界一流药学学科建设

我国现代药学科学发展已经过一个多世纪的历程，在艰难曲折的发展过程中，不仅为中华民族的健康提供了保障，还为世界药学科学的发展做出了重要贡献。药学科学的发展正面临新的历史时期，社会需求不断增加，发展任务十分艰巨，机遇与挑战同在，困难和制约因素亟待克服。借助"双一流"建设，以习近平新时代中国特色社会主义思想为指导，坚持"四个服务"，持续面向国家重大需求，服务人民生命健康，聚焦立德树人根本任务，聚焦"颠覆性"和"原创性"技术，着力推动产教深度融合、打造优势学科集群、建设形成处于"领跑"和"并跑"水平的高峰学科领域，进一步统筹世界一流药学学科群建设，发挥引领示范作用。

2. 深化改革，优化发展环境，努力为创新药物提供坚实平台

我国是一个人口众多的大国，创新药物研究是必须重视的工作。近十几年来，国家投入了大量经费和人力、物力，启动了"重大新药创制"科技重大专项，极大程度上调动了医药企业与医药工作者对药物研发的热情和积极性，我国新药研发的成果不断出现，研发能力有明显提高。但是，由于在创新药物研发中的科学环境问题、药品注册审评问题、上市应用过程中复杂的众多环节存在的问题，直接影响创新药物的研发和产业化，有待全面改革和优化。努力优化创新药物的发展环境，为创新药物的发展提供良好的成长环境，不仅有利于创新药物在临床上的科学应用，直接造福于我国人民，提高医疗水平，保障人民健康，还可以有效促进医药产品的国际化，提高国际市场的竞争力，实现我国创新药物研究的稳定持续发展。

3. 与时俱进，积极探索药学专业人才培养新模式

随着科学技术的发展与进步，我国药学的发展积极与传统医药、现代医学、现代新兴技术、应用开发及人文科学相整合。药学教育要坚持立德树人，提升药学人才培养质量，加强药学与人工智能、新材料、智能制造等硬科技领域的交叉融合，让药学"如虎添翼"，培养适应时代发展的新型药学人才。此外，当前临床药师、执业药师等药学服务型人才缺口巨大，加强药学教育体系的规范化管理，引导高校合理调整和转型，使相当一批院系能成为定向培养输送药学服务型人才的基地，并从政策上给予支持，积极探索药学专业人才培养新模式，以适应药学教育发展的需要，确保我国药学学科专业教育健康快速发展。

4. 重视临床需求和药物的临床价值，是提高药物研发和医疗水平的关键

药物研发应以患者需求为核心，以临床价值为导向已经成为普遍共识。从确定研发策略，药物发现各个环节，直到开展临床试验，都应贯彻以临床需求为核心的理念，开展以临床价值为导向的药物研发。药物的有效性与安全性是其临床价值的两个核心属性。虽然中国创新药已经起步，正在走向"first-in-class"，从跟随者走向并行者，但还没有达到引领者的高度。近年来，我国新药临床研究得到快速发展，不仅研究能力和条

件有了大幅提高，而且一些研究中心已经与国际接轨，达到国际先进水平，推动了我国新药研发工作的进展。但是，我们必须看到，我国临床药理学研究水平和临床研究管理水平与国际先进水平相比还很低，尤其是管理水平直接影响了药物临床研究的进展。

5. 科学用药应作为我国医药工作的长期目标

科学用药即合理用药或安全用药，是以药物防病治病为基本要求，也是人们共同的追求。但是，真正实现科学用药的难度非常大，涉及多学科、多方面的因素。医学与药学教育的知识结构和理性实践需要认真评价，药物知识的有效传播和普及需要加大力度，科学用药的社会环境有待优化。药学知识亟待普及，这种知识的普及不仅仅是面向民众的一般科普，还应在医药工作者中进行普及和再教育。

参 考 文 献

[1] 国家药品监督管理局药品审评中心. 2020 年度药品审评报告. [2021-10-29]. https://www.cde.org.cn/main/news/viewInfoCommon/876bb5300cce2d3a5cf4f68c97c8a631.

[2] 中国科协生命科学学会联合体. 中国科协生命科学学会联合体公布2020年度中国生命科学十大进展. [2021-10-29]. http://www.culss.org.cn/index.php?m=content&c=index&a=show&catid=33&id=273.

[3] Chi X, Yan R, Zhang J, et al. A neutralizing human antibody binds to the N-terminal domain of the Spike protein of SARS-CoV-2. Science, 2020, 369(6504): 650-655.

[4] Bao L, Deng W, Huang B, et al. The pathogenicity of SARS-CoV-2 in hACE2 transgenic mice. Nature, 2020, 583(7818): 830-833.

[5] Zhong S, Ding W, Sun L, et al. Decoding the development of the human hippocampus. Nature, 2020, 577(7791): 531-536.

[6] Wang S, Zheng Y, Li J, et al. Single-cell transcriptomic atlas of primate ovarian aging. Cell, 2020, 180(3): 585-600.e19.

[7] Ma S, Sun S, Geng L, et al. Caloric restriction reprograms the single-cell transcriptional landscape of rattus norvegicus aging. Cell, 2020, 180(5): 984-1001.e22.

[8] Yu P, Qi F, Xu Y, et al. Age-related rhesus macaque models of COVID-19. Animal Model Exp Med, 2020, 3(1): 93-97.

[9] Zhou X, Zhong S, Peng H, et al. Cellular and molecular properties of neural progenitors in the developing mammalian hypothalamus. Nat Commun, 2020, 11(1): 4063.

[10] 李燕, 肖驰. "双一流" 建设学科探索与发展: 以中山大学药学院为例. 教育教学论坛, 2018, (45): 167-168.

八、生物医药研究进展

李　烨　盛丰年

中国医学科学院医药生物技术研究所

据国家药品监督管理局药品审评中心（CDE）网站发布的《2020 年度药品审评报告》，2020 年我国生物制品注册申请受理号 1410 件，比 2019 年增加 27.72%。其中，完成预防用生物制品临床研究（investigational new drug，IND）申请 27 件，完成治疗用生物制品 IND 申请 537 件，较 2019 年增长 58.88%；完成预防用生物制品新药申请（new drug application，NDA）9 件，完成治疗用生物制品 NDA 108 件，完成体外诊断试剂 NDA 1 件。药审中心审评通过批准生物制品 IND 申请 500 件，较 2019 年增长 60.26%，2020 年审评通过批准的生物制品 IND 申请适应证分布详见图 1。其中，预防用 IND 申请 19 件；治疗用 IND 申请 481 件，较 2019 年增长 63.61%。审评通过生物制品 NDA 89 件，较 2019 年增长 20.27%，2020 年审评通过的生物制品 NDA 适应证分布详见图 2。其中，预防用 NDA 7 件；治疗用 NDA 81 件（制剂 77 件），较 2019 年增长 19.12%；体外诊断试剂 NDA 1 件。2020 年生物制品各类注册申请审评完成的具体情况详见表 1。

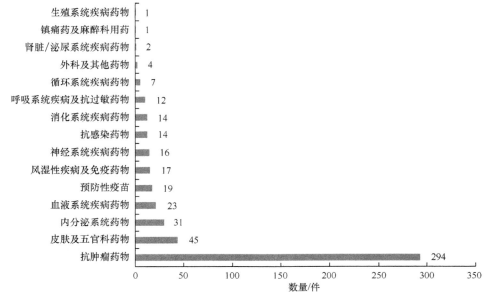

图 1　2020 年审评通过批准的生物制品 IND 申请适应证分布

注：预防性疫苗作为大类进行统计，未细分适应证

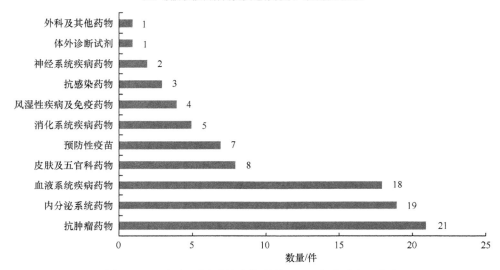

图 2　2020 年审评通过的生物制品 NDA 申请适应证分布

注：预防性疫苗和体外诊断试剂作为大类进行统计，未细分适应证，下同

表1 2020年生物制品各类注册申请审评完成的具体情况 （单位：件）

申请类型	完成审评情况			
	审评通过/批准（含补充完善资料后通过）	建议不批准/不批准	其他	合计
预防用 IND 申请	19	4	4	27
治疗用 IND 申请	481	45	11	537
预防用 NDA	7	0	2	9
治疗用 NDA	81	1	26	108
体外诊断试剂 NDA	1	0	0	1
补充申请	551	22	102	675
境外生产药品再注册	45	0	4	49
复审	—			4
总计	—			1410

资料来源：国家药品监督管理局2020年度药品审评报告

获批临床的治疗用生物制品中，以抗肿瘤药物、皮肤及五官科药物和内分泌系统药物为主要关注的领域，血液系统疾病药物和预防性疫苗紧随其后，其中疫苗数量的增加与2020年的新冠肺炎疫情有关。

（一）2020年我国在生物医药领域取得的进展

2020年对于生物医药行业而言，是风险与机遇并存的一年。新冠肺炎疫情导致全球医疗体系受到巨大冲击，生物医药行业被推上风口浪尖。以下对2020年医药生物行业的最新研究进展进行回顾。

1.《中华人民共和国生物安全法》颁布

2020年10月17日，《中华人民共和国生物安全法》颁布。该法聚焦生物安全领域主要风险，完善生物安全风险防控体制机制，着力提高国家生物安全治理能力，是生物安全领域的基础性、综合性、系统性、统领性法律。该法的颁布和实施有利于保障人民生命安全和身体健康，有利于维护国家安全，有利于提升国家生物安全治理能力，有利于完善生物安全法律体系，填补了生物安全领域基础性法律的空白。

2. 新冠病毒全基因组序列全球公布

新冠肺炎疫情暴发以来，我国科学家在一周内分离出新冠肺炎病毒毒株，十余天完成新冠病毒的全基因组测序，及时完成了国家病毒资源库入库及标准化保藏并向世界卫生组织提交了病毒序列。全基因组序列在病毒学网站发布，分析结果在 *Science* 杂志在线发表，方便世界各国共同对抗疫情，体现了中国政府和科学家的国际担当，也为研究分析新冠病毒的进化来源、致病病理机制提供了第一手资料，同时对疫苗研发和特异性诊断试剂盒的开发具有十分重要的意义。

3. 我国主导制定的EV71灭活疫苗指导原则成为国际标准

由中国食品药品检定研究院主导制定的《世界卫生组织肠道病毒71型（EV71）灭

活疫苗的质量、安全性及有效性指导原则》在第 72 届世界卫生组织生物制品标准化专家委员会会议上获审议通过，成为正式国际标准。该文件为全球 EV71 疫苗的研发、生产、评价以及应用提供了基本规范，为全球 EV71 疫情防控提供了关键指南，对于全球重症手足口病疫情防控及我国 EV71 疫苗通过 WHO 预认证，进入联合国疫苗采购清单和国际市场至关重要。

4. 我国自主研发的 13 价肺炎球菌多糖结合疫苗获批上市

云南沃森生物技术股份有限公司的 13 价肺炎球菌多糖结合疫苗获批上市。该疫苗是我国自主研发、采用国际标准的对照设计并完全拥有自主知识产权的首个该类国产疫苗产品。肺炎结合疫苗是全球急需的疫苗品种，我国新生儿对该疫苗也有着巨大的临床需求。

5. 国产曲妥珠单抗生物类似药获批上市

上海复宏汉霖生物技术股份有限公司自主研发生产的曲妥珠单抗——"汉曲优"获批上市，批准的三项适应证包括 HER2 阳性的早期乳腺癌、转移性乳腺癌和转移性胃癌。该产品同年已获欧盟批准上市，是首个在中国和欧洲同时上市的国产单抗生物类似药，也是进入欧洲市场的第一个"中国籍"单抗生物类似药。

6. mRNA 疫苗

中国军事科学院军事医学研究院与地方企业共同研发的新型冠状病毒 mRNA 疫苗（ARCoV），已于 2020 年 6 月正式通过国家药品监督管理局临床试验批准，是国内首个获批开展临床试验的新冠病毒 mRNA 疫苗。国产新冠病毒 mRNA 疫苗具有三大优势：一是疫苗抗原靶标选择更为精确，诱导产生的中和抗体特异性高，疫苗安全性更好；二是核心原料和设备全部实现了国产化，可实现产能迅速放大；三是采用单人份预充针剂型，可在室温保存一周或 4℃ 长期保存，冷链成本低，容易实现人群大规模接种。

7. 干细胞治疗

随着人口老龄化的加剧，人类健康面临着新的挑战。干细胞在细胞替代、组织修复、疾病治疗等方面具有巨大潜力，正在引领医学模式的深刻变革，在人类疾病的治疗中发挥着越来越重要的作用。

2020 年，干细胞药物/治疗技术被列入新冠肺炎疫情科研攻关成果展示列表中，中国科学院院士、中国人民解放军总医院感染病医学部国家感染性疾病临床医学研究中心的王福生院士带领科研攻关团队分别在北京、武汉等地开展干细胞临床研究，完成 226 例患者救治（含 198 例危重/重型患者），无一例死亡，全部治愈出院。

2020 年 6 月，由深圳市北科生物科技有限公司自主研发的产品——注射用人脐带间充质干细胞治疗难治性系统性红斑狼疮的新药临床注册申请正式获得国家食品药品监督管理总局审评中心受理，据悉该干细胞新药为国内首个针对治疗难治性系统性红斑狼疮的干细胞产品。

8. 新冠病毒疫苗研发

除上述提到的 ARCoV mRNA 疫苗外，国药集团研发的新冠病毒灭活疫苗于 2020 年 6 月在阿联酋开展了国际临床Ⅲ期试验；北京科兴中维生物技术有限公司研发的新冠病毒灭活疫苗也于 2020 年 6 月在巴西开展了Ⅲ期临床试验；由中国医学科学院医学生物学研究所自主研制的新冠病毒灭活疫苗于云南省红河州进入Ⅱ期临床试验。

腺病毒载体疫苗研发具有广阔前景。中国人民解放军军事科学院军事医学研究院陈薇院士团队和康希诺生物联合开发的腺病毒载体新冠疫苗，2020 年 6 月获得中央军委后勤保障部卫生局颁发的军队特需药品批件。

重组蛋白质疫苗，利用生物工程方法将抗原基因构建在载体上，表达蛋白质抗原再经纯化而构建疫苗。安徽智飞龙科马生物制药有限公司与中国科学院微生物研究所合作研发的重组新冠病毒疫苗（CHO 细胞）系中国首个重组亚单位新冠病毒疫苗获批临床试验，也是全球第二个进入临床试验的同类新冠病毒疫苗。

（二）我国生物医药研究的优势和不足

我国生物技术药物的研究和开发起步较晚，直到 20 世纪 70 年代初才开始将 DNA 重组技术应用到医学上，但在国家产业政策的大力支持下，使这一领域发展迅速，逐步缩短了与先进国家的差距。国产基因工程药物的不断开发生产和上市，打破了国外生物制品长期垄断中国临床用药的局面。随着国产生物药品的陆续上市，国内生物制药企业不仅在基础设备，特别在上游、中试方面与国外差距缩小，涌现出一大批技术实力较强的企业。目前我国药品生产企业实施 GMP 认证与国际接轨的管理规定，不仅有利于产品的销售，而且有利于产品开拓国际市场，为我国生物技术领域参与国际竞争打下了良好基础。并且我国生物医药行业的市场潜力巨大，市场扩容速度较快，发展前景十分广阔，这是其他国家的市场所不具备的先天优势。

我国生物医药产业虽然发展较快，但也存在着一定问题，突出的问题表现在以下几个方面：研制开发力量薄弱，技术水平落后；项目重复建设现象严重；企业规模小、设备落后等。由于我国生物医药科研资金投入有限，直接制约了科研机构开发新药的能力，目前仍是仿制药较多，造成了同一种产品多家生产的重复现象。

我国细胞与基因治疗行业经过近 30 年的发展，已累计成立近 500 家细胞与基因治疗企业。这些企业聚焦在药物研发领域，并不断取得较大的突破。国内孕育了一批细胞与基因治疗本土企业，如针对肿瘤 CAR-T 治疗的南京传奇、科济生物、义翘神州，深耕基因编辑疗法的博雅辑因，溶瘤病毒治疗领域领先的上海希元、澳元和力等。这些企业在技术产品研究和临床领域都取得较大进步，也在不断地加速布局规模化生产，中国细胞与基因治疗市场化进程指日可待。

CAR-T 细胞治疗是 2013 年以来肿瘤免疫治疗领域最具突破性的疗法，目前已经有 5 款产品成功获得美国 FDA 批准上市，有多款具有潜力的产品也会在近期陆续推向市场。我国 CAR-T 疗法临床试验的注册数目已超越美国，成为临床研究数目最多的国家。目前国内 CAR-T 疗法的开发主要依赖于三种模式：①合作引进开发，包括已经上市的阿吉仑塞注射液，由 Kite Pharma 与上海复星医药的合资企业复星凯特生物科技有限公司开发；瑞吉伦塞注射液由 Juno Therapeutics 与药明康德的合资公司药明巨诺开发；引进 Juno 的 Breyanzi。②国内企业自主开发，代表公司为南京传奇生物，其自主研发的 cilta-cel 是一款靶向 BCMA 的疗法，有望于 2022 年上市。③外企独立开发，诺华的 CTL-019（tisagenlecleucel）为国内独自开发，目前正在开展针对侵袭性 B 细胞非霍奇金淋巴瘤的Ⅲ期临床试验。

对于基因编辑技术而言，北美地区占据了基因编辑市场的主导地位，美国把基因编辑在疾病中的应用视作地区市场增长的主要动力。欧洲和韩国在基因编辑领域的研究也较为活跃。另外，美国接近 12% 的基因编辑技术向世界知识产权组织或欧洲专利局申请了专利，进而达到多国保护目的，而中国则低于 10%。各国在全球的专利布局将有利于其在全球构建有规模、有效力的专利保护范围，从而占据全球竞争优势。

（三）我国生物医药研究的发展方向和趋势

1. "十四五"规划确立生物医药发展方向

生物医药产业是近年来中国成长性最好、发展最为活跃的经济领域之一。根据《中华人民共和国国民经济和社会发展第十四个五年规划和 2035 年远景目标纲要》，国家将在生命健康、脑科学、生物育种领域实施一批具有前瞻性、战略性的国家重大科技项目；将集中优势资源攻关新发突发传染病和生物安全风险防控、医药和医疗设备、关键元器件零部件和基础材料等领域关键核心技术。

相信，未来同类第一（first in class，FIC）与同类最优（best in class，BIC）药物的开发能力将成为企业新的核心竞争力。当然，时下国内企业采取的快速追踪新药策略（fast follow）已经实现创新药的战略前移，此举也会引起国内 FIC 药物数量的第二次攀升。虽然 FIC 的数量占比是否会大幅提升尚不确定，但是新靶标、新技术药物的开发必将成为未来创新药的主流。

总体来讲，"十四五"期间，国家会鼓励对生命科学的基础研究与原始创新，加大支持将生物医药产业打造成战略性新兴产业、先导产业和未来产业的力度。医药卫生体制改革是我国生物医药产业发展的政策主线，产业高质量发展、健康中国战略、疫情防控和生物安全、数字化中国建设、中医药振兴等重大战略将成为我国生物医药产业发展的重要支撑。

2. 以临床疗效为导向主导新药研发

2021 年，《以临床价值为导向的抗肿瘤药物临床研发指导原则》征求意见的公布，更加强调"临床价值"才是创新药的追求目标，伪创新药物将难以立足，国内企业的目光也不得不转移至"同类第一""同类最优"的新药开发之中。得益于新兴生物科技公司的高效、快速执行能力等优势，以及早期商业化产品带来的回报，新兴生物技术在解决了生存问题之后，企业产品的发展潜力和临床优势无疑将成为决策的重要影响因素。同时，资本市场的风云变幻也令生物技术不得不思考药物的创新价值。这些，都在推动新兴生物技术再次成为主力。当然，传统药企也不会放弃创新药浪潮的第二次机遇，不过，极大可能将采取快速追踪新药策略或交易来实现。

3. 基因编辑技术及疗法日趋成熟

随着新冠病毒 mRNA 疫苗的上市和广泛使用，mRNA 技术平台在 2020 年取得重大突破。目前正在开发的 mRNA 药物按用途和药物类型主要可分为三大类：预防性疫苗、治疗性疫苗和治疗性药物。预计未来 15 年预防性疫苗将在 mRNA 领域占据主导地位。短期内，预防性疫苗的大部分收入仍将来自新冠肺炎产品，但从中长期看，用于呼吸道合胞病毒和流感等疾病的其他疫苗可能覆盖更广泛的人群；治疗性疫苗可能是 mRNA 药物中的小众产品，但是基于患者群体规模极有可能在靶向多种肿瘤相关抗原治疗模式中占据主导地位；治疗性药物可能会是 mRNA 药物中最大的机会，涉及众多适应证，但 mRNA 药物是否比其他疗法具有临床优势目前尚不清楚，也有很高的临床风险。长期的机会将取决于诸如递送系统和基因编辑等领域的技术进步。

基因疗法在经历了近 10 年的沉寂之后在近几年迅速崛起，得到业界的广泛关注。Pharmaprojects 公司发布的《2021 年医药研发年度报告》（*The Pharma R&D Annual Review 2021*）中的研究数据显示，在研基因疗法的数目达到 1589 种，在一年的时间内增长了 24.8%。对基因疗法数目历史数据的分析显示，在最近 5 年内，基因疗法的数目呈爆发式的增长趋势，与 2016 年的数字相比翻了 3 倍。此外，国内众多细胞治疗企业已开展了多个临床试验，未来几年内将是中国 CAR-T 疗法加速发展的关键时期。准确度和适应性成为靶向基因治疗研究的关键问题，未来基因编辑技术将更聚焦于技术的适应性及应用性，如探索不用精准的修复机制、研发体细胞基因组编辑等，直接治疗遗传性疾病，将为众多患者带来希望。此外，基因编辑领域的竞争体现在知识产权的竞争上，未来在专利布局方面，基因编辑技术科研机构或企业等应提前专利布局。

对人体基因组的研究也会导致越来越多基因药物的研发，可以预计，从人体基因组中寻找开发各种新药物将是另一种未来生物医药发展的趋势。

参 考 文 献

[1] 国家药品监督管理局药品审评中心. 2020 年度药品审评报告. [2021-6-21]. https://www.nmpa.gov.cn/xxgk/fgwj/gzwj/gzwjyp/20210621142436183.html.

[2] 广发证券, 孔令岩, 罗佳荣. 2021. 细胞与基因治疗行业深度报告: 加速崛起的黄金赛道. [2021-9-18]. https://mp.weixin.qq.com/s/na5gmmzlmEM1f-q1IsbcVA.

[3] Pharmaintelligence. Pharma R&D Annual Review 2021. [2021-9-18]. https://pharmaintelligence.informa.com/resources/product-content/pharma-randd-annual-review-2021.

九、公共卫生研究进展

庞元捷　吕　筠　李立明

北京大学公共卫生学院、北京大学公众健康与重大疫情防控战略研究中心

公共卫生是在人群中通过有组织的措施预防疾病、促进健康和延长寿命的科学。公共卫生的总体目标是以可持续的方式促进更大的健康和福祉，同时加强综合公共卫生服务与减少不平等。2020 年的新型冠状病毒肺炎（COVID-19）（以下简称新冠肺炎）疫情

是百年一遇的传染病全球大流行，影响深远。新冠肺炎疫情使我们进一步加深了对传染病防控的认知和重视程度，更加清醒地认识到现有公共卫生体系的短板和不足。然而，新冠肺炎疫情可能导致对慢性非传染性疾病（以下简称"慢性病"）防治重视程度和投入的相对减弱。本文总结了 2020 年度我国公共卫生领域取得的重要研究进展，在此基础上分析优势和不足，展望未来的发展方向和趋势。

（一）重要研究进展

1. 新发与再发传染病

2020 年的新冠肺炎疫情是在我国发生的传播速度最快、感染范围最广、防控难度最大的一次突发公共卫生事件。在无特异性抗病毒药物和疫苗的情况下，通过采取果断、强有力的公共卫生措施，我国有效遏制了疫情在国内的传播。中国抗击新冠病毒的实践与研究，不仅提升了我国应对未来疫情的能力，也为全球疫情防控提供了经验[1]。目前我国先后检测到阿尔法、德尔塔变异株[2]。尚无明确证据表明上述不同变异株可能影响目前我国使用的灭活新冠疫苗的免疫效力[3]。

在新冠肺炎流行病学特征研究方面，我国研究者发现新冠肺炎平均潜伏期为 4 天，确诊患者平均年龄为 47 岁，其中 0.9%为 15 岁以下，3.5%为医务工作者，43.9%居住在武汉市，武汉市外确诊患者中 72.3%曾去过武汉市或接触过武汉居民[4]。我国研究者还发现，2020 年 4 月 16 日至 10 月 12 日所有从国外进入中国的人员中，核酸检测呈阳性的比例稳定在 0.01%～0.03%，51.9%直到被隔离的第 13 天仍未出现症状[5]。第一次武汉市疫情后的血清流行病学调查显示，武汉市社区人群新冠病毒抗体阳性率为 4.43%，湖北省除武汉市之外的市县抗体阳性率为 0.44%，湖北省之外 6 个省份的 1.2 万余人中仅检测到 2 例抗体阳性，阳性率极低[6]。本研究估计武汉市调查时（2020 年 4 月 10～18 日）的感染规模约 49.67 万，研究提示近 90%的感染者属于不为人们所知的"冰山底部"[7]。我国研究者的系统文献综述和荟萃分析发现，全球绝大多数地区一般人群中新冠病毒特异性抗体阳性率相对较低，距离实现群体免疫仍很遥远[8]。一般人群中血清阳性率最高的是东南亚区（19.6%），最低的是西太平洋区（1.7%）。20 岁以下青少年和 65 岁以上老年人的血清阳性率低于 20～64 岁的中青年。

在新冠病毒疫苗方面，我国首个新冠病毒灭活疫苗Ⅲ期临床试验结果显示[9]，两款新冠病毒灭活疫苗两针接种后 14 天，能产生高滴度抗体，形成有效保护，且全人群中和抗体阳转率达 99%以上。WIV04 株疫苗组的保护效力为 72.8%，HB02 株疫苗组的保护效力为 78.1%；疫苗的安全性好，不良反应多为注射部位疼痛，程度轻，具有一过性和自限性。目前我国已有 5 个生产企业的新冠病毒疫苗获批附条件上市（3 个灭活疫苗和 1 个腺病毒载体疫苗）或紧急使用[1 个重组新冠病毒疫苗（CHO 细胞）]。截至 2021 年 6 月 1 日，31 个省（自治区、直辖市）和新疆生产建设兵团累计报告接种新冠病毒疫苗 68 190.8 万剂次[10]。我国新冠病毒疫苗具有良好的安全性，有一些轻微的不良反应，一般不良反应发生率为 9.84/10 万剂次，主要表现为接种部位疼痛、红肿、硬结、发热等；异常反应发生率为 2.02/10 万剂次，包括过敏性皮疹、血管性水肿、急性严重过敏；严重不良反应发生率为 0.7/100 万[11]。

新冠病毒的起源和中间动物宿主尚未明确[12]。中国积极支持世界卫生组织开展新冠病毒全球溯源工作，联合研究成果主要包括：①蝙蝠所携病毒并非新冠病毒直接祖先；②华南海鲜市场等地同时出现病例；③尚无法确定新冠病毒如何传入华南海鲜市场；④未发现疫情发生前后有新冠病毒在家畜家禽、野生动物中循环的证据；⑤病毒"极不可能"通过实验室引入人类。联合专家组对新冠病毒人畜共患病向人类直接传播（溢出）、溢出后通过中间宿主引入、通过冷链/食物链引入、通过实验室事件引入 4 种引入人群途径的可能性进行了科学评估，认为人畜共患病直接溢出为一种从可能到比较可能的途径，通过中间宿主引入为一种从比较可能到非常可能的途径，通过冷链/食品链产品引入为一种可能的途径，通过实验室事故引入为极不可能的途径。近期国际学者研究表明美国和意大利早在 2019 年已经存在新冠病毒。美国研究者检测了 24 000 例志愿者血样发现有 9 名志愿者的血样中检测出新冠病毒抗体，其中最早的 1 例血样采集于 2020 年 1 月，提示新冠病毒早在 2019 年 12 月就已经在美国开始传播，早于此前官方记录的首例确诊病例[13]。意大利研究者对 959 名健康志愿者的血样进行检测，发现 11.6%的血样存在新冠抗体，其中 4 例样本采集于 2019 年 10 月初，提示他们在 2020 年 9 月前已经感染新冠病毒[14]。此外，基因测序结果显示，法国早期流行的新冠病毒毒株与在中国发现的新冠病毒毒株无关[15]。

基于中国国家流感中心流感病例报告数据的研究发现，与 2017～2018 年和 2018～2019 年相比，2019～2020 年季节性流感发病率下降了 64%。针对新冠肺炎疫情的非药物干预措施实施 3～4 周以后，反映流感病毒传播力的每日有效再生数也出现显著下降[16]。这项研究表明，针对新冠病毒的非药物干预措施显著减少了我国季节性流感的传播。在全球结核病防控进展方面，2019 年，全球范围内估计有 1000 万新发结核病病例，发病率较 2018 年下降 2.3%，较 2015 年下降 9%[17]。8 个国家贡献了全球 2/3 的结核病病例，前三位分别为印度（26%）、印度尼西亚（8.5%）和中国（8.4%）。结核病相关死亡人数为 140 万，较 2018 年下降 7%，较 2015 年下降 14%。尽管取得了一些进展，但全球整体上仍未实现《2015 年后结核病预防、治疗和控制全球战略和目标》提出的关于发病和死亡的目标。为了实现联合国结核病高级别会议 2022 年的目标，亟须扩大结核病治疗和预防性治疗的可及性。

2. 慢性病

《中国居民营养与慢性病状况报告（2020 年）》发布的最新数据显示，我国居民的平均身高持续增长，营养不足的问题得到持续改善，人群微量营养素缺乏症也得到了持续改善，城乡差异逐步缩小[18]。我国居民的健康意识逐步增强，部分慢性病行为危险因素流行水平呈现下降趋势，定期测量体重、血压、血糖、血脂等健康指标的人群比例显著增加。重大慢性病过早死亡率逐年下降，因慢性病导致的劳动力损失明显减少，2019年我国居民因心脑血管疾病、癌症、慢性呼吸系统疾病和糖尿病 4 类重大慢性病导致的过早死亡率为 16.5%，与 2015 年过早死亡率 18.5%相比下降了 2 个百分点。然而，我国慢性病患者基数仍在不断扩大，因慢性病死亡的比例也会持续增加。2019 年我国因慢性病导致的死亡率占总死亡率的 88.5%，其中心脑血管病、癌症、慢性呼吸系统疾病导致的死亡比例为 80.7%。民众心理健康问题日益凸显，抑郁症的患病率达到 2.1%，焦虑障碍的患病率是 4.98%。最新的全球疾病负担（global burden of disease，GBD）研究显示，2019 年全球有吸烟者 11.4 亿，消费了 7.41 万亿卷烟当量的烟草；这其中有 3.41 亿（30%）烟民居住在中国，中国的烟草消费量占全球的 1/3 以上[19]。全球在降低吸烟率方面已取得实质性进展，但是在烟草控制方面仍然存在巨大的实施差距。

中国慢性病前瞻性研究（China kadoorie biobank，CKB）在 51 万余名成年人中构建衰弱指数，利用这种简单的代理指标开展风险评估、指导预防[20]。研究发现，在我国中年和老年人群中，衰弱指数独立于个体的实足年龄，与全因死亡和死因别死亡风险存在关联。衰弱指数每增加 0.1 个单位，全因死亡的风险增加 68%，缺血性心脏病、脑血管疾病、恶性肿瘤、呼吸系统疾病、感染死亡风险分别增加 89%、84%、19%、154%、78%。有效识别这些加速衰老的中年人，对于预防过早死亡和延长健康期望寿命具有重要意义。

有研究者基于东亚人群纳入 77 418 名 2 型糖尿病（type 2 diabetes，T2D）患者和 356 122 名健康人对照，开展全基因组关联分析（genome-wide association study，GWAS），共发现 301 个 T2D 遗传易感性位点，其中 61 个为首次报道，研究还发现，东亚人群与欧洲人群中与 T2D 相关的常见变异的效应值相似[21]。另有研究者利用 10 254 名中国胃癌患者与 10 914 名健康人对照开展胃癌的 GWAS 研究，进一步构建了基于 112 个位点的多基因风险评分（polygenic risk score，PRS），并在 CKB 队列 100 220 名研究对象中评价其预测胃癌风险的有效性。结果显示，所建立的 PRS 能够成功预测胃癌风险，预测风险高者比风险低者未来发生胃癌的风险增加 108%[22]。该研究还发现，与生活方式不健康且具有高遗传风险的成年人相比，生活方式健康的成年人发生胃癌的风险降低。研究结果提示，可以利用 PRS 识别癌症高危人群，进行精准预防。

3. 伤害

髋骨骨折是危害老年人健康的重要公共卫生问题之一。研究者利用 2012～2016 年我国 23 个省共覆盖约 4.80 亿人（其中≥55 岁者约 1.03 亿）的城镇职工和居民基本医疗保险数据库发现，尽管中国人口迅速老龄化，但在研究期间髋部骨折的发病率并未呈现明显增加[23]。女性发病率自 2012 年的 180.72/10 万人下降至 2016 年的 177.13/10 万人，男性发病率自 2012 年的 121.86/10 万人下降至 2016 年的 99.15/10 万人。研究期间，55 岁及以上髋部骨折患者的绝对数量增加了 3 倍，患者人均住院费用增长了 59%。研究首次描绘了髋骨骨折在中国的发病率趋势及其沉重经济负担，为我国公共卫生资源配置提供了重要的依据与指导。由于人口老龄化形势严峻，髋部骨折在中国的负担仍不容忽视。

CKB 研究基于 51 万余名成年人 10 年随访发现了一系列与自杀风险相关的社会人口、生活方式、压力性生活事件、身体和心理健康因素[24]。与自杀风险增加相关的社会人口学因素包括：男性、高年龄、农村居民和单身状态。与自杀风险增加相关的因素还包括：与家庭相关的压力性生活事件、重大身体疾病、终生精神障碍病史、终生精神分裂症/妄想症、过去 12 个月发生过抑郁障碍、广泛性焦虑障碍，以及过去 1 个月存在睡眠障碍。该研究为采取有针对性的预防措施以降低我国人群自杀率提供了基础证据。

4. 环境健康

室外 $PM_{2.5}$ 污染、交通污染[主要是二氧化氮（NO_2）]、室内空气污染均可对人体健康造成危害。研究发现我国归因于室外 $PM_{2.5}$ 暴露的心血管疾病负担仍在不断加重，主要集中在男性和 60 岁及以上的老年人群，且不同省级行政区的疾病负担也存在差异。2019 年，中国心血管病死亡中 20.02%是由室外 $PM_{2.5}$ 暴露导致的，归因死亡人数为 91.57 万例，失能调整寿命年（disability-adjusted life year，DALY）为 2094.71 万人年，约占全球 DALY 的 1/3，标化死亡率和标化伤残调整寿命年率也明显高于全球平均水平[25]。2019 年不同省级行政区归因于室外 $PM_{2.5}$ 暴露的心血管疾病标化死亡率和标化伤残调整寿命年率最高的是河北，最低的是香港。我国研究者通过在全球 398 个城市开展多中心研究，发现大气 NO_2 污染具有独立的急性健康危害[26]。该研究发现，当天和前一天暴露于高 NO_2 可显著增加居民非意外死亡、心血管疾病死亡和呼吸系统疾病死亡的风险；在调整 $PM_{2.5}$ 等共存污染物后，NO_2 的效应仍保持稳健，说明 NO_2 可能具有独立的健康影响；同时，NO_2 升高居民死亡风险的暴露反应曲线近似于线型，且不存在明显的阈值。该研究首次在全球范围内系统地评估了空气 NO_2 污染对居民死亡的急性影响，为世界卫生组织修订 NO_2 空气质量指南提供了科学依据，也为空气污染治理和健康风险评估提供了新的证据。

在室内空气污染的健康危害研究方面，CKB 对 22 万余名城市成年人的分析显示[27]，与持久使用清洁燃料者相比，持久使用固体燃料者的全因死亡风险升高 19%、心血管疾病死亡风险升高 24%、呼吸道死亡风险升高 43%。停止使用固体燃料后的 5 年内，全因和心肺死亡率的超额风险下降了 60%以上。采取通风能够降低全因死亡风险 22%。对于政策制定者和公众而言，至关重要的是加速从固体燃料向清洁燃料的过渡，并促进有效通风，以最大程度地减少空气污染对健康的不利影响。

5. 妇女儿童健康

2021 年 5 月国际权威医学杂志《柳叶刀》发布了《柳叶刀中国女性生殖、孕产妇、新生儿、儿童和青少年健康特邀重大报告》。报告中指出，1949 年以来，中国妇幼健康若干核心指标持续改善，从 1949 年以前的孕产妇死亡率 1500/10 万人及婴儿死亡率 200‰分别下降至 2020 年的 16.9/10 万人和 5.4‰，已超前完成"联合国 2030 可持续发展议程目标框架"中降低母婴死亡率的具体指标，位居全球中高收入国家前列[28]。5～19 岁儿童青少年总死亡率从 1953～1964 年的 366.0/10 万人下降至 2016 年的 27.2/10 万人。产前保健、住院分娩、产后访视、新生儿筛查、计划免疫和儿童健康管理等基本妇幼卫生服务覆盖率达到 90%以上。妇女儿童健康状况在城乡和地区间的差异逐步缩小，进一步促进了妇幼健康服务的公平性和可及性。同时，中国妇幼健康领域仍面临很多差距及挑战。生殖健康领域的重点问题包括：生育意愿的下降及延迟，生育调节、避孕和流产，不孕症及辅助生殖技术，性传播疾病，乳腺癌、宫颈癌和人乳头状瘤病毒（human papillomavirus，HPV）疫苗，针对女性的性及性别暴力等。母婴健康领域的重点问题包括：母亲安全，死胎/死产，早产、出生缺陷等新生儿疾病，孕产妇、胎儿及新生儿营养，孕产妇心理健康等。儿童及青少年健康领域的重点问题包括：伤害，饮食、久坐、吸烟、饮酒、近视等生活方式和健康危险因素，儿童及青少年心理健康，儿童早期发展、儿童保护等。妇幼卫生体系方面的重点问题包括：卫生人力资源和职业发展、初级卫生保健机构的妇幼卫生服务能力、妇幼卫生服务的公平性和质量、筹资风险保护、妇幼健康信息系统的跨部门整合等。

在儿童青少年健康方面，利用 2008～2017 年全国法定传染病监测数据的研究分析发现，传染病威胁 6～22 岁儿童青少年健康。过去十年间共有 4 959 790 名学生罹患传染病，但学生群体中传染病的发病率和死亡率大幅度下降，法定报告传染病的死亡率从 2008 年的 0.21/10 万人下降到 0.07/10 万人，发病率从 2008 年的 280/10 万人下降到 2015 年的 162/10 万人[29]。然而，因流行性腮腺炎和流行性感冒发病增加，传染病发病率又有所回升，2017 年达到 242/10 万人。十年来法定报告传染病的发病和死亡模式发生改变，高致死率的国际检疫类传染病已基本消失。尽管我国在儿童青少年传染病防控方面取得一定成就，但仍需进一步加强传染病监测及防控，积极应对新发突发传染病的威胁。

利用全国人口普查和全国 1%人口抽样调查数据，研究者发现近十年来我国 15～24 岁青少年的已婚率和生育率出现反弹[30]。15～19 岁女性已婚率从 1990 年的 4.7%下降到 2000 年的 1.2%，但在 2015 年反弹至 2.4%。这一年龄组的生育率从 1990 年的 22.0‰人下降到 2000 年的 6.0‰人，但在 2015 年回升到 9.2‰人。对于 20～24 岁女性，已婚率从 1990 年的 58.6%下降到 2015 年的 25.5%，生育率从 1990 年的 198.8‰人下降到 2015 年的 55.0‰人。尽管中国的总和生育率仍然远远低于更替水平，但青少年已婚率和生育率在经历了一段时间的稳步下降之后，近十年来出现反弹。各地亟须制定一系列有针对性的措施应对这一挑战，包括加强全面性教育，确保女孩继续接受教育，并提供充分的生殖健康服务，特别是要满足性活跃未婚女孩的现代避孕需求。

6. 卫生体系

中华预防医学会新型冠状病毒肺炎防控专家组发表疾病预防控制体系现代化建设的 6 点建议[31]：全面加强和完善公共卫生领域相关法律法规建设；建立符合国情的先进体制机制；改革和完善公共卫生突发事件应急处置体系；明确疾控体系在健康中国建设中的主导地位和作用；加快建设现代化的信息系统；加快一流人才队伍和先进文化建设。

关于改革完善我国重大疫情防控救治体系方面，有研究者提出三方面建议[32]。临床治疗方面，要加强医务人员依法报告意识，强化症状检测能力，充分发挥传染病直报系统的作用，建立健全新发突发传染病的国家或地方监测平台。疾病控制方面，要从法律和体制机制上赋予疾控相关权限和保障，提升疾控队伍的数量和质量，加强防控与应急需求为导向的应用性研究和技术储备。科学研究方面，要加强以国家需求为导向的科研立项，建设重大疫情应对中"一锤定音"的科研机构，建立国家和区域传染病重点实验室，加强新发突发传染病防控救治的战略技术储备。

就我国公共卫生教育和人才队伍建设，研究者提出 7 点建议[33]：提高公共卫生教育在高等教育中的定位并形成共识；加强公共卫生一体化教育体系的建设、立足长远补短板；改革、完善公共卫生教育的课程体系和教学方法；加强公共卫生实践教学，提高学生现场调查和应急能力；加强公共卫生高层次人才队伍建设，培养复合型拔尖人才；加强公共卫生师资队伍建设，坚持专业导向和师资标注；加强公共卫生岗位建设，提高待遇标准，调整政策导向。

（二）优势与不足

2020 年度我国公共卫生领域的研究进展具有以下特点：①围绕新冠病毒的溯源、流行病学特征、疫苗效果评价等方面开展了大量原创性研究，总结了中国抗击新冠肺炎疫情的策略与实践，既有助于提升我国未来应对突发传染病疫情的能力，也为全球疫情防控提供了宝贵的经验。②针对髋骨骨折、自杀等重要公共卫生问题的流行病学分布和危险因素研究，为我国公共卫生资源配置与政策制定提供了重要的人群基础证据。我国学者牵头组织的全球性 NO_2 急性健康危害的系统研究，为世界卫生组织相关指南修订、空气污染治理和健康风险评估等提供了新的证据。③对新中国成立 70 多年以来在妇女儿童健康领域的发展改革成效与经验进行了全面总结，对未来十年促进中国妇幼健康高质量发展也提出了行动策略和具体建议。④以 CKB 为代表的大型人群队列报道了中国人群独特的慢性病易感基因位点，整合环境和遗传因素开发风险预测模型，用于疾病风险预测以识别高危人群，推动精准预防目标的实现。⑤与全球研究人员合作开展的公共卫生研究日益增加，从国际合作研究的参与者逐渐转变为组织者，为世界范围的公共卫生研究贡献中国证据。

同时，我国公共卫生领域的研究在以下方面尚存在提升空间：①新发传染病的应对凸显体系短板。在此次新冠肺炎疫情防控中，虽然我国公共卫生服务体系、医疗服务体系、医疗保障体系、药品供应保障体系，以及重大疫情防控与应急管理体系总体表现是有效的，但也暴露出一些薄弱环节，如重大疫情防控的体制机制不健全，传染病监测预警和应急反应能力不足，应急物资保障体系不完善，卫生领域科技投入不足等。②慢性病的干预性研究缺乏。虽然近年来我国大规模队列研究已证实血压、血脂、血糖等危险因素在心脑血管疾病发病中的重要作用，但我国仍缺少社区干预研究证据以评价针对危险因素开展一级预防的效果。这些实验证据将为我国疾病预防指南和防治措施的制定提供重要科学支撑。③全生命周期的研究有待拓展。虽然我国已建立众多出生队列、青少年队列、老年人队列[34]，却仍有待整合不同研究以回答全生命周期与全疾病谱健康问题，包括妇幼保健、生殖健康、儿童青少年健康、精神健康、人口老龄化等。

（三）面临的挑战和展望

1. 提升新发传染病的应对能力

尽管针对新冠病毒的研究取得了快速进展，但在追溯病毒起源、明确传播途径和解析致病机制等方面仍有待进一步研究。目前需优先发展的传染病应对的核心技术和能力包括：针对病原体原型株研发候选疫苗，发展灵活和可规模化的药品生产平台技术，开展数字化的病原体监测，建立国家病原体监测预警中心，研发新一代个人防护用品，改造建成环境以抑制病原体传播，加强实验室生物安全，发展阻止和预防生物袭击的技术等。此外，我国亟须针对这次疫情暴露出来的短板和不足，抓紧"补短板、堵漏洞、强弱项"，营造公共卫生与疾病防控相关学科的交叉融合与协同攻关的科研氛围，在重大疫情防控体系、体制机制的完善与健全、疾病防控-临床救治-科研支撑三位一体协同机制等方面开展科学研究，形成政策意见[35-37]。

2. 整合大队列宏观与微观病因学研究

近年来，以 CKB 为代表的大型人群队列研究获得了一系列适用于中国人群的高质量的慢性病病因学研究证据，主要是行为生活方式、代谢危险因素、室内空气污染等[38]。确定行为生活方式与主要慢性病的关联效应，有助于明确综合生活方式干预对我国慢性病负担可能带来的收益。随着高通量组学技术与系统流行病学理论的迅速发展，多组学对慢性病病因学研究的意义和价值日益凸显。多组学从宏观与微观病因学层面进行因果推断，揭示复杂疾病的致病因素与分子机制。利用多组学标志物开发风险预测模型应用于精准医学，用于疾病风险预测以识别高危人群。

3. 大数据在医疗卫生领域的应用

近年来，随着高通量组学技术的迅速发展，互联网和信息技术的飞跃进步，大数据时代为流行病学研究提供了前所未有的机遇，主要体现在高通量组学技术的发展、人群队列研究数据和样本资源的积累、大数据和互联网技术的发展、人工智能技术的发展、流行病学研究方法的发展[39]。同时，大数据时代的流行病学研究也面临着以下挑战：我国健康医疗大数据来源、收集和管理的共享机制尚不成熟，健康医疗大数据存在系统误差，高通量组学检测技术有待发展完善，健康医疗大数据分析、整合与存储的关键技术需要新的突破，健康医疗大数据的法律和伦理规制存在亟须解决的问题。

全球评估报告显示全球各国的卫生信息系统亟待改进，各国亟须重视数字健康（digital health）在应对大流行中的作用，尤其是低收入国家[40]。全球范围内，数据的缺乏限制了对传染病大流行实际死亡影响的认识，也阻碍了应对计划的制订。利用数字健康（即利用信息和通信技术改善健康与医疗保健的应用）和实时数据来应对新冠肺炎疫情大流行和未来可能的传染病大流行带来的挑战，以解决卫生体系和全球公共卫生应对中存在的不足[41]。全球各国迫切需要加强卫生信息系统，以帮助世界应对突发卫生事件，并跟踪在实现全球卫生目标方面的进展情况。目前关于免疫接种、结核病和艾滋病等领域的数据较充足，但精神卫生和癌症等方面的数据则较少。

4. 深化"同一健康"的概念

"同一健康"是为达到人类、动物和环境的最佳健康开展的地区、国内和全球的多学科协作，强调关注人类、动物、植物和环境间的密切联系[42]。常见的"同一健康"问题包括人畜共患疾病、抗生素耐药、食品安全和粮食安全、虫媒传染病、环境污染，以及人类、动物、植物和环境共同面临的健康威胁等。促成多机构、跨学科、跨地域的协同合作是"同一健康"的核心，而实现这一点同样有利于慢性非传染性疾病、心理健康、伤害、职业健康问题的防控。未来在人与动物、人与自然的和谐建设中，加强人畜共患传染病与病毒病的防控，呼吁采用协调有序的多部门"同一健康"方法加以应对。

5. 携手应对全球公共卫生危机

2020 年新冠肺炎疫情作为"国际关注的突发公共卫生事件"，对全球政治、经济、社会、贸易、旅行等产生重大影响。新冠肺炎疫情是一场前所未有的全球健康和社会经济危机，大规模、全球性、安全、有效和公平的疫苗接种及其他适当的公共卫生措施，以及恢复强劲、可持续、平衡和包容增长是首要任务。中国政府与世界卫生组织共同发表了《中国-世界卫生组织新型冠状病毒肺炎（COVID-19）联合考察报告》与《世卫组织召集的新冠病毒全球溯源研究：中国部分》，为世界各国遏制新冠疫情、调整应对措施等提出重要建议，对全球多国多地溯源起到良好的促进作用，并提供积极有益的指导。正如习近平总书记宣布的，中国新冠疫苗研发完成并投入使用后，将作为全球公共产品，为实现疫苗在发展中国家的可及性和可负担性作出中国贡献。加强中国参与此类应对行动的全球治理，是提升国际话语权和影响力的关键。除新发传染病外，针对慢性病危险因素及干预措施的研究，也亟须开展国际合作，共同应对全球的公共卫生问题，及时把科研成果转化为全球卫生政策与服务。

参 考 文 献

[1] Liu W, Guan W, Zhong N. Strategies and advances in combating COVID-19 in China. Engineering (Beijing), 2020, 6(10): 1076-1084.

[2] 中华人民共和国国家卫生健康委员会. 新型冠状病毒肺炎疫情防控: 疫情通报. [2021-06-01]. http://www.nhc.gov.cn/xcs/yqtb/list_gzbd.shtml.

[3] 国务院新闻办公室. 国务院联防联控机制新闻发布会. [2021-06-01]. http://www.nhc.gov.cn/xwzb/webcontroller.do?titleSeq=11365&gecstype=1.

[4] Guan WJ, Ni ZY, Hu Y, et al. Clinical characteristics of Coronavirus Disease 2019 in China. N Engl J Med, 2020, 382(18): 1708-1720.

[5] Ren R, Zhang Y, Li Q, et al. Asymptomatic SARS-CoV-2 infections among persons entering China from April 16 to October 12, 2020. JAMA, 2021, 325(5): 489-492.

[6] Li Z, Guan X, Mao N, et al. Antibody seroprevalence in the epicenter Wuhan, Hubei, and six selected provinces after containment of the first epidemic wave of COVID-19 in China. Lancet Reg Health West Pac, 2021, 8: 100094.

[7] 高文静, 李立明. 新型冠状病毒肺炎潜伏期或隐性感染者传播研究进展. 中华流行病学杂志, 2020, 41(4): 485-488.

[8] Chen X, Chen Z, Azman AS, et al. Serological evidence of human infection with SARS-CoV-2: a systematic review and meta-analysis. Lancet Glob Health, 2021, 9(5): 598-609.

[9] Al Kaabi N, Zhang Y, Xia S, et al. Effect of 2 inactivated SARS-CoV-2 vaccines on symptomatic COVID-19 infection in adults: a randomized clinical trial. JAMA, 2021, 326(1): 35-45.

[10] 国务院新闻办公室. 新冠疫苗接种情况. [2021-06-07]. http://www.nhc.gov.cn/xcs/yqfkdt/202106/193847fa4d304c038fe42e45142c2289.shtml.

[11] 中国疾病预防控制中心. 全国新冠病毒疫苗预防接种不良反应监测信息解读. [2021-06-15]. http://www.chinacdc.cn/jkzt/ymyjz/ymyjjz_6758/202105/t20210528_230908.html.

[12] 中国-世界卫生组织新型冠状病毒溯源研究联合专家组. 世卫组织召集的 SARS-CoV-2 全球溯源研究: 中国部分. [2021-07-01]. www.nhc.gov.cn/xcs/yqfkdt/202106/9cc99e263489472c833263a4dc7e0f0e/files/ef88e510ad724e95b95ebe438a376b11.pdf.

[13] Althoff KN, Schueter DJ, Anton-Culver HH, et al. Antibodies to SARS-CoV-2 in all of us research program participants, Clin Infect Dis. 2021, ciab519. doi: 10.1093/cid/ciab519.

[14] Apolone G, Montomoli EE, Manenti A, et al. Unexpected detection of SARS-CoV-2 antibodies in the prepandemic

period in Italy. Tumori, 2020, 107(5): 446-451.

[15]Gámbaro F, Behillil S, Baidaliuk A, et al. Introductions and early spread of SARS-CoV-2 in France, 24 January to 23 March 2020. Euro Surveill, 2020, 25(26): 2001200.

[16]Lei H, Xu M, Wang X, et al. Nonpharmaceutical interventions used to control COVID-19 reduced seasonal influenza transmission in China. J Infect Dis, 2020, 222(11): 1780-1783.

[17]Fukunaga R, Glaziou P, Harris JB, et al. Epidemiology of tuberculosis and progress toward meeting global targets - worldwide, 2019. MMWR Morb Mortal Wkly Rep, 2021, 70(12): 427-430.

[18]国务院新闻办公室. 国务院新闻办就《中国居民营养与慢性病状况报告(2020 年)》有关情况举行发布会. [2021-06-01]. http://www.gov.cn/xinwen/2020-12/24/content_5572983.htm.

[19]Global Burden of Disease Tobacco Collaborators. Spatial, temporal, and demographic patterns in prevalence of smoking tobacco use and attributable disease burden in 204 countries and territories, 1990-2019: a systematic analysis from the Global Burden of Disease Study 2019. Lancet, 2021, 397(10292): 2337-2360.

[20]Fan J, Yu C, Guo Y, et al. Frailty index and all-cause and cause-specific mortality in Chinese adults: a prospective cohort study. Lancet Public Health, 2020, 5(12): 650-660.

[21]Spracklen CN, Horikoshi M, Kim YJ, et al. Identification of type 2 diabetes loci in 433, 540 East Asian individuals. Nature, 2020, 582(7811): 240-245.

[22]Jin G, Lv J, Yang M, et al. Genetic risk, incident gastric cancer, and healthy lifestyle: a meta-analysis of genome-wide association studies and prospective cohort study. Lancet Oncol, 2020, 21(10): 1378-1386.

[23]Zhang C, Feng J, Wang S, et al. Incidence of and trends in hip fracture among adults in urban China: A nationwide retrospective cohort study. PLoS Med, 2020, 17(8): e1003180.

[24]Yu R, Chen Y, Li L, et al. Factors associated with suicide risk among Chinese adults: a prospective cohort study of 0.5 million individuals. PLoS Med, 2021, 18(3): e1003545.

[25]Yin P, Brauer M, Cohen AJ, et al. The effect of air pollution on deaths, disease burden, and life expectancy across China and its provinces, 1990-2017: an analysis for the Global Burden of Disease Study 2017. Lancet Planet Health, 2020, 4(9): 386-398.

[26]Meng X, Liu C, Chen R, et al. Short term associations of ambient nitrogen dioxide with daily total, cardiovascular, and respiratory mortality: multilocation analysis in 398 cities. BMJ, 2021, 372: n534.

[27]Yu K, Lv J, Qiu G, et al. Cooking fuels and risk of all-cause and cardiopulmonary mortality in urban China: a prospective cohort study. Lancet Glob Health, 2020, 8(3): 430-439.

[28]Qiao J, Wang Y, Li X, et al. A Lancet Commission on 70 years of women's reproductive, maternal, newborn, child, and adolescent health in China. Lancet, 2021, 397(10293): 2497-2536.

[29]Dong Y, Wang L, Burgner DP, et al. Infectious diseases in children and adolescents in China: analysis of national surveillance data from 2008 to 2017. BMJ, 2020, 369: m1043.

[30]Luo D, Yan X, Xu R, et al. Chinese trends in adolescent marriage and fertility between 1990 and 2015: a systematic synthesis of national and subnational population data. Lancet Glob Health, 2020, 8(7): 954-964.

[31]中华预防医学会新型冠状病毒肺炎防控专家组. 关于疾病预防控制体系现代化建设的思考与建议. 中华流行病学杂志, 2020, 41(4): 453-460.

[32]李立明, 詹思延, 池慧, 等. 关于改革完善重大疫情防控救治体系的建议. 中华流行病学杂志, 2020, 41(7): 981-985.

[33]任涛, 吕筠, 余灿清, 等. 疫情后时代我国公共卫生教育和人才队伍建设的思考. 中华预防医学杂志, 2020, 54(5): 457-464.

[34]胡志斌, 杜江波, 徐欣, 等. 中国国家出生队列建设背景和设计简介. 中华流行病学杂志, 2021, 42(4): 569-574.

[35]李立明, 詹思延, 池慧, 等. 关于改革完善重大疫情防控救治体系的建议. 中华流行病学杂志, 2020, 41(7): 981-985.

[36]杨维中, 兰亚佳, 吕炜, 等. 建立我国传染病智慧化预警多点触发机制和多渠道监测预警机制. 中华流行病学杂志, 2020, 41(11): 1753-1757.

[37]孙点剑一, 李立明. 浅谈公共卫生与疾病预防控制体系建设. 中国科学院院刊, 2020, 35(9): 1096-1104.

[38]Pang Y, Lv J, Yu C, et al. Risk factors for cardiovascular disease in the Chinese population: recent progress and implications. Global Health Journal, 2020, 4(3): 65-71.

[39]王玉琢, 马红霞, 靳光付, 等. 大数据时代的流行病学研究: 机遇、挑战与展望. 中华流行病学杂志, 2021, 42(1): 10-14.

[40]World Health Organization. WHO SCORE Global Report highlights urgent need for better data to strengthen pandemic response and improve health outcomes. [2021-06-01]. https: //www.who.int/news/item/01-02-2021-who-score-global-report-highlights-urgent-need-for-better-data-to-strengthen-pandemic-response-and-improve-health-outcomes.

[41]Al Knawy B, Adil M, Crooks G, et al. The Riyadh Declaration: the role of digital health in fighting pandemics. Lancet, 2020, 396(10262): 1537-1539.

[42]American Veterinary Medical Foundation. One Health: what is One Health? [2021-06-01]. https: //www.avma.org/KB/Resources/Reference/Pages/One-Health94.aspx.

第四章　中国 2020 年度重要医学进展

一、遴选背景及方法介绍

高东平　张　冉　杨　渊　魏晓瑶
中国医学科学院医学信息研究所

（一）背景

医学科学研究是推动医学发展，提升疾病预防、筛查、治疗和康复能力，进而提高国民整体健康水平的重要手段。随着社会经济的发展，我国医学科技创新投入不断加大，研究实力整体加强，科学研究成果倍出，一些医学领域的研究水平已经迈入世界前列。医学科学研究的发展促进了对疾病发生发展机制的认识，为减少疾病伤痛，延长预期寿命，推动健康中国建设产生了深远的影响。

中国医学科学院认真贯彻落实"抓住机遇，迎难而上，努力把中国医学科学院建设成为我国医学科技创新体系的核心基地"的重要指示精神，持续推动国家医学科技创新体系建设，切实提升解决人民健康问题的科技创新能力。为增进社会各界对我国医学科学研究的关注，展示医学研究成果，中国医学科学院以客观数据为基础，遵从定量分析与定性研究相结合、数据挖掘与专家论证相结合的原则，组织开展了中国 2020 年度重要医学进展研究遴选工作，通过总结我国医学科学研究成果，弘扬科学精神，普及科学知识，引导我国医学科技自主创新方向。

（二）研究方法

《中国 2020 年度重要医学进展》的遴选，以具有突出的学术、社会影响力和较大的促进学科发展、疾病防治、产业发展的潜力为标准，采取"多元化计量指标"与"多主体研判"相结合的分类评价方式。此次遴选纳入了我国研究者在 2019 年 12 月 25 日至 2020 年 12 月 31 日发表的中外文论文约 13 万篇，2020 年度获授权的专利 2 万余项、获批上市的国产药品 1035 个、注册的国产医疗器械产品 1 万余个。研究团队进行数据采集与清洗、应用文献计量学指标与替代计量学指标综合计算排序后，开展了聚类分析和专家咨询，形成备选项 3253 项。在此基础上，经过研究团队与多领域专家对遴选内容进行多轮研判及综合分析，形成了 112 项候选项，提交 219 名中国医学科学院学部委员评议后，最终由中国医学科学院学术咨询执行委员会推选产生 40 项"中国 2020 年度重要医学进展"。

与 2019 年比，2020 年度的遴选增加了替代计量学指标，建立了"中国 2020 年度重要医学进展核心数据集"，使得评价指标和数据来源更加完善，遴选工作更加富有科学性。此外，这次遴选特别关注了年度特有的新冠肺炎疫情。

在具体研究方法流程上分为制定遴选标准、多维数据采集、数据分析与研判和专家评选 4 个阶段。

1. 制定遴选标准

中国医学重大进展界定为在我国医学科学研究、医疗技术创新、药物或医疗器械等产品研发方面所取得的具有国际影响力，突破我国医学科技创新和产品开发瓶颈，能够解决重大问题，或是为国家带来明显经济或社会效益的突出进展。因此，在进行中国医学重大进展遴选时，制定以下遴选标准：

（1）发表于综合类顶级期刊上的医学研究论文；

（2）发表于医学各学科顶级期刊上的研究论文；

（3）具有一定的学术影响力；

（4）具有较高社会影响力；

（5）国家药品监督管理局审批上市的创新药（Ⅰ类新药）和首仿药（3.1 类新药）；

（6）国家药品监督管理局批准注册或进入特别审查程序的国产创新医疗器械。

2. 多维数据采集

多维数据采集阶段，以 2020 年 1 月 1 日至 12 月 31 日为时间节点，采集了我国学者发表的医学研究论文约 13 万篇，国家药品监督管理局批准上市的药物产品 1035 个，国家药品监督管理局批准注册或进入特别审查程序的国产创新医疗器械 1 万余个，我国研究者申请的国际专利 27 207 项。

依据前期制定的遴选标准，将医学研究论文限定为三个范围：一是 2020 年高被引论文；二是发表在 *Nature*、*Science*、*Cell*、*The Lancet*、*New England Journal of Medicine*（*NEMJ*）、*Journal of the American Medical Association*（*JAMA*）、*British Medical Journal*（*BMJ*）、*Proceedings of the National Academy of Sciences of the United States of America*（*PNAS*）8 个综合类顶级期刊；三是医学各学科领域（JCR 学科分类）5 年影响因子排名前 5 位的期刊。通过数据去重，对作者、机构进行限定，得到医学研究论文约 3200 篇，纳入"中国 2020 年度重要医学进展核心数据集"。药物和医疗器械信息来源于国家药品监督管理局官方数据库，通过去除同类药品不同制剂、不同剂量，同类医疗器械不同研发企业等冗余数据，得到国家药品监督管理局批准上市的药物 600 余个，国家药品监督管理局审批通过或进入特别审查程序的国产创新医疗器械（Ⅲ类）835 余个，纳入"2019 年度中国医学重大进展核心数据集"。

3. 数据分析与研判

综合论文被引频次、替代计量学（altmetrics）、期刊影响因子等多维度评判指标，进一步借助领域专家和医学情报学专家对进展内容进行研判与研讨，补充重要进展内容，确定重要进展备选数据。对备选数据进行分析、解读，提炼研究内容，明确推荐理由，形成进展主题凝练结果。将形成的 112 个进展主题映射至 6 个学部。

4. 专家评选

专家评选阶段，将 112 个进展候选项提交 219 名中国医学科学院学部委员评议后，最终由中国医学科学院学术咨询执行委员会推选产生 40 项"中国 2020 年度重要医学进展"（表 1）。

表 1　40 项中国 2020 年度重要医学进展

一、临床医学领域
1. 双靶点 CAR-T 细胞序贯治疗为难治/复发的 B 细胞淋巴瘤患者提供有效治疗方案
2. 国产原研药物索凡替尼成为治疗分化良好晚期胰腺和非胰腺来源神经内分泌肿瘤新靶向药物
3. 奥希替尼成为表皮生长因子受体基因突变阳性晚期非小细胞肺癌患者一线用药
4. 白细胞介素-2 为治疗系统性红斑狼疮提供有效治疗的新方案
5. 前瞻性对照研究证实完整结肠系膜切除术降低结肠癌患者术后肿瘤复发率

二、口腔医学领域
1. 发现用于牙髓-牙本质复合体再生的新型牙髓再生多能干细胞
2. 揭示组织内应力调控大型哺乳动物乳恒牙替换新机制

三、基础医学与生物学领域
1. 绘制首个中国人群的肺腺癌分子全景图谱
2. 构建首个人类单细胞图谱基本框架
3. 发现具有体液和神经双重免疫应答能力的新通路
4. 发现依赖于补体的突触消除和遗忘机制
5. 解析人胚巨噬细胞的起源与特化
6. 阐明 CAR-T 细胞治疗引发炎症风暴的免疫机理
7. 揭示焦孔素家族蛋白参与的非经典细胞焦亡通路的调控机制
8. 解析特发性肺纤维化的发病机制

四、药学领域
1. 桑枝总生物碱对糖尿病患者具有降糖化血红蛋白疗效并正式应用于临床
2. 揭示一线抗结核药物乙胺丁醇的精确作用机制
3. 伊尼妥单抗抑制人表皮生长因子受体 2（HER2）阳性乳腺癌并正式应用于临床
4. 国产抗肿瘤药物恩沙替尼、泽布替尼、甲磺酸阿美替尼等正式应用于临床

五、卫生健康与环境领域
1. 首次揭示我国小气道功能障碍的患病率高达 46%，并识别主要危险因素
2. 大型前瞻性队列研究证实使用清洁燃料和通风设施可降低全病因死亡率
3. 大规模人群研究揭示我国糖尿病近十年的增长趋势及新发糖尿病的危险因素
4. 首次揭示我国肌萎缩性侧索硬化症发病率和患病率
5. 卫生经济学评估提出我国当前成本效益最优的宫颈癌预防方案
6. 大型前瞻性队列研究首次证实 $PM_{2.5}$ 水平与卒中危险增加相关

六、生物医学工程与信息学领域
1. 在国内外首创周围神经修复移植物的组成结构
2. 髋关节镀膜球头在全球运动关节材料领先
3. 国产单极等离子手术设备应用于临床

七、新冠肺炎防治
1. 最早发现和鉴定新冠病毒病原并阐明病原学特征
2. 我国学者最早向全球预警新冠肺炎疫情
3. 最先报告新冠肺炎临床特征和危险因素
4. 最先明确新冠病毒流行特征

续表

七、新冠肺炎防治
5. 疫情暴发早期，以严格的循证医学方法开展新冠肺炎关键治疗药物的临床研究
6. 率先解析出新冠病毒的分子结构、病毒受体结合域的晶体结构及细胞受体（ACE2）的三维结构
7. 创建"方舱医院"，有效隔离与救治患者，迅速重建医疗体系
8. 首次发布《新型冠状病毒肺炎相关静脉血栓栓塞症防治建议（试行）》和《新冠肺炎并发静脉血栓栓塞症的防治专家共识》*
9. 最先建立新冠病毒感染动物模型，为新冠肺炎基础及临床研究提供关键性实验动物平台
10. 从新冠肺炎康复期患者体内成功分离具有高活性的病毒特异性单克隆中和抗体
11. 快速成功研制国产新冠肺炎疫苗
12. 中医药在新冠肺炎防治中的作用及"三药三方"的应用

　*原文发表于 *Thromb Haemost* 杂志，题为 "Prevention and Treatment of Venous Thromboembolism Associated with Coronavirus Disease 2019 Infection: A Consensus Statement Before Guidelines"

　　中国重要医学进展遴选工作，对展示医学研究成果，宣传科学精神、科学知识和科学方法，推动引导我国医学科技创新等方面具有积极作用。未来，仍需继续完善遴选方法，遵循公平、公开、公正的原则，遴选出更多经得起时间考验的、具有代表性的成果，向社会各界推荐展示优秀的医学科学研究范例。希望这项工作能够为医学科学研究的发展进步贡献绵薄之力。

二、临床医学重大进展

李　玲

中国医学科学院医学信息研究所

成果 1：双靶点 CAR-T 细胞序贯治疗为难治/复发的 B 细胞淋巴瘤患者提供有效治疗方案

　　来自华中科技大学同济医院等 5 个中心的研究人员在 *Blood* 杂志发表题为 "Efficacy and Safety of CAR19/22 T-cell Cocktail Therapy in Patients with Refractory/relapsed B-cell Malignancies" 的文章[1]。研究针对难治/复发的 B 细胞淋巴瘤患者在全球范围内首次提出双靶点 CD19 和 CD22 CAR-T 细胞序贯治疗策略，为单独的 CD19 或 CD22 的 CAR-T 治疗复发患者提供了有效的解决手段，并为后续 CD19/CD22 的双 CAR-T 治疗提供了理论基础。

　　研究背景：免疫治疗是癌症研究和治疗中最有前途的领域之一。第二代 CD19 靶向、嵌合抗原受体工程（CAR19）T 细胞治疗的临床试验引起了前所未有的反应。90%的难治性/复发 B 细胞急性淋巴细胞白血病（B-ALL）患者和 50%的 B 细胞非霍奇金淋巴瘤（B-NHL）患者获得完全反应。然而，CD19 复发是治疗失败最常见的原因之一，导致 CD19 治疗后患者的结局不佳，这类治疗失败的患者在该临床试验入选患者中占到

10%～30%，占 CTL019 复发性儿童急性淋巴细胞白血病试验疗效和安全性患者第二期复发的 73.7%。

研究方法：本研究是一项开放标签、单中心、单臂试点研究，探讨序贯注射抗 CD19 和抗 CD22 特异性第三代 CAR（CAR19/22）T 细胞的有效性和安全性。从 2016 年 3 月至 2018 年 1 月，入选了 105 名 B-ALL/NHL 患者，评估连续输注抗 CD19 和抗 CD22 的有效性和安全性，有 89 例患者（84.8%，包括 51 例 B-ALL 和 38 例 B-NHL）完成了 CAR19/22 T 细胞鸡尾酒输注，并纳入分析，数据收集截止日期为 2019 年 3 月 31 日。

研究结果：在 51 例 B-ALL 患者中，最小残留的病负反应率为 96.0%（95%CI：86.3～99.5），中位数随访为 16.7 个月（1.3～33.3），中位无进展生存率（PFS）为 13.6 个月（95%CI：6.5 至未达到[NR]），平均总生存率（OS）为 31.0 个月（95%CI：10.6 至 NR）。在 38 例 B-NHL 患者中，总体反应率为 72.2%（95%CI：54.8～85.8），完全反应率为 50.0%（95%CI：32.9～67.1）。随访中位为 14.4 个月（0.4～27.4），中位 PFS 为 9.9 个月（95%CI：3.3 至 NR），中位 OS 为 18.0 个月（95%CI：6.1 至 NR），1 例患者发生抗原丢失复发。

研究结论：结果表明，连续输注 CAR19/22 T 细胞是安全和有效的，并可能降低了 B 细胞恶性肿瘤的抗原逃逸复发率。

研究意义：淋巴瘤是我国高发的恶性肿瘤之一。该研究针对难治/复发的 B 细胞淋巴瘤患者在全球范围内首次提出双靶点 CD19 和 CD22 CAR-T 细胞序贯治疗策略，显著延长急性 B 细胞淋巴瘤和非霍奇金 B 细胞淋巴瘤患者平均无进展生存时间及中位生存时间，且安全性良好，为临床 Anti-CD19 CAR-T 耐药或复发的患者提供了新的治疗方案。*Lancet Oncology* 刊发了针对该项研究内容的新闻评论，评论指出"该序贯治疗策略的提出及良好的治疗效果为单独的 CD19 或 CD22 的 CAR-T 治疗复发患者提供了有效的解决手段，并为后续 CD19/CD22 的双 CAR-T 治疗提供了理论基础"。

成果 2：国产原研药物索凡替尼成为治疗分化良好晚期胰腺和非胰腺来源神经内分泌肿瘤的新靶向药物

来自中国人民解放军总医院第五医学中心、北京大学肿瘤医院等 10 个中心的研究人员在 *Lancet Oncology* 杂志发表题为 "Surufatinib in Advanced Pancreatic Neuroendocrine Tumours（SANET-p）：A Randomised, Double-blind, Placebo-controlled, Phase 3 Study" [2] 和 "Surufatinib in Advanced Extrapancreatic Neuroendocrine Tumours（SANET-ep）：A Randomised, Double-blind, Placebo-controlled, Phase 3 Study" [3] 的文章。研究首次验证了针对神经内分泌肿瘤的我国国产原研药物有效性，显著延长了肿瘤患者无疾病进展生存时间，使我国在神经内分泌肿瘤方面的治疗取得了突破性进展。

研究背景：神经内分泌瘤（NET）虽然是一类相对少见的肿瘤，但由于其患病人数呈上升趋势，且缺乏有效的系统治疗药物，诊治难度较大，因此临床对于新策略、新药物的探索始终未曾停止。索凡替尼是我国自主研发的新型口服抗血管生成-免疫调节激酶抑制剂，该研究的目的为评价索凡替尼在晚期胰腺来源或非胰腺来源 NET 患者中的疗效和安全性。

研究方法： 在 SANET-p 研究中，入组人群为处于进展期的低级别或中级别晚期胰腺来源 NET 患者。在该研究中，患者以 2∶1 的比例随机接受每日口服一次 300mg 索凡替尼或安慰剂，28 天为一个治疗周期。该研究的主要终点为无进展生存期（PFS），次要终点包括客观缓解率（ORR）、疾病控制率（DCR）、到达疾病缓解的时间（TTR）、缓解持续时间（DoR）、总生存期（OS）、安全性及耐受性。

研究结果： 在 SANET-p 研究中，接受索凡替尼治疗的胰腺来源 NET 患者中位 PFS 为 10.9 个月，对照组仅为 3.7 个月。在进一步的独立影像评估中，索凡替尼组的中位 PFS 为 13.9 个月，而对照组则仅有 4.6 个月。索凡替尼组的 ORR 达到 19.2%，安慰剂组几乎未观察到客观缓解。最常见的 3 级或更高的治疗相关不良事件（TRAEs）包括高血压、蛋白尿和高甘油三酯血症。

在 SANET-ep 试验中，索凡替尼组和安慰剂组的中位无进展生存期分别为 9.2 个月和 3.8 个月，风险比（HR）为 0.334[95%CI：0.223～0.499]，$P<0.0001$。对于各个亚组，都能观察到索凡替尼带来的 PFS 获益。次要研究终点方面，两组患者的 ORR 分别为 10.3% vs. 0，DCR 分别为 86.5% vs. 65.6%，OS 尚未成熟（18.7%事件发生）。最常见的 3 级或更高的治疗相关不良事件（TRAEs）是蛋白尿。安全性评估数据显示，总体来讲安全性与耐受性良好，不良反应发生情况与既往早期临床研究基本一致。

研究结论： 在 SANET-p 和 SANET-ep 研究中，索凡替尼显著延长晚期胰腺和非胰腺来源 NET 患者的 PFS，同样治疗的耐受性与安全性良好。

研究意义： 两项研究均为我国国产原研药物索凡替尼多中心、前瞻性、随机双盲安慰剂对照Ⅲ期临床试验。试验结果证实，针对分化良好的胰腺和非胰腺来源神经内分泌肿瘤索凡替尼治疗效果显著。由于索凡替尼可以明显延长分化良好的晚期胰腺和非胰腺来源神经内分泌肿瘤患者的 PFS 时间，且不良反应可控，因此成为治疗该类疾病新的靶向药物。

成果 3：奥希替尼成为表皮生长因子受体基因突变阳性晚期非小细胞肺癌患者一线用药

该成果包含 2 篇研究。

（1）来自广东省人民医院等中心的研究人员在 *New England Journal of Medicine* 杂志发表题为 "Osimertinib in Resected EGFR-Mutated Non-Small-Cell Lung Cancer"[4]的文章，研究证实奥希替尼在表皮生长因子受体（EGFR）基因突变阳性非小细胞肺癌（NSCLC）一线治疗中，与标准治疗方案相比，显著延长患者中位生存时间。

研究背景： 奥希替尼是未经治疗的表皮生长因子受体（EGFR）突变阳性晚期非小细胞肺癌（NSCLC）的标准治疗药物。奥希替尼作为辅助治疗的有效性和安全性尚不清楚。

研究方法： 在这项双盲Ⅲ期试验中，研究者将完全切除的 EGFR 突变阳性 NSCLC 患者以 1∶1 的比例随机分配接受奥希替尼（80mg，每日一次）或安慰剂治疗 3 年。主要终点是Ⅱ期至ⅢA 期疾病患者的无病生存期（根据研究者评估）。次要终点包括ⅠB

至ⅢA 期疾病患者总体人群的无病生存期、总生存期和安全性。

研究结果： 共有 682 名患者接受了随机分组（奥希替尼组 339 名，安慰剂组 343 名）。在 24 个月时，奥希替尼组中 90%的Ⅱ至ⅢA 期患者（95%CI：84～93）和安慰剂组中的 44%（95%CI：37～51）存活且无病（疾病复发或死亡的总体风险比为 0.17；99.06%CI：0.11～0.26；*P*<0.001）。在总体人群中，奥希替尼组中 89%的患者（95%CI：85～92）和安慰剂组中 52%的患者（95%CI：46～58）在 24 个月时存活且无病（疾病复发或死亡的总体风险比为 0.20；99.12%CI：0.14～0.30；*P*<0.001）。在 24 个月时，奥希替尼组中 98%的患者（95%CI：95～99）和安慰剂组中 85%的患者（95%CI：80～89）存活并且没有中枢神经系统疾病（疾病复发或死亡的总体风险比为 0.18；95%CI：0.10～0.33）。29 名患者死亡（奥希替尼组 9 名，安慰剂组 20 名）。

研究结论： 在ⅠB 至ⅢA 期 EGFR 突变阳性 NSCLC 患者中，接受奥希替尼的患者的无病生存期显著长于接受安慰剂的患者。

研究意义： 两项研究证实，奥希替尼在 NSCLC 一线治疗中，与标准 EGFR-TKI（厄洛替尼或吉非替尼）治疗相比，患者中位生存时间（OS）延长，其皮疹、腹泻等不良反应的发生率也低于第一代 EGFR-TKI；在完全切除的 EGFR 突变阳性 NSCLC 患者中，与安慰剂相比 24 个月无瘤生存率和 24 个月生存率均显著增加。因此奥希替尼获批成为该类患者一线治疗用药，国际上多个指南均推荐奥希替尼作为 EGFR 突变 NSCLC 患者的一线优选治疗方案。

（2）吉林省肿瘤医院等中心的研究人员在 *Annals of Oncology* 杂志发表题为 "Osimertinib vs Comparator EGFR-TKI as First-line Treatment for EGFR Mutated（EGFRm）Advanced NSCLC：FLAURA China Study Overall Survival（OS）"[5]的文章。证实在肿瘤完全切除的 EGFR 基因突变阳性 NSCLC 治疗中，显著提高患者生存率。奥希替尼被国际多个指南推荐作为 EGFR 基因突变阳性 NSCLC 一线治疗用药。

研究背景： Ⅲ期 FLAURA 研究中，与对照组 EGFR-TKI（吉非替尼/厄洛替尼）相比，奥希替尼显著改善了初治 EGFRm 晚期 NSCLC 患者 OS。在 FLAURA 中国研究中，奥希替尼与对照组相比改善了 PFS。

研究方法： 患者按 1∶1 随机分配为奥希替尼 80mg，每日一次，口服或对照 EGFR-TKI（所有中国患者接受吉非替尼 250mg，每日一次，口服），并按种族（亚洲/非亚洲）和突变状态分层。OS 是次要终点。

研究结果： 136 名患者被随机分组（奥希替尼组 71 名，对照 EGFR-TKI 组 65 名）。各组的基线特征平衡。奥希替尼组的中位 OS 为 33.1 个月，而对照组为 25.7 个月（HR=0.848）。在对照组中，22/65 患者（34%）交叉至奥希替尼组。在奥希替尼组和对照组中，分别有 99%和 98%的患者报告了所有因果关系不良事件（AE）——3 级 AE：54%和 28%；导致停药的 AE：13%和 6%。

研究结论： 在 FLAURA 中国研究中，在 EGFRm 晚期 NSCLC 患者的一线治疗中，奥希替尼组与对照 EGFR-TKI 组相比，中位 OS 延长了 7.4 个月，这与奥希替尼将 OS 延长 6.8 个月的全球人群数据一致。安全性数据与全球人群数据具有可比性。

成果 4：白细胞介素-2 为治疗系统性红斑狼疮提供有效治疗的新方案

来自北京大学人民医院等 8 个中心的研究人员在 *Annals of The Rheumatic Diseases* 杂志发表题为 "Efficacy and Aafety of Low-dose IL-2 in The Treatment of Systemic Lupus Erythematosus: A Randomised, Double-blind, Placebo-controlled Trial" 的文章[6]。研究首次将低剂量白细胞介素-2（IL-2）用于治疗系统性红斑狼疮（SLE），在标准治疗基础上，IL-2 治疗红斑狼疮效果良好，狼疮肾炎缓解率高，严重感染为零。

研究背景：SLE 是一种严重的自身免疫性疾病，可累及肾脏、血液等全身多个系统，严重影响患者生命安全，预后不良。SLE 目前特异性治疗方法少，而传统治疗药物激素、免疫抑制剂不良反应常见。目前我国 SLE 患者近 100 万，研究能够控制病情安全的新型治疗方法具有重要意义。

研究方法：这项研究入组难治或复发且病情活动度（SLEDAI）>8 的 SLE 患者。在低剂量 IL-2 治疗后，患者的发热、皮疹、脱发、水肿、肾炎等临床表现、免疫指标（24 小时尿蛋白、白蛋白、抗 dsDNA 抗体、补体水平等），以及疾病活动指数（SLEDAI），疾病应答指数（SRI4）改善。

研究结果：低剂量 IL-2 组研究主要终点 SRI4 明显优于对照组，IL-2 组与对照组相比，24 周 SRI4 反应率分别为 65.52% 和 36.67%，狼疮肾炎患者缓解率分别为 53.85% 和 16.67%。此外，低剂量 IL-2 组患者的耐受性好，感染发生率（6.9%）明显低于仅用激素和免疫抑制剂的对照组（20.0%）。

研究结论：低剂量 IL-2 对 SLE 治疗具有有效性和耐受性。

研究意义：IL-2 作为免疫关键的调控因子，既往在黑色素瘤及其他癌症治疗中广泛应用。该研究探索性的将低剂量 IL-2 用于治疗 SLE，该研究取得了令人振奋的结果，为患者的生活质量带来了实质性改善，为治疗 SLE 提供了有效的治疗新方案。

成果 5：前瞻性对照研究证实完整结肠系膜切除术降低结肠癌患者术后肿瘤复发率

来自北京大学人民医院等 6 个中心的研究人员在 *Annals of Surgery* 杂志发表题为 "Efficacy and Safety of Complete Mesocolic Excision in Patients with Colon Cancer Three-year Results From a Prospective, Nonrandomized, Double-blind, Controlled Trial" 的文章[7]。研究通过连续 5 年的前瞻性对照研究，发现结肠癌完整结肠系膜切除术（complete mesocolic excision，CME）与非完全结肠系膜切除术（NCME）相比，显著提高手术标本质量，降低局部肿瘤复发率，在世界范围内首次为该术式的推广应用提供了临床证据。

研究背景：结直肠癌在我国及全球均为排名第三位的常见恶性肿瘤，手术是治疗结肠癌的主要方式，然而结肠癌的外科治疗一直缺乏标准化术式。完整结肠系膜切除术是一种基于胚胎学与解剖学理论提出的结肠癌标准化术式，然而 CME 的临床应用一直缺乏高质量的循证医学证据。

研究方法：前瞻性、非随机、双盲对照研究。病例入组时间从 2012 年 11 月至 2016 年 3 月，根据手术领域和标本照片将患者分成两组，主要预后指标是局部无复发生存率

（LRFS）。分为 CME 组（220 例）和非完全结肠系膜切除术（NCME）组（110 例），收集并记录了临床病理学数据和随访信息，末次随访时间 2016 年 4 月。

研究结果：CME 组有 220 名患者，NCME 组有 110 名患者。基线特征平衡良好。与 NCME 相比，CME 与更多的淋巴结总数相关（24 vs. 20，$P=0.002$）。两组的术后并发症没有差异。主要结局指标 3 年无局部复发生存率 CME 组较 NCME 组显著升高（100% vs. 90.2%，$P<0.001$）。CME 组与 NCME 组相比，结肠系膜剥离（100.0% vs. 87.9%，$P<0.001$）和非肿瘤沉积（97.2% vs. 91.6%，$P<0.022$）均优于对照组，CME 组与改善的 LRFS 相关。

研究结论：结果证实，与 NCME 相比，CME 不增加患者术后并发症，且显著提高手术标本质量，降低局部肿瘤复发率。

研究意义：手术治疗是结肠癌重要的治疗方式，尽管既往有学者提出结肠癌完整结肠系膜切除术标准化术式理念，但无临床证据证实该术式的临床效果。此次研究团队进行了为期 5 年的前瞻性对照研究，为该术式广泛应用提供临床证据。

参 考 文 献

[1] Wang N, Hu X, Cao W, et al. Efficacy and safety of CAR19/22 T-cell cocktail therapy in patients with refractory/relapsed B-cell malignancies. Blood, 2020, 135(1): 17-27.

[2] Xu J, Shen L, Bai C, et al. Surufatinib in advanced pancreatic neuroendocrine tumours (SANET-p): a randomised, double-blind, placebo-controlled, phase 3 study. The Lancet Oncology, 2020, 21: 1489-1499.

[3] Xu J, Shen L, Zhou Z, et al. Surufatinib in advanced extrapancreatic neuroendocrine tumours (SANET-ep): a randomised, double-blind, placebo-controlled, phase 3 study. The Lancet Oncology, 2020, 21: 1500-1512.

[4] Wu Y, Tsuboi M, He J, et al. Osimertinib in resected EGFR-mutated non-small-cell lung cancer. N Engl J Med, 2020, 383: 1711-1723.

[5] Cheng Y, He Y, Li W, et al. Osimertinib vs comparator EGFR-TKI as first-line treatment for EGFR mutated (EGFRm) advanced NSCLC: FLAURA China study overall survival (OS). Ann Oncol, 2020, 31: S838-839.

[6] He J, Zhang R, Shao M, et al. Efficacy and safety of low-dose IL-2 in the treatment of systemic lupus erythematosus: a randomised, double-blind, placebo-controlled trial. Ann Rheum Dis, 2019, 79(1): 141-149.

[7] Gao Z, Wang C, Cui Y, et al. Efficacy and safety of complete mesocolic excision in patients with colon cancer. Ann Surg, 2020, 271(3): 519-526.

三、口腔医学重大进展

秦　奕
中国医学科学院医学信息研究所

成果 1：发现用于牙髓-牙本质复合体再生的新型牙髓再生多能干细胞

来自四川大学、四川大学华西口腔医院、电子科技大学等机构的研究人员在 *Science Advances* 杂志发表题为 "Regeneration of Pulpo-dentinal–Like Complex by A Group of Unique Multipotent CD24a$^+$ Stem Cells" [1] 的文章。

该研究利用间充质细胞支持性的 3D 培养体系，从小鼠牙乳头中发现了一群在三维培养环境中能形成干细胞小球的细胞亚群。该细胞表达多种干细胞标志物基因，如 *Oct4*、*Nanog*、*Sox2* 等，并能在体外长期保持自更新与多能性；当干细胞小球与 TDM 材料复合移植到裸鼠皮下后可高效率形成再生性牙本质、毛细血管网、末梢神经网络等，且再生组织的细胞排列与原生牙齿类似；进一步的研究发现，该细胞群以 CD24a 为其特征性标志物，且该标志物的富集与细胞的多能性呈现正相关性；研究人员还发现，该细胞的自更新能力，高度依赖于转录因子 Sp7 的表达。最后，该类细胞被命名为 MDPSCs（multipotent dental pulp regenerative stem cell）。

研究背景：牙齿是承担人类咀嚼、发音及维持颜面美观的重要器官，亦是研究外胚层起源组织器官发育的经典模型之一。作为维持牙齿活力和正常生理功能的关键组织，牙髓富含毛细血管网、末梢神经网络，以及成牙本质细胞和各类滋养细胞，因其与牙本质紧密相连且皆发育自牙乳头组织，因此亦被称为牙髓-牙本质复合体。细菌感染、物理损伤及化学和免疫因素等均可造成牙髓炎症和坏死的发生，而目前的根管治疗仅着眼于炎症抑制和脓坏组织去除，治疗后的牙齿失去活性牙髓滋养，最终易发生断裂、缺失。因此，牙髓-牙本质复合体的再生一直是口腔再生医学研究的重要方向。

研究方法：在牙髓干细胞中使用了干细胞支持球状 3D 培养系统，并确定了一个以前未记载的多能干细胞群体，可以形成牙髓干细胞（DPC）小球并在多次传代中保持自我更新状态。DPC 球对 OctSox42、Sonog 等多能性标记物呈阳性，表现出增强的成骨和成牙体外分化能力。当移植到体内时，这些细胞可以进一步发育，形成再生的牙本质和模仿天然牙齿的神经血管样结构。最后，通过转录组分析和流式细胞术介导的细胞分选，确定这些多能牙髓再生干细胞为一组 CD24$^+$ 细胞，其自我更新高度依赖于骨形成和牙齿发育的关键转录因子 Sp7 的表达。

研究结果：小鼠牙乳头细胞可在 3D 培养中启动球体形成；在体外和体内，DPC 球均表现出增强的成骨/成牙分化能力；DPC 球能够在体内再生牙髓-牙复合体样组织；转录组分析鉴定了 DPC 领域的特征基因网络；CD24a 是球状起始细胞真正的表面标志物；Sp7 是驱动 MDPSCs 体外自我更新的关键转录因子；MDPSCs 存在于小鼠和人牙乳头中。

研究结论：确定一组未知的多能牙髓再生干细胞，它们具有明确的分子标志物，可用于潜在的牙髓炎和牙髓坏死的治疗。

研究意义：随着组织工程技术的发展，利用干细胞再生功能性牙髓的组织再生技术正逐渐成为研究者探索牙髓炎和坏死治疗的新趋势。尽管当前自牙齿组织中分离出的多种间充质干细胞均被尝试用于牙髓-牙本质复合体再生，但牙髓干细胞特征性标志物的缺乏、间充质干细胞本身的异质性，以及传统二维培养方式在长期维持干细胞多能性上的局限性，显著阻碍了其在牙髓-牙本质复合体再生中的应用。MDPSCs 可作为牙齿干细胞组织工程再生技术的新型种子细胞，为牙髓-牙本质复合体的高效率再生带来新突破。

成果 2：揭示组织内应力调控大型哺乳动物乳恒牙替换新机制

来自首都医科大学、中南大学湘雅医院等机构的研究人员在 *The EMBO Journal* 杂志发表题为"Biomechanical Stress Regulates Mammaliantooth Replacement Via The Integrin β1-RUNX2-Wnt Pathway"[2]的文章。

该研究发现，乳牙萌出前颌骨内应力控制恒牙胚发育处于相对静止状态，乳牙萌出释放内应力导致乳恒牙之间间充质内的 RUNX2/Wnt 通路中 Wnt 信号"转位"至恒牙胚，从而启动恒牙发育。

研究背景： 外胚层器官包括毛发、羽毛及牙齿等，周期性循环替换是其主要特征，但每个循环周期中从静止过渡到启动的机制不清楚。人类等大型哺乳动物具有乳恒牙两副牙列，一生中只能替换一次，恒牙发育和乳恒牙替换长达 6～12 年，但恒牙牙板早在胚胎期就已经在颌骨内形成，因此恒牙启动发育的机制是研究外胚层器官从静止过渡到启动的良好模型。以往牙齿发育大多利用啮齿动物模型进行研究，但啮齿动物只有单副牙列，无法进行乳恒牙替换的研究。此次研究团队以小型猪为模型，针对"何种原因保持恒牙胚相对静止，又是何种机制启动恒牙发育"这一科学问题展开探索。

研究方法： 将来自小型猪和人类胚胎的下颌骨样品进行组织学分析，通过免疫荧光和组织化学，进行 3D 重建和尺寸测量，通过使用分析软件 ANSYS（ANSYS, Canonsburg, PA）建立杯形模型，并对小型猪的下颌骨进行体外培养，在体外对下颌骨施加压力并进行测算，完成对蛋白质印迹及表达水平的统计分析。

研究结果： 该研究发现，在乳牙萌出前，恒牙牙板在颌骨内保持静止，随着乳牙萌出恒牙开始启动发育。乳牙萌出前的发育速率明显快于颌骨，引起封闭的颌骨内环境中的生物应力，经测算及计算机软件模拟，得出内应力范围在 3～20kPa。乳牙萌出打破颌骨的封闭环境并释放颌骨内应力，进一步通过体内和体外模型证实，维持该内应力可以抑制恒牙的启动发育，而释放内应力可以激活恒牙的发育。乳恒牙之间内应力的传递经由乳恒牙之间的间充质，该组织内 integrin β1-RUNX2-Wnt 通路的表达水平受应力的调控。在人类 18～19 周胚胎乳恒牙之间间充质内也观察到了一致的分子表达模式。随着应力的释放，该通路表达水平下降，而与此同时恒牙上皮中的 Wnt 通路表达水平上升，从而激活恒牙发育。

研究结论： 该研究发现了在恒牙启动发育的过程中，间充质内的 Wnt 通路信号随应力释放向恒牙上皮"转位"的现象，因而提出了"组织应力调控器官发育"（stress-mediated development theory）学说。

研究意义： 该研究发现的机制对其他外胚层器官的发育及再生研究具有重要的借鉴和参考意义。该研究是研究团队开发利用小型猪大型动物模型研究牙发育及口腔颌面组织器官再生又一个代表性力作。

参 考 文 献

[1] Chen H, Fu H, Wu X, et al. Regeneration of pulpo-dentinal-like complex by a group of unique multipotent CD24a+ stem cells. Sci Adv, 2020, 6(15): eaay1514.

[2] Wu X, Hu J, Li G, et al. Biomechanical stress regulates mammalian tooth replacement via the integrin β1-RUNX2-Wnt pathway. EMBO J, 2020, 39(3): e102374.

四、基础医学与生物学重大进展

袁子焰　殷　环

中国医学科学院医学信息研究所

成果 1：绘制首个中国人群的肺腺癌分子全景图谱

来自国家蛋白质科学中心、上海交通大学、军事科学院军事医学研究院、中国医学科学院肿瘤医院、中国科学院上海药物研究所等机构的研究人员在 *Cell* 杂志发表题为 "Integrative Proteomic Characterization of Human Lung Adenocarcinoma" [1]的文章。

研究通过整合患者临床信息、RNA-seq、蛋白质组和磷酸化蛋白质组的多组学分析，在国际上首次对肺腺癌开展了大规模、高通量、系统性的全景蛋白质组学研究，从蛋白质水平绘制了中国人群肺腺癌蛋白质分子全景图谱，并发现了中国人群肺腺癌两个主要基因（*TP53* 和 *EGFR*）突变的蛋白质分子特征，及与患者预后密切相关的分子特征。结果对研究肺腺癌病理机制、疾病诊断生物标志物与药物治疗靶点、肺腺癌蛋白质组分型和精准治疗提供了重要的科学线索和理论支撑，对早发现、早诊断、早治疗肺腺癌，以改善患者预后提供助力。

研究背景：肺癌是我国乃至全世界发病率和死亡率最高的恶性肿瘤。在我国，每年肺癌发病人数超过 70 万，死亡人数超过 60 万。肺腺癌（LUAD）是非小细胞肺癌的主要病理类型，约占所有肺癌的一半。相比于其他肺癌病理类型，肺腺癌中非吸烟人群的比例明显偏高，发病机制复杂。肺腺癌的早发现、早诊断、早治疗对改善患者的预后具有至关重要的意义。肺腺癌的基因组研究增进了我们对该疾病生物学的理解，并加速了靶向治疗。然而，对 LUAD 的蛋白质组学特征仍然知之甚少。

研究方法和结论：研究工作对 103 例临床病人的肺腺癌和癌旁组织进行了蛋白质表达谱和磷酸化翻译后修饰谱的深度解析，最终共鉴定到 11 119 个蛋白质产物和 22 564 个磷酸化修饰位点，同时整合临床信息和基因组特征数据分析，深度构建了基于蛋白质组的肺腺癌分子图谱全景。研究发现了与病人预后密切相关的分子特征，特别是发现了中国人群肺腺癌两个主要基因（*TP53* 和 *EGFR*）突变人群的蛋白质分子特征。

研究意义：该工作首次大规模、系统性构建了肺腺癌的蛋白质全景图和分子亚型特征，揭示了中国人肺腺癌的分子特征及预后和诊疗生物标志物，为肺腺癌的精准医疗提供了重要资源和线索。该工作是"中国人蛋白质组计划"（CNHPP）继肝癌、胃癌工作之后取得的又一重大成果，也是中国科学家主导的"蛋白质组学驱动的精准医学"的又一次重大突破，具有广泛的社会意义，更预示着蛋白质组学在精准医学中的独特性和重要性。

成果 2：构建首个人类单细胞图谱基本框架

来自浙江大学医学院干细胞与再生医学中心的研究人员在 *Nature* 杂志发表题为 "Construction of A Human Cell Landscape at Single-cell Level" [2]的文章。构建首个人类单细胞图谱基本框架，提供细胞生理状态鉴别标准。

研究背景：细胞是生命的基本单位。"人类基因组计划"（HGP）完成之后，我们初步掌握了遗传"密码本"，但时至今日，人类尚未能一窥自己的细胞图谱。近年来，单细胞测序等新技术的涌现，让科学家对细胞的观测进入前所未有的精度。

研究方法和结论：研究人员使用高通量微孔单细胞转录组测序技术对来自胎儿和成人的 60 个组织样品和 7 种细胞培养类型进行了分析，获得了细胞在分子水平、细胞分化、细胞因子等方面的数据，系统性绘制了跨越胚胎和成年两个时期、涵盖八大系统的人类细胞图谱。研究人员充分利用了 Microwell-seq 成本低廉、双细胞污染率低和细胞普适性广等优势，建立了 70 多万个单细胞的转录组数据库，鉴定了人体 100 余种细胞大类和 800 余种细胞亚类。基于该数据库，团队开发了单细胞人类细胞图谱（scHCL）单细胞比对系统用于人体细胞类型的识别，并搭建了"人类细胞蓝图"网站（http://bis.zju.edu.cn/HCL/，国家基因库镜像 https://db.cngb.org/HCL/）。

研究意义：研究首次从单细胞水平上全面分析了胚胎和成年时期的人体细胞种类，是人类细胞图谱计划取得的细胞数字化阶段性成果标志。研究衍生出单细胞比对系统（scHCL）用于人体细胞类型的识别，研究数据为探索细胞命运决定机制积累了资源，为人体正常与疾病细胞的状态鉴定提供了标准。

成果 3：发现具有体液和神经双重免疫应答能力的新通路

来自清华-IDG/麦戈文脑科学联合研究院、上海科技大学生命科学与技术学院、清华大学免疫学研究所的研究人员在 *Nature* 杂志发表题为 "Brain Control of Humoral Immune Responses Amenable to Behavioural Modulation" [3] 的文章。

研究背景：应激（压力）是动物或人因外界刺激处于高度紧张的情绪状态。现代社会竞争激烈，人们每天都会遇到应激情况。应激神经生物学是国际科学前沿。据推测，大脑活动可能直接控制淋巴器官的适应性免疫反应，但是这方面的证据较少。

研究方法和结论：首先，研究者用一种新型去除小鼠脾神经的手术建立了脾脏神经去除术的小鼠模型，发现这种小鼠在疫苗接种后所能产生的浆细胞（抗体分泌细胞）数量有明显缺陷，暗示了脾神经冲动信号对 B 细胞应答有促进作用。通过药理学、遗传学实验，他们继而发现 B 细胞表达乙酰胆碱 a9 受体对脾神经的这个促进作用不可或缺。通过体内细胞剔除实验，作者发现在肾上腺素能的脾神经和需要感知乙酰胆碱的 B 细胞之间，最可能起到"换元"作用的是新近发现的可感受去甲肾上腺素而分泌乙酰胆碱的 T 细胞。进一步，作者通过光遗传学实验发现一条从大脑杏仁核（CeA）和下丘脑室旁核（PVN）的促肾上腺皮质激素释放激素（CRH）神经元到脾脏内的神经通路，这条通路促进疫苗接种引起的抗体免疫应答；同时这条通路还可通过响应躯体应对外界的刺激对免疫应答进行增强或削弱的调控。作者通过监测小鼠在不同行为范式下 CeA/PVN 的 CRH 神经元活动发现，一个他们新开发的"孤立高台站立"行为可以同时激活这两个核团的 CRH 神经元。这种行为增强抗体应答的效果，依赖于 CRH 神经元、脾神经，并且需要 B 细胞表达的乙酰胆碱受体。虽然高台站立可以看做是一种应激范式，但并非所有导致应激状态的行为都能增强免疫。作者测试了神经生物学研究中常用的捆绑模型，发现这一范式更强烈而持久激活 PVN 的 CRH 神经元，但抑制 CeA 的 CRH 神经元，致使机体持续产生高水平的糖皮质激素，对免疫应答产生了抑制作用。

研究意义：该研究首次发现一条解剖明确、由神经信号传递而非内分泌激素介导的、中枢神经对适应性免疫应答进行调控的脑-脾神经轴（通路），揭示了 CRH 神经元的双重免疫调节功能。该研究结果为不同行为活动对神经环路及相关免疫系统影响的定量描述、评价方面提供新的研究思路。打破了中枢-外周神经环路直接调控免疫应答的传统认知，为神经免疫学研究拓展了新方向。

成果 4：发现依赖于补体的突触消除和遗忘机制

来自浙江大学医学院的研究人员在 *Sciences* 杂志发表题为 "Microglia Mediate Forgetting Via Complement-dependent Synaptic Elimination" [4] 的文章。

研究背景：小胶质细胞是大脑中的常驻免疫细胞，约占脑细胞的 10%。既往认为，仅在损伤或感染时，它们才会起作用。但是科学家们越来越意识到小胶质细胞有很多功能。小胶质细胞参与维持神经细胞之间的连接（称为突触），这些突触是至关重要的通信枢纽，以便让脑细胞相互交谈并传输脑信号。在大脑发育过程中，小胶质细胞会主动清除或"修剪"突触，这有助于塑造让大脑有效工作的回路。正是神经细胞之间的这些连接保持了我们的记忆力，并且在影响我们记忆力的疾病（如阿尔茨海默病）中，它们很容易受到攻击。因此，整个科学界对这些细胞和它们为治疗阿尔茨海默病等复杂的脑部疾病提供新靶标的潜力越来越感兴趣。

研究方法和结论：研究人员对小鼠的脚施加较小的电击，形成恐惧条件反射，当将它们再次放置在这些经历过负面事情的环境中时，它们会因恐惧而产生僵直反应。在 35 天的时间内，小鼠的僵直反应从 70% 降低到 20%，这表明它们已经忘记了这种特定环境的负面影响。然后，研究人员使用了一系列科学工具，利用遗传、药理和生化方法，移除这些小鼠大脑中的小胶质细胞，并再次进行了实验。

实验结果表明，移除小胶质细胞改变了它们对这个任务的反应。大约 50% 的小鼠即使在类似的一段时间后仍记得这种负面经历，而在未移除小胶质细胞的小鼠中，这一比例为 20%。基于此，提出的一种假设是小胶质细胞是巩固这些记忆以及支持哪些记忆被遗忘和哪些记忆被保持的关键。这项研究继续发现，正是这些小鼠内部的突触重新排列才导致了这一观察结果。

研究意义：该研究首次发现一条解剖明确、由神经信号传递而非内分泌激素介导的、中枢神经对适应性免疫应答进行调控的脑-脾神经轴（通路），揭示了 CRH 神经元的双重免疫调节功能。该研究结果为不同行为活动对神经环路及相关免疫系统影响的定量描述、评价方面提供新的研究思路。通过引入 CD55 抑制补体途径，研究证明了小胶质细胞以补体和活性依赖性的方式调节遗忘，结果还表明了小胶质细胞介导的突触吞噬作用是大脑中消除遥远记忆的一种遗忘机制。研究结果对有关长期记忆的巩固、不良记忆的消除、记忆损伤和恢复等均提供了研究基础和理论指导。

成果 5：解析人胚巨噬细胞的起源与特化

来自暨南大学基础医学院、中国人民解放军总医院第五医学中心的研究人员在 *Nature* 杂志发表题为 "Deciphering Human Macrophage Development at Single-cell Resolution"[5]的文章。

研究背景：在哺乳动物胚胎发育过程中，巨噬细胞是最早出现的免疫细胞，它们在胚外卵黄囊中发育分化，并在血液循环的驱动和趋化因子的诱导下精准定位至胚内各个靶器官，形成组织驻留型巨噬细胞。人胚早期巨噬细胞发生和特化的研究一直以来受到技术手段的极大限制。人巨噬细胞的细胞起源是否与小鼠类似？其发育及特化的动力学演进如何？人组织驻留型巨噬细胞特化过程的分子基础是什么？这些关键科学问题的答案仍不清楚。近年来快速发展的单细胞组学技术为精细解析这些数量稀少且转瞬即逝的发育细胞群体带来机遇。

研究方法和结论：研究人员首先对人胚多位点（卵黄囊、头、肝、循环血、皮肤、肺）沿发育轴进行定期间隔取样，使用改良的 STRT-seq 测序构建了人胚早期 CD45$^+$ 造血细胞的单细胞转录组图谱，共识别 15 个造血群体，包括 8 个具有（干）祖细胞特征的群体和 7 个分化的血液细胞群体，并揭示上述群体在不同造血位点（卵黄囊、胚肝等）的发育动力学特征。其中卵黄囊来源的髓系偏向祖细胞（yolk sac-derived myeloid-biased progenitor，YSMP）是最早捕获的造血祖细胞群体，通过转录组比对，发现其相较于具有类似时空动力学和祖细胞特征的小鼠红髓祖细胞，红系特征明显减弱；通过计算筛选预测的 YSMP 免疫表型（CD45$^+$CD34$^+$CD44$^+$）结合体外单细胞功能实验，证实了其髓系偏向的多系分化潜能造血祖细胞的身份。

研究人员对人胚肝脏早期造血祖细胞群体的分析显示，最早进入肝脏的祖细胞群体 YSMP 随后分别向单核细胞和粒系特征两个方向进行特化，而且后者的发育较前者相对滞后。首次揭示了人胚中肝脏非造血干细胞依赖的髓系造血发育过程。接下来，研究人员重点分析了与巨噬细胞发育相关的所有髓系群体，鉴定出 10 个具有不同转录组特征的巨噬细胞亚群，表明巨噬细胞在人胚阶段已经出现了显著的器官异质性。

进一步结合细胞获取的真实发育阶段，发现人胚中非造血干细胞依赖的巨噬细胞存在两波起源：第一波是卵黄囊原位分化的原始巨噬细胞；第二波是卵黄囊的 YSMP 迁移至肝脏经由单核细胞进一步分化形成的巨噬细胞。这两个卵黄囊来源的巨噬细胞发育路径与既往在小鼠中的发现高度相似，表明巨噬细胞发育的物种保守性。

对于小胶质细胞的起源和特化路径的分析发现，头部中巨噬细胞具有明显的发育阶段异质性，特征基因的表达证实了其连续的特化过程。该结果还进一步揭示了小胶质细胞特化的关键时间节点：CS 11（约受孕后 24 天）已可以检测到卵黄囊迁移至人胚头部的原始巨噬细胞；CS 15（约受孕后 34 天）部分头部巨噬细胞开始出现小胶质细胞分子特征（SALL1 基因）；CS 17（约受孕后 41 天）以后伴随着 C3、P2RY12 等标志性基因表达，头部巨噬细胞逐渐特化为典型的小胶质细胞。

最后，研究人员通过比较胚期器官特异性巨噬细胞与成体经典组织驻留型巨噬细胞的转录组特征发现：人胚期特化最显著的为头部小胶质细胞和肝脏库普弗（Kupffer）细胞；部分皮肤巨噬细胞在人胚期已开始出现朗格汉斯（Langerhans）细胞分子特征；人胚期结束时肺部巨噬细胞尚未开始特化。研究人员通过差异表达基因分析，找到了不同组织驻留型巨噬细胞的特征基因，为巨噬细胞的亚群认定提供了参考和依据。

研究意义：研究利用单细胞转录组测序技术精准解析了人胚期（孕 8 周）巨噬细胞的发育过程，明确了人胚巨噬细胞的多重起源；结合转录组、免疫表型和功能三个层面定义了人胚第一个具有多系分化潜能的造血祖细胞群体；解析了组织驻留型巨噬细胞特化过程中的关键分子特征。研究展现了巨噬细胞特化在人胚器官的异质性，为巨噬细胞的亚群认定提供了参考和依据；发现了人胚中非造血干细胞依赖的巨噬细胞的两条起源路径，并通过对比小鼠卵黄囊来源的巨噬细胞发育路径揭示了哺乳动物巨噬细胞发育的保守性；研究还揭示了人胚头部的原始巨噬细胞蜕变转化为小胶质细胞的关键时间节点和分子特征。研究结果为人胚造血发育和固有免疫系统形成的规律及调控研究、巨噬细胞相关疾病的发病和病理生理机制研究提供了重要的理论基础和数据库资源。

成果 6：阐明 CAR-T 细胞治疗引发炎症风暴的免疫机理

该进展包含两篇文献。

（1）来自中国医学科学院基础医学研究所等机构的研究人员在 *Science* 杂志发表题为 "Gasdermin E-mediated Target Cell Pyroptosis by CAR T Cells Triggers Cytokine Release Syndrome" [6]的文章。对 CAR-T 细胞攻击血液癌症细胞的方式、产生后果等进行了一系列研究，揭示了细胞焦亡（pyroptosis）和凋亡（apoptosis）中的重要调控因子——穿孔素和颗粒酶的数量差异。

研究背景：经过基因改造后表达嵌合抗原受体（CAR）的 T 细胞（CAR-T 细胞）治疗 B 细胞恶性肿瘤的临床应用取得了成功，但是由 CAR-T 细胞治疗引发的细胞因子释放综合征（CRS）却阻碍了这种疗法在患者中的有效性。既往研究显示，CAR-T 细胞治疗效果越好，CRS 效应就越强，而过强的 CRS 能够直接导致患者死亡。此前，医学界始终不清楚 CAR-T 细胞治疗引发 CRS 的免疫机理。尽管已有研究显示，在经过 CAR-T 细胞治疗的人源化小鼠模型中，巨噬细胞参与了 CRS 的发病机制，但触发 CRS 的机制尚不清楚。通过免疫诱发的相关机制找到有效的干预手段，成为细胞治疗领域亟待解决的重大科学问题。

研究方法和结论：研究团队通过比较分析发现，CAR-T 细胞治疗引发人类 B 白血病细胞发生细胞焦亡，而天然 T 细胞杀伤该肿瘤细胞仅使该细胞发生形态学的固缩和细胞凋亡，二者的不同会引发体内巨噬细胞完全不同的反应。细胞焦亡释放的因子强烈刺激巨噬细胞释放大量促炎性细胞因子，引发病人体内炎症风暴。对上述两种过程的深刻解析发现，T 细胞杀伤肿瘤细胞的过程主要通过释放穿孔素和颗粒酶两种物质，这两种物质的数量决定了肿瘤细胞是程序性死亡还是炎性坏死。当两种物质的数量较少时，T 细胞杀灭肿瘤细胞趋向于凋亡路径，过量则趋向于焦亡路径。研究显示，活化 CAR-T 细胞刺激下释放的穿孔素和颗粒酶的数量远高于自然 T 细胞诱导下产生的这两种物质数量。这两种过量物质导致肿瘤细胞内诱导细胞焦亡的分子 gasdermin E 被大量激活，从而使得 CAR-T 细胞所攻击的肿瘤细胞走向焦亡。此外，CAR-T 细胞导致的肿瘤细胞焦亡，使得细胞内的能量分子 ATP 短时间内大量释放，ATP 强烈激活巨噬细胞，使得巨噬细胞通过活化的 caspase 1 产生 IL-6 和 IL-1β 两种因子，引发 CRS。

研究意义：该研究揭示了 CAR-T 细胞和天然的 T 细胞导致的细胞死亡类型之间的

分子机制差异，为提升 CAR-T 细胞治疗效果提供了技术攻关方向，并对自身免疫性疾病的发病机制及自身免疫类疾病的细胞疗法提供借鉴意义。

（2）来自中国科学院分子细胞科学卓越创新中心、北京大学第一医院、北京大学、清华大学、中国科学院大学杭州高等研究院等机构的研究人员在 *Cell* 杂志发表题为"Multiple Signaling Roles of CD3ε and Its Application in CAR-T Cell Therapy"[7]的文章。研究揭示了 T 细胞受体-共受体（TCR-CD3）复合物中，CD3 胞内端的免疫受体酪氨酸激活结构域在不同抗原刺激下的动态磷酸化修饰特征，并从中发现了一条亚基 CD3ε 的单磷酸化新功能。

研究背景： T 细胞是依靠 T 细胞受体（TCR）识别肿瘤抗原的人体天然免疫细胞，TCR 通过与 CD3ε、δ、γ 和 ζ 链形成复合物，介导抗原诱导的信号通路。TCR-CD3 复合物在 T 细胞的发育、激活，以及对病原的免疫反应中起着决定性作用。这一重要作用来自于 CD3 胞内端的免疫受体酪氨酸激活基序（ITAM），而 ITAM 的多样性功能主要取决于其结构域的酪氨酸磷酸化。此外，ITAM 的功能也被广泛应用在对嵌合抗原受体（CAR）相关的细胞治疗研究中。其中，CD3ζ 亚链常用于构建 CAR-T 细胞疗法抗肿瘤活性，但其他 CD3 链的功能及是否可应用于 CAR 的设计还有待进一步开发。已有研究揭示 TCR-CD3 复合物具有 10 个 ITAM 结构域，结构域上分布有 20 个磷酸化位点，探索 CD3 ITAM 的酪氨酸动态磷酸化特征为全面理解不同 CD3 链的功能提供核心信息。

研究方法和结论： 研究采用了靶向 IP 多重光绝对定量质谱法（TIMLAQ-MS），同时定量了在不同的 TCR 刺激条件下，所有 CD3 链 ITAM 的磷酸化修饰模式，进而发现 CD3ε 的 ITAM 被单磷酸化修饰并募集抑制性 Csk 激酶来减弱 TCR 信号转导，表明 CD3ε 的双向调控作用。在进一步的研究中，研究团队设计了一种全新的 CAR 结构，将 CD3ε 细胞质结构域整合到第二代 CAR 中，发现将 CD3ε 应用于 CAR 的设计可从两个方面显著提高 CAR-T 细胞的抗肿瘤活性。一方面 CD3ε 的 ITAM 募集 Csk 减少了 CAR-T 细胞因子的产生；另一方面 CD3ε 的基本残基富集序列（BRS）通过募集 p85 促进了 CAR-T 细胞持久性，并在动物模型中显示出了更好的肿瘤活性。

研究意义： 这种将 CD3 整合进入 CAR 的新型 CAR 设计提升了其在应用层面的安全性和持续性，在血液瘤和实体瘤治疗中展现出良好的应用前景，具有较好的临床转化价值。研究中涉及的 TIMLAQ-MS 方法对于 T 细胞调控机制研究及 T 细胞治疗优化均具有较好的借鉴意义。

成果 7：揭示焦孔素家族蛋白参与的非经典细胞焦亡通路的调控机制

该进展包含两篇文献。

（1）来自北京生命科学研究所、中国科学院生物物理研究所、清华大学等机构的研究人员在 *Science* 杂志发表题为"Granzyme A from Cytotoxic Lymphocytes Cleaves GSDMB to Trigger Pyroptosis in Target Cells"[8]的文章。研究首次改写了细胞焦亡只能经过炎性因子胱天蛋白酶活化的定论。

研究背景： 细胞毒性淋巴细胞是一类主要的免疫效应细胞，在机体清除病毒感染或者癌变的过程中发挥着重要作用。细胞毒性淋巴细胞主要包括细胞毒性 T 细胞（CTL

细胞）和自然杀伤细胞（NK 细胞）。在细胞免疫中，CTL 和 NK 细胞可经打孔进入靶细胞，并将颗粒酶递送至靶细胞内发生水解作用并杀死靶细胞。已知焦孔素家族蛋白 Gasdermins（又称 GSDM）是执行细胞焦亡的打孔蛋白，Gasdermin D（GSDMD）在炎症小体激活时，可被炎性胱天蛋白酶（caspase）- 1/4/5/11 裂解，释放出孔形成蛋白的活性。Gasdermin E（GSDME）同样可被 caspase-3 激活，将细胞凋亡转化为细胞焦亡，诸多肿瘤细胞通过沉默 GSDME 从而逃避肿瘤免疫。目前，其他 Gasdermins 的功能和作用机制尚不清楚。

研究方法和结论： 研究通过将 NK 细胞系（NK-92MI）与外源表达 Gasdermin 家族蛋白的 293T 细胞进行共培养，发现细胞毒性淋巴细胞（CTL 细胞、NK 细胞等）中的丝氨酸蛋白酶 Granzyme A（又称 GZMA）可经穿孔素（perforin）进入 GSDMB 阳性细胞，通过水解 GSDMB 分子的 Lys229/Lys244 位点，诱导靶细胞发生焦亡。这一过程极具特异性，在颗粒酶中只有 GZMA 具有激活焦亡功能，而 Gasdermin 家族蛋白中也仅有 GSDMB 类蛋白可被 GZMA 水解。此外，γ 干扰素（IFN-γ）可以使上述通路中的 GSDMB 表达上调，并促进细胞焦亡的发生。GSDMB 存在组织特异性表达，特别是在消化道上皮细胞源肿瘤细胞中呈现高表达。

研究意义： 这项发现改写了细胞焦亡只能经胱天蛋白酶活化的研究结论，首次发现 GSDMB 可在非天冬氨酸（Asp）位点经 GZMA 水解执行通路下游的细胞打孔功能，并确定了 Gasdermin 介导的脓毒症是一种细胞毒性淋巴细胞杀伤机制，GZMA-GSDMB 通路在机体抗肿瘤免疫过程中可能发挥重要作用。

（2）来自北京生命科学研究所、中国科学院生物物理研究所、北京大学、清华大学等机构的研究人员在 *Nature* 杂志发表题为 "A Bioorthogonal System Reveals Antitumour Immune Function of Pyroptosis" [9] 的文章。研究发现了焦孔素家族蛋白系统可以作为肿瘤免疫治疗的生物标志物。

研究背景： 在前期工作中，北京大学应用化学系的研究团队发现一类含硼氨基酸探针（^{18}F-硼氨酸）在肿瘤上有显著且特异性摄取，硼氨酸上的三氟化硼基团可直接用于硅烷的脱除反应，并将其用于临床中脑瘤的早期诊断和精确划分界限。在此基础上，研究人员在细胞及活体水平上构建了苯丙硼氨酸（Phe-BF3）介导的生物正交剪切系统，赋予硼氨酸探针激活功能，并通过"双靶向激活"策略实现了肿瘤选择性的蛋白质功能调控。该系统具有普适性，但对于需要在肿瘤细胞内选择性释放的蛋白质更具优势，而北京生命科学研究所实验室近年研究发现的、可以介导细胞焦亡的焦孔素家族蛋白 Gasdermin 蛋白就是一个需要在肿瘤细胞内选择性释放的范例。既往研究显示，细胞焦亡是一种不同于免疫沉默的细胞凋亡的细胞程序性坏死，细胞焦亡的过程并非免疫沉默过程，而是促炎性的，但这一细胞程序性坏死过程对抗肿瘤免疫的影响尚不清楚。

研究方法和结论： 研究团队在小鼠活体水平上试验了搭载癌症成像探针苯丙硼氨酸（Phe-BF3）和 Gasdermin 蛋白的生物正交剪切系统，通过"双靶向激活"策略激活了小鼠体内不足 15% 的肿瘤细胞发生细胞焦亡，但却实现了小鼠 4T1 肿瘤移植物的整体清除。研究发现，运用上述生物正交系统搭载 Gasdermin 蛋白，可以实现肿瘤原位、可控性地细胞焦亡激活，调节肿瘤免疫微环境，激活很强的 T 细胞介导的抗肿瘤免疫反应，从而实现肿瘤清除。

研究意义：在活体内实现肿瘤选择性的蛋白质功能调控，对生命科学研究和临床药物开发均具有重要的意义。该发现为肿瘤免疫治疗药物研发提供了新的思路，Gasdermin 蛋白成为潜在的肿瘤免疫治疗的生物标志物，这类蛋白质的激动剂很有可能成为抗肿瘤药物研发的新方向。

成果 8：解析特发性肺纤维化的发病机制

来自北京生命科学研究所、清华大学、南京医科大学附属无锡市人民医院等机构的研究人员在 *Cell* 杂志发表题为 "Progressive Pulmonary Fibrosis Is Caused by Elevated Mechanical Tension on Alveolar Stem Cells" [10]的文章。研究阐明了进行性肺纤维化疾病的发生、发展机制。

研究背景：异常的纤维化改变可以发生于多个器官中，这种病变可能干扰或完全抑制基础器官或组织的正常结构和功能，纤维化的继续进展可以引发多数器官的衰竭。纤维化在肺中病变的常见类型被称为特发性肺纤维化（IPF），其中纤维化始于肺周围，进而向肺中心发展，最终导致呼吸衰竭。IPF 是一种原因不明的慢性进行性纤维化间质性肺病（ILD），其特征是进行性肺瘢痕形成和常见间质性肺炎的组织学表现。截至 2019 年底，全球约有 300 万人罹患 IPF，随着环境污染等肺部损伤因素的加剧，该数字仍呈现上升趋势。目前，针对 IPF 的治疗手段非常有限，能够显著延长病人生存时间的药物尚未问世。同时，由于 IPF 的病程变化较大，许多病人在诊断后的中位生存时间仅为 3～5 年，值此期间，由于病人还会遭受多种并发症，生活质量和心理状态受到严重影响。为尽快找出 IPF 治疗的靶点，近年来科学界投入大量的精力和时间，对 IPF 的发病机制提供诸多线索。

研究方法和结论：研究通过多基因敲除小鼠模型、单细胞测序、假体植入、数学模型和新的图像分析方法、对比已发表 IPF 数据库，发现了细胞周期调控蛋白（Cdc42）缺失可以引起肺泡干细胞分化和再生障碍，进而导致肺泡干细胞暴露于持续升高的肺泡机械张力环境中。在这种肺损伤发生后，肺泡区域由于肺泡缺失，经历了短暂、异常升高的机械张力。机械张力进一步诱导肺泡干细胞启动分化程序，建立新的肺泡。对于 Cdc42 肺泡干细胞缺失小鼠，在遭受肺损伤后，由于肺泡干细胞无法分化、新的肺泡未被建立，肺泡区域持续承受异常升高的机械张力，机械张力进一步激活肺泡干细胞中的 TGF-β 信号环路，从而引起肺泡干细胞周围的间质细胞异常增多和纤维化病变。此外，这项研究还解释了呼吸运动带来的不均一机械张力，驱动了肺叶边缘起始的肺纤维化发生和发展。

研究意义：研究从细胞行为和分子机制双重层面阐述了 IPF 的发生和发展过程，为该疾病的理解和治疗带来新的突破。

参 考 文 献

[1] Xu JY, Zhang C, Wang X, et al. Integrative proteomic characterization of human lung adenocarcinoma. Cell, 2020, 182(1): 245-261.e17.

[2] Han X, Zhou Z, Fei L, et al. Construction of a human cell landscape at single-cell level. Nature, 2020, 581(7808): 303-309.

[3] Zhang X, Lei B, Yuan Y, et al. Brain control of humoral immune responses amenable to behavioural modulation. Nature, 2020, 581(7807): 204-208.

[4] Wang C, Yue H, Hu Z, et al. Microglia mediate forgetting via complement-dependent synaptic elimination. Science, 2020, 367(6478): 688-694.

[5] Bian Z, Gong Y, Huang T, et al. Deciphering human macrophage development at single-cell resolution. Nature, 2020, 582(7813): 571-576.

[6] Liu Y, Fang Y, Chen X, et al. Gasdermin E–mediated target cell pyroptosis by CAR T cells triggers cytokine release syndrome. Science Immunology, 2020, 5(43): eaax7969.

[7] Wu W, Zhou Q, Masubuchi T, et al. Multiple signaling roles of CD3ε and its application in CAR-T cell therapy. Cell, 2020, 182(4): 855-871. e23.

[8] Zhou Z, He H, Wang K, et al. Granzyme A from cytotoxic lymphocytes cleaves GSDMB to trigger pyroptosis in target cells. Science, 2020, 368(6494): eaaz7548.

[9] Wang Q, Wang Y, Ding J, et al. A bioorthogonal system reveals antitumour immune function of pyroptosis. Nature, 2020, 579(7799): 421-426.

[10] Wu H, Yu Y, Huang H, et al. Progressive pulmonary fibrosis is caused by elevated mechanical tension on alveolar stem cells. Cell, 2020, 180(1): 107-121. e17.

五、药学重大进展

杜然然

中国医学科学院医学信息研究所

成果 1：桑枝总生物碱对糖尿病患者具有降糖化血红蛋白疗效并正式应用于临床

2020 年 3 月，国家药品监督管理局批准中药新药桑枝总生物碱片上市。临床试验结果显示桑枝总生物碱对 α-葡糖苷酶有极强的抑制活性，可单独使用或用于二甲双胍控制不佳的联合治疗，均具有良好的降糖化血红蛋白疗效，降低值达 0.93%。该产品可为 2 型糖尿病患者提供一种新的治疗选择。

研究背景： 20 世纪 90 年代初，中国医学科学院药物研究所谢明智教授、申竹芳教授建立 α-葡糖苷酶抑制剂筛选方法，通过对百余种治疗糖尿病的中草药进行筛选，首次发现桑枝水和/或醇提取物具有很强的 α-葡糖苷酶抑制活性。1999 年，桑枝有效降糖部位及其制剂正式立项研发，逐步确立了以桑枝总生物碱（从中药桑枝中分离提纯的天然水溶性生物碱）为物质基础的技术路径，研发质量可控、具有临床优势的中药创新药。

药物机制： 桑枝总生物碱具有 α-葡糖苷酶抑制活性，对 α-蔗糖酶和麦芽糖酶具有抑制作用，对 α-淀粉酶无抑制作用。在体内，通过与小肠刷状缘的 α-葡糖苷酶可逆性竞争结合抑制 α-蔗糖酶和麦芽糖酶活性，减少食物中的寡糖及双糖降解为葡萄糖，减少血糖升高与波动。桑枝总生物碱对双糖酶具有较高选择性，对淀粉酶没有明显抑制作用，因此，相较于阿卡波糖类代表产品"拜糖平"，桑枝总生物碱能显著降低服药之后胃肠胀气、排气等令人尴尬的胃肠不良反应发生率。此外，桑枝总生物碱可能通过调节营养物质停留和吸收时间，影响肠道菌群微生态，进而影响脑-肠-胰岛轴降糖激素的分泌、改善脂质代谢、调节机体炎症状态等。

研究结论：桑枝总生物碱靶点清晰，物质基础明确，降糖作用显著，不会引起低血糖，且较少吸收入血，长期用药的肝肾毒性风险较低；与化学药相比，对糖苷酶选择性更强，胃肠胀气不良反应明显降低。长期服用本品不仅可显著降低空腹及餐后血糖，还可有效控制"糖化血红蛋白"，减少或延缓并发症的发生与发展。优于单纯糖苷酶抑制剂，具有天然药物独特的多重药理作用优势。

研究意义：历时 21 年原创研制的桑枝总生物碱片于 2020 年 3 月获国家药品监督管理局批准上市，是中国首个原创降血糖天然药物，也是现有口服降糖药中唯一的天然组分药物。桑枝总生物碱的成功研发，不仅为重大专项提供了标志性成果，还实现了桑枝的变废为宝，成为中药深开发的典范性项目。这一研究成果为桑科植物用于治疗消渴病提供了明确的现代医学理论依据，为创新中药的现代化发展提供了宝贵的经验。

成果 2：揭示一线抗结核药物乙胺丁醇的精确作用机制

来自上海科技大学等机构的研究人员在 *Science* 发表题为 "Structures of Cell Wall Arabinosyltransferases with the Anti-tuberculosis Drug Ethambutol" 的文章。该研究利用 X 射线晶体学技术和冷冻电镜三维重构技术，成功解析了分枝杆菌阿拉伯糖基转移酶复合体 EmbA-EmbB、EmbC-EmbC 的三维结构，确定了一线抗结核药物乙胺丁醇与该复合体的结合位点和作用机制，为解决结核病耐药问题和研发新型抗结核药物奠定了基础。

研究背景：结核病（tuberculosis，TB）是全球高致死率疾病之一，同时耐药结核病形势严峻，对全球公共卫生事业造成很重的疾病负担。结核分枝杆菌是引起结核病的病原菌，其细胞壁结构组成复杂，主要包括分枝菌酸（MA）、阿拉伯半乳聚糖（AG）、肽聚糖（PG）和脂阿拉伯聚糖（LAM）等，中层的 AG 连接外层的 MA 和内层的 PG，因此 AG 对于细胞的完整性十分重要。乙胺丁醇是 1961 年被发现的一种具有抗分枝结核杆菌活性的合成药物，也是目前治疗结核病的一线药物，可靶向参与 AG 和 LAM 合成的阿拉伯糖基转移酶 EmbA、EmbB 和 EmbC，干扰细胞壁的生物合成。但是自该药物问世以来，其分子机制一直未被解开，也就无法进行更新换代。同样，日益严重的乙胺丁醇耐药性也是亟待解决的问题。

研究方法：研究团队相继克服了蛋白质样品不表达、晶体衍射分辨率差、相位解析困难、底物难以合成、活性检测体系缺失等诸多难题，最终利用 X 射线晶体学技术和冷冻电镜三维重构技术，成功解析了 EmbA-EmbB、EmbC-EmbC 分别与底物（阿拉伯糖供体和二糖）药物乙胺丁醇复合物的结构，破解了困扰研究人员长达半个多世纪的抗结核药物机制难题。

研究结果：研究表明，EmbA 和 EmbB 以异源二体形式，EmbC 以同源二体形式发挥生理功能。参与细胞壁 MA 合成的 AcpM 蛋白结合于每个 Emb 蛋白的胞内侧，分别形成 EmbA-EmbB-AcpM2 和 EmbC2-AcpM2 复合体。每个 Emb 蛋白结构均可划分为一个 15 次跨膜结构域和两个含有 jelly-roll 折叠形式的胞外结构域，跨膜结构域和胞外结构域之间为活性口袋。研究分析了阿拉伯糖供体和二糖（Ara2）在活性位点的精确结合方式。进一步研究发现，乙胺丁醇同样结合于 EmbB 和 EmbC 的活性口袋，其结合位点分别占据了催化氨基酸 Asp 两侧的底物结合位置（D-site 和 A0-site），从而同时阻断了阿拉伯糖供体和受体的结合，抑制了细胞壁 AG 和 LAM 的合成。通过分析发现大部分乙胺丁醇临床耐药突变位点均位于 EmbB 和 EmbC 的药物结合位置附近，相关位点氨基酸的突变可影响到乙胺丁醇的结合。

研究结论：研究揭示了乙胺丁醇通过与 EmbB 和 EmbC 中的两种底物竞争结合位点来抑制阿拉伯糖基转移酶，也揭示了大多数乙胺丁醇耐药突变的位置，为理解阿拉伯糖基转移酶的生化功能和抑制作用，以及开发新的抗结核药物提供了分子结构方面的信息。

研究意义：首次揭示了一线抗结核药物乙胺丁醇作用于该靶点的精确分子机制，为解决结核病耐药问题，研发新型抗结核药物奠定了重要基础。

成果 3：伊尼妥单抗抑制人表皮生长因子受体 2（HER2）阳性乳腺癌并正式应用于临床

2020 年 6 月，国家药品监督管理局批准伊尼妥单抗上市。伊尼妥单抗与化疗药物联合，已被证明可延缓 HER2 阳性的转移性乳腺癌患者的病情进展。该产品是中国第一个经可结晶片段（Fc）修饰并生产工艺优化的抗 HER2 抗体，具有较强的抗体依赖性细胞毒性（ADCC）效应。

研究背景：乳腺癌作为女性发病率最高的恶性肿瘤，其中约 25%的乳腺癌患者表现为 HER2 阳性，对常规化疗和内分泌治疗反应差，恶性程度高，病情进展快，无病生存期短，复发率高，预后差。以 HER2 为靶向的治疗性单克隆抗体具有定向性、高特异性、安全性和低风险优势，因此成为了 HER2 阳性乳腺癌、消化道肿瘤等实体瘤的有效治疗手段。1998 年 9 月，首个抗 HER2 人源化单克隆抗体药物曲妥珠单抗被美国食品药品监督管理局批准上市，开启了乳腺癌靶向治疗新时代，无疑显著改善了 HER2 阳性乳腺癌患者的预后，是乳腺癌治疗的重要突破，改变了乳腺癌诊治模式。20 多年来，多种新型抗 HER2 药物相继问世。

研究方法：三生国健药业（上海）股份有限公司早在 2003 年就率先启动了国内"重组抗 HER2 抗体"的研发，在原研药曲妥珠单抗（商品名"赫赛汀"）的基础上，对 Fc 片段进行了氨基酸修饰，并优化了生产工艺，研制出了中国首个创新抗 HER2 单抗——伊尼妥单抗（商品名"赛普汀"）。作为中国首个生产工艺优化、Fc 片段修饰、具有抗体依赖性细胞介导的细胞毒效应的创新抗 HER2 单抗，伊尼妥单抗有望更好地实现"一箭双雕"之效，即一方面阻断 HER2 通路，直接抑制肿瘤细胞增殖、生长；另一方面诱导 ADCC，刺激机体免疫系统，杀伤肿瘤细胞。

研究结果：研究显示，伊尼妥单抗和曲妥珠单抗在与 HER2 抗原的结合活性和亲和力、对体外癌细胞增殖抑制活性、蛋白质空间折叠、热稳定性方面均一致。伊尼妥单抗唾液酸化水平提高 60%，高甘露糖化水平制剂降低 40%，且伊尼妥单抗聚体杂质为二聚体，曲妥珠单抗聚体杂质为三聚体。因此理论上而言，伊尼妥单抗半衰期延长、免疫原性风险更低，更为安全有效，更适于长期使用。临床试验也证实了 Fc 片段修饰后具有更强 ADCC 效应的伊尼妥单抗能使患者有更大的生存获益。另外，在一项随机对照、多中心、前瞻性的 III 期临床试验研究中证实，伊尼妥单抗联合长春瑞滨治疗 HER2 阳性转移性乳腺癌可使疾病控制时间延长，进展风险降低。

研究结论： 伊尼妥单抗作为中国首个自主研发并获批上市的 Fc 片段修饰、生产工艺优化、具有更强 ADCC 效应的创新抗 HER2 单抗，填补了中国抗 HER2 治疗药物的空白。伊尼妥单抗与长春瑞滨联合应用可显著延缓 HER2 阳性的转移性乳腺癌患者病情进展，且具有良好的安全性。

研究意义： 中国 HER2 阳性患者靶向治疗长期依赖于进口单抗生物制剂，其中有许多人因无法负担治疗费用而被迫放弃靶向治疗。伊尼妥单抗的研制打破了抗 HER2 单抗进口药物的垄断局面，目前赛普汀已被纳入国家医保目录，并获得有关指南及共识的推荐，成为进展期乳腺癌患者的优选治疗方案之一。

成果 4：国产抗肿瘤药物恩沙替尼、泽布替尼、甲磺酸阿美替尼等正式应用于临床

2020 年，国家药品监督管理局分别批准恩沙替尼、泽布替尼和甲磺酸阿美替尼上市。恩沙替尼是一种强效、高选择性新抑制剂，可为间变性淋巴瘤激酶（ALK）阳性的非小细胞肺癌（NSCLC）患者提供新的治疗方法；泽布替尼是布鲁顿氏酪氨酸激酶（BTR）选择性抑制剂，可为成人套细胞淋巴瘤、成人慢性淋巴细胞白血病/小淋巴细胞淋巴瘤患者提供更多药物选择；甲磺酸阿美替尼是全球首个中位无进展生存期超过 1 年（二线使用）的三代 EGFR-TKI，可为非小细胞肺癌患者提供新用药选择。

内容 1：盐酸恩沙替尼胶囊

间变性淋巴瘤激酶重排阳性在非小细胞肺癌患者中的阳性率仅占所有 NSCLC 的 5%左右，但预后却很差，且多数 ALK 阳性 NSCLC 患者在使用第一代 ALK 抑制剂克唑替尼治疗的 1~2 年内会出现耐药和复发进展情况。盐酸恩沙替尼胶囊（商品名"贝美纳"）是由浙江贝达药业与控股子公司美国 Xcovery 研制的新型口服二代强效、高选择性 ALK 抑制剂，于 2020 年 11 月 19 日获国家药品监督管理局批准上市，也成为首个国产 ALK 抑制剂，适用于此前接受过克唑替尼治疗后进展的或者对克唑替尼不耐受的间变性淋巴瘤激酶阳性的局部晚期或转移性非小细胞肺癌患者的治疗。恩沙替尼治疗克唑替尼用药失败进展后的患者有效率为 71.9%，疾病控制率为 97%，中位无进展生存期为 9.2 个月。恩沙替尼对 ALK 的抑制活性和肺癌中枢神经系统转移的有效性较克唑替尼更强，并且可抑制多个克唑替尼耐药突变位点。

内容 2：泽布替尼胶囊

淋巴瘤是淋巴细胞癌变诱发的肿瘤，其中 95%属于 B 细胞淋巴瘤，布鲁顿酪氨酸激酶（BTK）主要在 B 细胞中表达，在多种 B 细胞肿瘤中表达异常。2019 年中国百济神州生物科技公司自主研发的抗癌新药 BTK 抑制剂泽布替尼胶囊（商品名"百悦泽"）被美国食品药品监督管理局批准用于治疗既往接受过至少一项疗法的成年套细胞淋巴瘤（MCL）患者，成为第一个获得美国食品药品监督管理局"突破性疗法"通行证的中国药物。2020 年 6 月 3 日，百悦泽通过国家药品监督管理局审评并审批上市，用于既往

接受过一种治疗的 MCL 患者和既往至少接受过一种治疗的成人慢性淋巴细胞白血病
（CCL）/小淋巴细胞淋巴瘤（SLL）患者。2021 年 3 月百悦泽获得加拿大药监部门批准，
用于治疗既往接受过至少一项疗法的华氏巨球蛋白血症（WM）患者或用于一线治疗不
适合化学免疫疗法的 WM 患者，同年 6 月又再次获得中国国家药品监督管理局批准，
增加新适应证：用于治疗既往至少接受过一种治疗的成年 WM 患者。泽布替尼在 B 细
胞淋巴瘤领域的治疗作用仍在进一步发掘，如在美国开展的一项单臂、开放、多中心 II
期临床试验，旨在评估泽布替尼治疗伊布替尼/acalabrutinib 不耐受的 B 细胞恶性肿瘤患
者的安全性和有效性，另有评估泽布替尼单药治疗染色体 17p 缺失初治 CLL/SLL 患者
的疗效的 SEQUOIA 全球III期临床试验等。

内容 3：甲磺酸阿美替尼片

甲磺酸阿美替尼片是江苏豪森药业集团有限公司自主研发的 1 类创新药，商品名
"阿美乐"，用于既往经表皮生长因子受体（EGFR）酪氨酸激酶抑制剂（TKI）治疗进
展，且 T790M 突变阳性的局部晚期或转移性非小细胞肺癌（NSCLC）成人患者的治疗，
2020 年 3 月 18 日获得国家药品监督管理局批准上市。阿美乐是继奥希替尼（商品名：
"泰瑞沙"）后全球第二个三代 EGFR-TKI 创新药，也是全球首个中位无进展生存期
（mPFS）超过 1 年（二线使用）的三代 EGFR-TKI。阿美乐能够不可逆地、高选择性抑
制 EGFR 敏感突变和 EGFR T790M 耐药突变。临床 I 期研究证实奥美替尼疗效确切，
且皮肤和胃肠道毒性轻。目前，关于甲磺酸阿美替尼的III期疗效与安全性也已开展，随
着国产三代 EGFR-TKI 的陆续上市，国内肺癌患者将拥有更多样化的治疗选择，治疗费
用也能进一步降低。

参 考 文 献

[1] 刘玉玲, 汪仁芸, 夏学军, 等.桑枝总生物碱研发历程回顾(一): 药学研究技术壁垒与规模化发展的挑战. 中国糖尿病杂志, 2020, 28(7): 555-560.
[2] 刘率男, 刘泉, 刘玉玲, 等.桑枝总生物碱片研发历程回顾(二): 现代药理学理念诠释中药的药效特点及药理作用机制. 中国糖尿病杂志, 2020, 28(8): 635-640.
[3] Ling Q, Liang XC, Tian GQ, et al. Efficacy and safety of mulberry twig alkaloids tablet for the treatment of type 2 diabetes: a multicenter, randomized, double-blind, double-dummy, and parallel controlled clinical trial. Diabetes Care, 2021, 44(6): 1324-1333.
[4] Zhang L, Zhao Y, Gao Y, et al. Structures of cell wall arabinosyltransferases with the anti-tuberculosis drug ethambutol. Science, 2020, 368(6496): 1211-1219.
[5] Chakaya J, Khan M, Ntoumi F, et al. Global tuberculosis report 2020: reflections on the global TB burden, treatment and prevention efforts. International Journal of Infectious Diseases, 2021, 113 (Suppl 1): S7-S12.
[6] 王婷, 焦伟伟, 申阿东. 结核分枝杆菌乙胺丁醇耐药机制的研究进展. 遗传, 2016, 38(10): 910-917.
[7] 王晓闻, 刘培培, 吕锋华, 等. 抗 HER2 人源化单克隆抗体药物关键质量属性评价. 中国药学杂志, 2015, 50(12): 1054-1061.
[8] 边莉, 徐兵河, 邸立军, 等. 重组抗 HER2 人源化单克隆抗体联合长春瑞滨治疗 HER2 阳性转移性乳腺癌随机对照III期临床研究. 中华医学杂志, 2020, 100(30): 2351-2357.
[9] 汪洋, 袁晓玢, 熊佳艳, 等. 盐酸恩沙替尼胶囊的药理与临床评价. 中国肺癌杂志, 2020, 23(8): 719-729.
[10]Yang YP, Zhou JY, Zhou JY, et al. Efficacy, safety, and biomarker analysis of ensartinib in crizotinib-resistant, ALK-positive non-small-cell lung cancer: a multicentre, phase 2 trial. The Lancet Respiratory Medicine, 2020, 8(1):

45-53.

[11]娄安琦, 余俊先, 程子昭, 等. 布鲁顿氏酪氨酸激酶(BTK)抑制剂与难治性套细胞淋巴瘤. 中国临床药理学与治疗学, 2021, 26(6): 680-686.

[12]程灵, 尹杰, 童擎一. 治疗 B 细胞淋巴瘤新药: 泽布替尼. 中国新药与临床杂志, 2021, 40(6): 421-424.

[13]Yang J C-H, Camidge DR, Yang CT, et al. Safety, efficacy and pharmacokinetics of almonertinib (HS-10296) in pretreated patients with EGFR- mutated advanced NSCLC: a multicenter, open-label, phase I trial. Journal of Thoracic Oncology, 2020, 15(12): 1907-1918.

六、卫生健康与环境医学重大进展

齐 燕

中国医学科学院医学信息研究所

成果 1: 首次揭示我国小气道功能障碍的患病率高达 46%, 并识别主要危险因素

来自北京中日友好医院、中国医学科学院北京协和医学院等的研究人员在 *Lancet Respiratory Medicine* 杂志发表题为 "Prevalence and Risk Factors of Small Airway Dysfunction, and Association with Smoking, in China: Findings from A National Cross-Sectional Study" 的文章, 揭示我国小气道功能障碍的患病率高达 46%, 并识别了主要危险因素[1]。

研究背景: 小气道功能障碍是一种常见但容易被忽视的呼吸异常, 既往对其患病率、危险因素和预后因素知之甚少。研究旨在使用支气管扩张前后的肺活量测定法估计总体和特定人群亚组中小气道功能障碍的患病率, 评估其与一系列生活方式和环境因素 (尤其是吸烟) 的关联并估算中国小气道功能障碍的疾病负担。

研究方法: 该研究采用多阶段分层抽样的方法, 从 2012 年 6 月至 2015 年 5 月邀请了来自 10 个省级地区的 57 779 名成年人参与, 其中肺功能检测结果有效的患者 50 479 名。研究根据以下三个肺功能低于预测值 65% 的指标中的至少两个来诊断小气道功能障碍: 最大呼气中段流量、用力呼气流量 (forced expiratory flow, FEF) 50% 和 FEF 75%。小气道功能障碍进一步分为前-小气道功能障碍 (pre-small airway dysfunction) 和后-小气道功能障碍 (post-small airway dysfunction)。其中前-小气道功能障碍定义为支气管扩张剂吸入前用力呼气量 (forced expiratory volume in the first second, FEV1) 和用力呼气量占用力肺活量 (forced vital capacity, FVC) 比值 (FEV1/FVC%) 正常。后-小气道功能障碍定义为支气管扩张剂吸入前、后 FEV1 和 FEV1/FVC 值正常。在疾病风险因素方面, 采用逻辑斯谛 (Logistic) 方程生成了吸烟等生活方式和其他环境因素的调整 OR (odds ratio) 值。研究通过将目前的研究结果应用于全国人口普查数据, 进一步估计了中国小气道功能障碍的病例总数。

研究结果: 研究估计, 我国小气道功能障碍的患病率为 43.5% (95%CI: 40.7~46.3), 前小气道功能障碍为 25.5% (95%CI: 23.6~27.5), 后小气道功能障碍为 11.3% (95%CI: 10.3~12.5)。多因素回归分析发现, 小气道功能障碍的风险因素涵盖年龄、性别、城市化程度、教育程度、吸烟、被动吸烟、生物量、接触直径小于 2.5μm 浓度的高颗粒物（PM$_{2.5}$）、儿童期慢性咳嗽史、儿童期肺炎或支气管炎史、父母呼吸道疾病史、体重指数（body-mass index，BMI）增加 5kg/m^2。小气道功能障碍和前-小气道功能障碍的 OR 分析结果相似，而后-小气道功能障碍通常比小气道功能障碍或前-小气道功能障碍的危险效应大。对于后-小气道功能障碍，吸烟、接触 PM$_{2.5}$ 和 BMI 增加 5kg/m^2 与风险增加显著相关，而这三项属于可预防的危险因素；其中在男性中吸烟与后-小气道功能障碍之间存在剂量反应相关性，在女性中则不然。据研究估计，2015 年，中国有 4.26 亿（95%CI：4.11~4.68）成年人患有小气道功能障碍，2.53 亿（95%CI：2.38~2.78）成年人患有前-小气道功能障碍，1.11 亿（95%CI：1.04~1.26）成年人患有后-小气道功能障碍。

研究结论：在中国，肺活量测定定义的小气道功能障碍非常普遍，吸烟是主要的可改变危险因素，PM$_{2.5}$ 暴露和 BMI 增加 5kg/m^2 也是重要的风险因素。研究强调迫切需要制定和实施有效的一级、二级预防策略，以减轻一般人群中这种疾病的负担。

研究意义：研究以严谨科学的方法进一步证明控烟对早期肺部健康的重要性，是中国肺部健康研究领域的一项重要成果，对我国呼吸系统疾病的防治工作具有积极作用。

成果 2：大型前瞻性队列研究证实使用清洁燃料和通风设施可降低全病因死亡率

来自华中科技大学、北京大学等的研究人员在 *The Lancet Global Health* 杂志发表题为 "Cooking Fuels and Risk of All-Cause and Cardiopulmonary Mortality in Urban China: A Prospective Cohort Study" 的文章[2]，再次证实将固体燃料替换为清洁燃料及使用有效的通风设备可以最大程度降低空气污染物对健康的不良影响。

研究背景：烹饪实践已从使用固体燃料过渡到使用清洁燃料，并增加了更好的通风设施，然而与这种转变相关的死亡风险的变化仍不清楚。该团队 2018 年曾发文指出农村居民使用固体燃料做饭会显著增加心血管病和全病因死亡风险，提出了加快使用清洁燃料和加强室内通风的预防对策。鉴于城乡差异，该文深入研究了城镇居民使用燃料情况涉及的疾病风险。

研究方法：中国慢性病前瞻性研究项目（China Kadoorie Biobank，CKB）招募来自中国 10 个地区 30~79 岁的参与者，研究选择了其中 5 个城市地区的超过 17 万例定期（每周或更频繁）烹饪的居民作为研究对象，并跟踪随访了近 10 年，这些地区的烹饪习惯已普遍从固体燃料过渡到了清洁燃料。根据参与者自行报告的燃料使用历史情况，在研究初期将所有参与者划分为持续使用清洁燃料、以前使用固体燃料、持续使用固体燃料三个组别。结合中国疾病监测点系统（China's disease surveillance point）和当地死亡率记录确定全病因死亡率和心肺死亡率数据。

研究结果：与一直使用清洁燃料做饭的居民相比，持续使用固体燃料做饭的居民分别增加了 19% 的全病因死亡风险（HR=1.19，95%CI：1.10~1.28）、24% 的心血管病死亡风险（HR=1.24，95%CI：1.10~1.39）和 43% 的呼吸系统疾病死亡风险（HR=1.43，95%CI：1.10~1.85）；与一直使用固体燃料做饭的居民相比，停止使用固体燃料转变为清洁燃料的居民的全病因和心肺系统疾病死亡风险降低。随着停止时间越长，死亡风险降低越多，在 5 年内死亡风险可降低 60% 以上，在 10 年后死亡风险可下降到和使用清洁燃料的居民接近的水平。同时使用清洁燃料和通风设施的居民，与只使用清洁燃料的居民相比，可降低 22% 的全病因死亡风险（HR =0.78，95%CI：0.69～0.89）、24% 的心血管病死亡风险（HR=0.76，95%CI：0.62～0.94）和 34% 的呼吸系统疾病死亡风险（HR=0.66，95%CI：0.41～1.06）。

研究结论： 该系列研究的结果证实将固体燃料替换为清洁燃料及使用有效的通风设备可以最大程度降低空气污染物对健康的不良影响。

研究意义： 该研究是迄今为止世界规模最大的前瞻性队列研究，为了解室内空气污染暴露的危害及降低危害的方法提供了新的科学依据，对我国的政策制定和公共卫生发展都至关重要。

成果 3：大规模人群研究揭示我国糖尿病近十年的增长趋势及新发糖尿病的危险因素

该进展包含两篇文献。

（1）来自中国医科大学附属第一医院、郑州大学附属第一医院等的研究人员在 *British Medical Journal* 杂志发表题为 "Prevalence of Diabetes Recorded in Mainland China Using 2018 Diagnostic Criteria from The American Diabetes Association: National Cross Sectional Study" 的文章[3]，提示中国糖尿病患病率自 2007 年到 2017 年持续升高。

研究背景： 糖尿病是由遗传和环境因素引起的代谢紊乱，导致胰岛素不敏感、胰岛素缺乏和生物功能受损[4]。由于其高患病率以及相关的残疾和死亡率，该疾病已成为世界范围内一个严重的健康问题[5]。与高收入国家相比，低收入和中等收入国家的成人糖尿病患病率和数量增长速度更快。在我国，随着人们更多的久坐行为和高能量/高脂肪饮食等生活方式的改变，糖尿病的患病率从 1980 年的 0.67%（使用 WHO 标准）增加到 2013 年的 10.9%（使用 ADA 标准）[6-7]。根据 The International Diabetes Federation Diabetes Atlas 报道，我国已成为世界上糖尿病患者最多的国家，约有 1.139 亿成人患者，占全球糖尿病患者的 24%。2017 年我国与糖尿病相关的医疗保健费用约为 1100 亿美元[8]。此篇文章的研究目标是对我国糖尿病和糖尿病前期的患病率进行横断面研究，并根据地理位置和亚群评估增加对糖尿病的认识。

研究方法： 该研究使用多阶段、分层抽样方法在我国 31 个省（自治区、直辖市）的城市和农村地区一般人群中选择具有全国代表性的 18 岁及以上人群样本。对于城市选址，在第一阶段，从中国 31 个省（自治区、直辖市）中各选择一个城市，并将其划分为 10 个发达城市、13 个发展中城市和 8 个欠发达城市。其中，发达、发展中和欠发达城市根据人均国内生产总值、商业资源集中度、城市作为商业中心的程度、居民活力、生活方式的多样性和未来增长潜力来定义。第二阶段，每个城市随机抽取一个区。第三阶段，每个区随机抽取两个居住社区。在最后阶段，随机选择符合纳入标准并注册为当地居民的人员，按年龄和性别进行分层；每个社区的年龄和性别构成以及城乡比例根据中国 2010 年全国人口普查数据确定。在农村地区进行了平行随机抽样。对于成年受访者，纳入标准为 18 岁或以上、在所选社区居住至少五年且未怀孕。在四个少数民族自治区各招募了至少 1000 人，重点对藏族、维吾尔族、回族和壮族进行了分析。最终，共有 80 937 名参与者完成了调查，在排除了 5057 名缺少性别、年龄、血糖或 HbA1c 信息的人员后，分析样本数共计 75 880。对于每个参与者，经过培训的采访者使用详细的问卷收集有关人口统计变量、行为因素、慢性病家族史和个人病史的信息；并使用自动生化分析仪（Mindray BS-180 Analyzer）测量空腹血糖、两小时血糖水平、血清总胆固醇、低密度脂蛋白胆固醇、高密度脂蛋白胆固醇和甘油三酯等进行生化评估。

研究结果：由 2018 年美国糖尿病协会（ADA）标准诊断的总糖尿病（$n=9772$）、自我报告的糖尿病（$n=4464$）、新诊断的糖尿病（$n=5308$）和糖尿病前期（$n=27\ 230$）的加权患病率分别为 12.8%（95%CI：12.0%～13.6%）、6.0%（95%CI：5.4%～6.7%）、6.8%（95%CI：6.1%～7.4%）和 35.2%（95%CI：33.5%～37.0%）。男性患者人数为 7040 万，女性为 5940 万，总糖尿病的加权患病率在男性中更高。患病率随年龄升高而升高，50 岁及以上的成年人总糖尿病的加权患病率更高。城乡居民糖尿病和糖尿病前期患病率无显著差异。31 个省（自治区、直辖市）的糖尿病患病率从贵州的 6.2% 到内蒙古的 19.9%；在糖尿病前期，云南的患病率最高，是安徽最低患病率的 3 倍。在 5 个被调查民族中，汉族糖尿病患病率最高（12.8%），回族最低（6.3%）。使用 WHO 标准的总糖尿病加权患病率（$n=8385$）为 11.2%（95%CI：10.5%～11.9%）。

研究结论：中国糖尿病患病率自 2007 年到 2017 年持续升高，糖尿病仍是中国重要的公共卫生问题，需要持续不断地监测和有效控制，以减轻糖尿病的负担。另外，各地区对疾病的认识、治疗和控制存在相当大的差异，这种差异可能与遗传因素、环境因素、饮食模式、医疗水平、生活方式和经济发展水平有关，因此合理分配医疗资源应该是决策者的首要任务。

研究意义：研究明确了自 2007～2017 年中国糖尿病患病率的发展趋势、地域分布及性别、年龄、民族等方面的差异，为人群健康管理制定相关目标和措施提供了参考依据。

（2）来自上海交通大学医学院附属瑞金医院、贵州医科大学附属医院等的研究人员在 *Journal of Neurology Neurosurgery and Psychiatry* 杂志发表题为 "Association of Insulin Resistance and β-cell Dysfunction with Incident Diabetes Among Adults in China：A Nationwide，Population-Based，Prospective Cohort Study" 的文章[9]，证实了生活方式和代谢健康状况与新发糖尿病和主要心血管事件密切相关。

研究背景：胰岛素抵抗（胰岛素调控葡萄糖代谢能力的下降）和胰岛 β 细胞功能缺陷（导致胰岛素分泌减少）是 2 型糖尿病明显的病理生理学特征。在中国人群中哪个因素对糖尿病发病的影响更大、肥胖在中间起了多大作用，相关的数据和证据还很少。为此，研究旨在分析胰岛素抵抗和 β 细胞功能障碍与糖尿病的单独关联和联合关联，并检查 BMI 和腰围对糖耐量正常的成年人和糖尿病前期的成年人的这些关联的修正作用。

研究方法：该研究为一项持续 5 年的全国性多中心、前瞻性队列研究，共纳入 94 952 名（31 517 名男性和 63 435 名女性）40 岁及以上的成年人。在研究开始和随访期间，按照标准化方案进行了一套全面的问卷调查、临床测量、口服葡萄糖耐量测试和实验室检查。根据美国糖尿病协会 2010 年标准定义了葡萄糖耐受状态和糖尿病前期，首先主要分析了胰岛素抵抗的 HOMA（homeostasis model assessment，HOMA-IR）和 β 细胞功能障碍（β 细胞功能的 HOMA，HOMA-B）对糖尿病风险的影响，进而评估了肥胖在其中的作用。

研究结果： 高 HOMA-IR（四分位 4 对 1：HR=6.70，95%CI：6.08～7.39；Z 分数每增加一个单位，HR 增加 2.17，95%CI：2.10～2.24）比低 HOMA-B（四分位数 1 对 4：HR=4.08，95%CI：3.72～4.48；Z 分数每降低一个单位，HR 增加 1.92，95%CI：1.85～2.00）与糖尿病风险有更大的相关。在体重正常的参与者中，HOMA-IR 的 Z 分数每增加一个单位，糖尿病的 HR 增加 1.83（95%CI：1.72～1.95），HOMA-B 的 Z 分数每单位减少一个单位，糖尿病的 HR 增加 2.03（95%CI：1.86～2.21）；在肥胖参与者中，这种关联模式更为明显，相应 HR 为 2.02（95%CI：1.93～2.11）和 1.88（95%CI：1.79～1.98）（$P_{interaction}$=0.0091）。对于糖耐量正常或糖尿病前期的参与者，这些关联和相互作用是相似的。总体而言，相较于胰岛 β 细胞功能，胰岛素抵抗程度与糖尿病风险相关性更明显。HOMA-IR 指数最高（胰岛素抵抗最严重）25% 人群的发病风险是最低 25% 人群的 6.7（95%CI：6.08～7.39）倍。HOMA-B 最低（β 细胞功能越差）25% 人群的发病风险是最高 25% 人群的 4.08（95%CI：3.72～4.48）倍。大约 24.4%（95%CI：23.6～25.2）的糖尿病新发病例可归因于胰岛素抵抗，12.4%（95%CI：11.2～13.7）可归因于 β 细胞功能障碍。

研究结论： 研究首次表明在中国，与成年人的 β 细胞功能障碍相比，胰岛素抵抗与糖尿病的关联性更高，是与糖尿病相关度更强的危险因素，而且这种关联模式在肥胖的成年人中更为明显。研究指出迫切需要采取有效的干预措施来管理胰岛素抵抗和 β 细胞功能障碍，并阻止肥胖的流行，以便在中国实现最佳的糖尿病预防和控制。

研究意义： 证实了生活方式和代谢健康状况与新发糖尿病和主要心血管事件密切相关，为糖尿病人群健康管理提供了重要依据。

成果 4：首次揭示我国肌萎缩性侧索硬化症发病率和患病率

来自北京大学公共卫生学院、北京大学第三医院等的研究人员在 *Journal of Neurology Neurosurgery and Psychiatry* 杂志发表题为 "Incidence and Prevalence of Amyotrophic Lateral Sclerosis in Urban China：A National Population-Based Study" 的文章[10]，首次揭示我国肌萎缩性侧索硬化症的发病率和患病率。

研究背景： 肌萎缩侧索硬化症（amyotrophic lateral sclerosis，ALS）是一种致命的神经退行性疾病，可导致四肢进行性无力、肌肉萎缩、锥体体征、构音障碍、发音困难和呼吸困难[11-12]。超过 73% 的 ALS 患者死于呼吸衰竭[13]，与疾病相关的严重残疾和由此产生的高病死率，不仅影响患者的残疾调整生命年和生活质量，也给患者家庭和社会带来沉重负担[14]。已有研究调查了 ALS 的流行病学和疾病负担信息，如发达国家的 ALS 发病率和患病率远高于低收入和中等收入国家、亚洲人的发病率比白种人低[12]；日本的患病率为 2.25～9.9 例/10 万人，发病率为 0.69～2.2 例/10 万人年；韩国的患病率和发病率分别为 3.4 例/10 万人和 2 例/10 万人年[15-16]。然而，关于中国 ALS 流行病学研究统计数据和疾病负担信息非常有限，仅有两项在单个城市基于医院的研究[17-18]和香港、台湾的患病率（0.95～3 人/10 万人）、发病率（0.3～0.5 人/10 万人年）数据[19-20]。因此，该研究旨在提供基于大规模人群对中国 ALS 患病率和发病率的最新估计，并使用 2012～

2016 年的全国代表性样本调查其跨性别、年龄组和地理区域的模式。

研究方法：使用 2012 年 1 月 1 日至 2016 年 12 月 31 日 21 个省的中国城镇职工基本医疗保险和城镇居民基本医疗保险数据，覆盖了约 4.3 亿人。ALS 病例通过保险数据库中的初步诊断（国际疾病分类代码或诊断文本）确定。

研究结果：研究共确定 ALS 患者 7134 例，男女比例为 1.70∶1。男性患者的平均年龄为 54.99（SD=12.87）岁，女性患者的平均年龄为 53.34（SD=13.55）岁。2016 年所有病例的平均诊断年龄为 56.83（SD=13.48）岁；按性别划分，女性为 54.90（SD=13.71），男性为 58.03（SD=13.21）。

在患病率方面，2016 年全国 ALS 患病率为 2.91/10 万人年（95%CI：2.31～3.58），男性患病率高于女性。男女患病率随年龄变化趋势相似：75～79 岁前呈上升趋势，80 岁后呈下降趋势；最高患病率出现在 75～79 岁的人群中：男性为 7.53（95%CI：5.76～9.53），女性为 3.94（95%CI：2.83～5.23）。华东地区的患病率最高（5.31，95%CI：4.27～6.47），其次是中南地区（2.84，95%CI：1.76～4.18），华北地区的患病率最低（1.80，95%CI：1.54～2.09）。线性回归分析 2013～2016 年的年度流行趋势发现没有统计学上显著的时间趋势，4 年的年患病率从 2016 年的 2.91（95%CI：2.31～3.58）到 2014 年的 3.29（95%CI：2.51～4.17）不等。

在发病率方面，2016 年 ALS 年发病率为 1.65 人/10 万人年（95%CI：1.33～2.01）男性的发病率为 1.90（95%CI：1.52～2.33），高于女性（1.38，95%CI：1.09～1.70）；与患病率随年龄增长趋势相似，男性的发病率 75～79 岁年龄组达到最高点 3.50（95%CI：2.79～4.29），女性 75～79 岁年龄段最高为 1.82（95%CI：1.30～2.43）。华东地区发病率最高（2.29，95%CI：2.21～2.38），中南地区排名第二（1.93，95%CI：1.83～2.03），西北地区的发病率最低为 0.57（95%CI：0.39～0.79）。

基于 2010 年中国人口普查数据的标准化全国患病率和发病率分别为 2.97/10 万人年（95%CI：2.91～3.03）和 1.62（95%CI：1.58～1.67）。其中，男性分别为 3.53（95%CI：3.44～3.63）和 1.81（95%CI：1.74～1.88），女性分别为 2.37（95%CI：2.29～2.45）和 1.23（95%CI：1.17～1.29）。

研究结论：我国 ALS 患病率和发病率均低于发达国家，并保持相对稳定趋势；患者发病年龄和诊断年龄均低于发达国家。

研究意义：该研究是中国首个大规模 ALS 调查，为 ALS 相关医疗政策的制定提供了基础数据。

成果 5：卫生经济学评估提出我国当前成本效益最优的宫颈癌预防方案

来自西安交通大学公共卫生学院、郑州大学公共学院等的研究人员在 *The Lancet Global Health* 杂志发表题为 "Domestic HPV Vaccine Price and Economic Returns for Cervical Cancer Prevention in China: A Cost-Effectiveness Analysis" 的文章[21]，对比分析了我国当前成本效益最优的宫颈癌预防方案。

研究背景：宫颈癌是我国青年女性第三大常见恶性肿瘤，通过人乳头瘤病毒（HPV）疫苗接种和早期筛查可以有效预防、遏制宫颈癌发生和进展，大幅度降低宫颈癌发病率和死亡率。2016 年以来，进口二价、四价和九价 HPV 疫苗相继在我国上市；2019 年底，我国首个国产 HPV 疫苗（商品名："馨可宁"）获批上市。研究表明，该国产二价疫苗免疫效果不逊于进口二价疫苗，并且价格大幅降低，这为我国开展适龄女性普遍 HPV 疫苗接种带来了希望。同时，近年来宫颈癌筛查方法也更加多样化。因此，需要从我国实际情况出发，对当前国产疫苗和不同筛查方法组成的多种宫颈癌干预方案进行卫生经济学评价以寻求最为经济有效的方案。

研究方法：研究开发了宫颈癌的马尔可夫模型以进行基于模型的经济评估，该模型使用 TreeAge Pro 2019 构建，并根据综合卫生经济评估报告标准声明和 HPV 模型的 HPVFRAME 报告标准报告分析结果。该模型包含了从易感到宫颈癌阶段的 20 种健康状态，用以模拟 10 万名 9～14 岁女孩的指定初始队列在其生命期（预期寿命 80 岁）内从高危 HPV 感染到宫颈癌或回归到易感状态的疾病进展。

研究将不干预定义为中国的现状，因为 9～14 岁女孩的 HPV 疫苗接种覆盖率接近于零，而且全国范围内的宫颈癌筛查覆盖率普遍很低。研究组合了 61 种干预策略，其中包括以五种筛查频率（一生一次、一生两次、每 10 年、每 5 年一次和每 3 年一次），在存在和不存在疫苗接种计划的情况下，以及单独接种疫苗的假设情景。假设在队列进入模型时实施疫苗接种，并在队列通过运行模型发展到指定年龄时实施筛查。

研究结果：与不干预相比，各种联合筛查和疫苗接种策略将产生 6 157 000～22 146 000 美元的额外成本，并使得每 10 万名 9～14 岁女孩的指定队列人群终生可获得 691～970 质量调整生命年（quality-adjusted life years，QALYs）。当支付意愿的门槛是人均国内生产总值（GDP）的 3 倍时，每 5 年一次的 careHPV 筛查并接种疫苗将是最具成本效益的策略，与其他更低成本的非主导策略相比每个 QALY 的增量成本效益比为 21 799 美元，并且其具有成本效益的概率（44%）优于其他策略。当两剂疫苗的疫苗接种成本低于 50 美元时，即使支付意愿较低，仅为人均 GDP 的 1 倍，联合筛查和疫苗接种的策略也比单独筛查的策略更具成本效益。

研究结论：从卫生经济学角度考虑，中国现阶段应采取普遍的宫颈癌预防策略，青少年女性 HPV 疫苗接种结合成年女性每隔 5 年进行一次 careHPV 筛查是当前成本效果最优的方案。同时，必须降低国产 HPV 疫苗的价格，才能确保未来的疫苗接种计划有良好的经济回报。

研究意义：该研究为当前中国宫颈癌防控策略制定提供重要参考依据，对推动中国适龄女性普遍 HPV 疫苗接种计划的实施具有重要意义。

成果 6：大型前瞻性队列研究首次证实 PM$_{2.5}$ 水平与卒中危险增加相关

来自中国医学科学院阜外医院、广东省人民医院、四川省疾病预防控制中心等的研究人员在 *British Medical Journal* 杂志发表题为 "Long Term Exposure to Ambient Fine Particulate Matter and Incidence of Stroke: Prospective Cohort Study from The China-PAR Project" 的文章[22]，首次证实 PM$_{2.5}$ 水平与卒中危险增加相关。

研究背景：环境空气污染，特别是细颗粒物（PM$_{2.5}$，空气动力学直径≤2.5μm 的颗粒）污染，是中国和世界范围内的主要公共卫生问题[23]。世界上 90% 以上的人口生活在空气污染严重的地区，根据全球疾病负担研究估计，2017 年全球有 294 万人死于环境 PM$_{2.5}$ 空气污染，其中约 48%死于缺血性心脏病和卒中[24]。卒中是我国国民第一位死亡病因，每 12 秒就有一人发生卒中，每 21 秒就有一人死于卒中；具有高发病率、高致残率、高死亡率、高复发率、高经济负担等特点。之前已有研究报道了 PM$_{2.5}$ 短期暴露（如几天）导致卒中住院的风险增加，但长期暴露于空气污染对心血管健康造成累积损害的证据有限。同时，很少有研究区分长期暴露于 PM$_{2.5}$ 对缺血性脑卒中和出血性脑卒中的影响。

研究方法： 研究团队利用国际先进的卫星遥感反演技术评估得到了我国长时间（2000～2015 年）、高空间分辨率（1km×1km）网格化大气 PM$_{2.5}$ 浓度。人群数据来自中国动脉粥样硬化性心血管疾病风险预测项目（Prediction for Atherosclerotic Cardiovascular Disease Risk in China，China-PAR），该项目在中国 15 个省份开展。从 1992 年到 2008 年，共纳入 127 840 名基线时未发生卒中的中国男性和女性成年人（≥18 岁）；子队列最后一次随访时间为 2012～2015 年。主要结局指标包括总卒中、缺血性和出血性卒中的发生率。

对于所有子队列，在基线和后续调查中都使用了相同的方法。受过培训的医护人员使用严格质量控制的标准化问卷来收集有关个人特征、病史和生活方式风险因素的信息，根据美国心脏协会推荐的方案在诊所或家访期间测量参与者的血压，获取血液样本以测量血清葡萄糖和脂质水平，收集随访期间卒中发生率的信息。在该研究中，卒中事件被定义为在随访期间确诊的首次致命或非致命卒中事件，同时将其分为缺血性卒中、出血性卒中和未指定卒中。

研究结果： 2000～2015 年参与者居住地的长期平均 PM$_{2.5}$ 水平为 64.9μg/m^3，范围为 31.2～97.0μg/m^3。在 900 214 人年的随访期间，确定了 3540 例卒中事件，其中 63.0%（n=2230）为缺血性，27.5%（n=973）为出血性。与暴露于最低 1/4 分位 PM$_{2.5}$ 水平（<54.5μg/m^3）的人群相比，最高 1/4 分位（>78.2μg/m^3）的参与者发生卒中（1.53，95%CI：1.34～1.74）、缺血性卒中（1.82，95%CI：1.55～2.14）和出血性卒中（1.50，95%CI：1.16～1.93）的风险均有增加。PM$_{2.5}$ 浓度每增加 10μg/m^3，发生卒中、缺血性卒中和出血性卒中的风险分别增加 13%（1.13，95%CI：1.09～1.17）、20%（1.20，95%CI：1.15～1.25）和 12%（1.12，95%CI：1.05～1.20）。

研究结论： 长期暴露于 PM$_{2.5}$ 污染可明显增加卒中及其主要亚型的患病风险，二者几乎呈线性关系，如长期生活在 PM$_{2.5}$>78.2μg/m^3 的居民比生活在 PM$_{2.5}$<54.5μg/m^3 环境的居民卒中发病风险增加 53%，其中缺血性和出血性卒中的发病风险分别增加 82%和 50%。

研究意义： 该研究首次报道了我国 PM$_{2.5}$ 水平和卒中危险增加的关系，为相关环境和健康政策的制定提供了重要依据。

参 考 文 献

[1] Xiao D, Chen ZM, Wu SN, et al. Prevalence and risk factors of small airway dysfunction, and association with

smoking, in China: findings from a national cross-sectional study. The Lancet Respiratory Medicine, 2020, 8(11): 1081-1093.

[2] Yu K, Lv J, Qiu G, et al. Cooking fuels and risk of all-cause and cardiopulmonary mortality in urban China: a prospective cohort study. The Lancet Global Health, 2020, 8(3): e430–e439.

[3] Li Y, Teng D, Shi X, et al. Prevalence of diabetes recorded in mainland China using 2018 diagnostic criteria from the American Diabetes Association: national cross sectional study. British Medical Journal, 2020, 369: m997.

[4] DeFronzo R A, Ferrannini E, Zimmet P, et al. International textbook of diabetes mellitus(two volume set.4th ed). Bulin: Wiley-Blackwell, 2015.

[5] GBD 2016 Disease and Injury Incidence and Prevalence Collaborators. Global, regional, and national incidence, prevalence, and years lived with disability for 328 diseases and injuries for 195 countries, 1990-2016: a systematic analysis for the Global Burden of Disease Study 2016. The Lancet, 2017, 390 (10100): 1211-1259.

[6] Zhong X L. Diabetes mellitus survey in China. Chinese Medical Journal (Engl), 1982, 95(6): 423-430.

[7] Wang L, Gao P, Zhang M, et al. Prevalence and ethnic pattern of diabetes and prediabetes in China in 2013. Journal of the American Medical Association, 2017, 317(24): 2515-2523.

[8] The International Diabetes Federation. IDF Diabetes Atlas 2021. [2021-12-01]. https://diabetesatlas.org/atlas/tenth-edition/.

[9] Wang T, Lu J, Shi L, et al. Association of insulin resistance and β-cell dysfunction with incident diabetes among adults in China: a nationwide, population-based, prospective cohort study. The Lancet Diabetes & Endocrinology, 2020, 8(2): 115-124.

[10]Xu L, Chen L, Wang S, et al. Incidence and prevalence of amyotrophic lateral sclerosis in urban China: a national population-based study. Journal of Neurology, Neurosurgery & Psychiatry, 2020, 91(5): 520-525.

[11]Shahrizaila N, Sobue G, Kuwabara S, et al. Amyotrophic lateral sclerosis and motor neuron syndromes in Asia. Journal of Neurology, Neurosurgery & Psychiatry, 2016, 87(8): 821-830.

[12]Logroscino G, Piccininni M, Marin B, et al. Global, regional, and national burden of motor neuron diseases 1990-2016: a systematic analysis for the global burden of disease study 2016. The Lancet Neurology, 2018, 17(12): 1083-1097.

[13]Kurian KM, Forbes RB, Colville S, et al. Cause of death and clinical grading criteria in a cohort of amyotrophic lateral sclerosis cases undergoing autopsy from the Scottish motor neurone disease register. Journal of Neurology Neurosurgery & Psychiatry, 2009, 80(1): 84-87.

[14]Pinho A C, Gonçalves E. Are amyotrophic lateral sclerosis caregivers at higher risk for health problems? Acta Medica Portuguesa, 2016, 29(1): 56-62.

[15]Doi Y, Atsuta N, Sobue G, et al. Prevalence and incidence of amyotrophic lateral sclerosis in Japan. Journal of Epidemiology, 2014, 24(6): 494-499.

[16]Bae JS, Hong YH, Baek W, et al. Current status of the diagnosis and management of amyotrophic lateral sclerosis in Korea: a multi-center cross-sectional study. Journal of Clinical Neurology, 2012, 8(4): 293-300.

[17]Zhou S, Qian S, Li X, et al. Using the capture-recapture method to estimate the incidence of amyotrophic lateral sclerosis in Beijing, China. Neuroepidemiology, 2018, 50(12): 29-34.

[18]Zhou S, Zhou Y, Qian S, et al. Amyotrophic lateral sclerosis in Beijing: epidemiologic features and prognosis from 2010 to 2015. Brain and Behavior, 2018, 8(11): e01131.

[19]Fong GCY, Cheng TS, Lam K, et al. An epidemiological study of motor neuron disease in Hong Kong. Amyotrophic Lateral Sclerosis & Other Motor Neuron Disorders, 2005, 6(3): 164-168.

[20]Tsai CP, Wang KC, Hwang CS, et al. Incidence, prevalence, and medical expenditures of classical amyotrophic lateral sclerosis in Taiwan, 1999–2008. Journal of the Formosan Medical Association, 2015, 114(7): 612-619.

[21]Zou Z, Fairley CK, Ong JJ, et al. Domestic HPV vaccine price and economic returns for cervical cancer prevention in China: a cost-effectiveness analysis. The Lancet Global Health, 2020, 8(10): e1335-e1344.

[22]Huang K, Liang F, Yang X, et al. Long term exposure to ambient fine particulate matter and incidence of stroke: prospective cohort study from the China-PAR project. British Medical Journal, 2019, 367: l6720.

[23]World Health Organization. Ambient air pollution. [2021-09-06]. Http: //www.who.int/airpollution/ambient/en/.

[24]GBD 2017 Risk Factor Collaborators. Global, regional, and national comparative risk assessment of 84 behavioural, environmental and occupational, and metabolic risks or clusters of risks for 195 countries and territories, 1990-2017: a systematic analysis for the Global Burden of Disease Study 2017. The Lancet, 2018, 392(10159): 1923-1994.

七、生物医学工程与信息学重大进展

林炜炜

中国医学科学院医学信息研究所

成果 1：在国内外首创周围神经修复移植物的组成结构

由南通大学、江苏益通生物科技有限公司自主研发和临床试验的周围神经修复移植物获得突破性进展，于 2020 年 11 月 18 日获国家药品监督管理局批复上市（国械注准 20203130898）。

研究背景：周围神经损伤是指周围神经干或其分支意外受到外界直接或间接创伤而发生的损伤，导致躯干和肢体的运动、感觉及自主神经功能障碍的一种临床病症。周围神经损伤比较常见，多为切割伤、牵拉伤、挫伤等所导致，可造成严重的功能障碍，甚至肢体残疾，好发于老年人和糖尿病患者。临床主要表现为运动功能障碍、感觉功能障碍、神经营养性改变，多需手术治疗，部分患者能被治愈，但也有少数患者终身残疾。临床上通常采用"剜肉补疮"式的自体神经移植来修复神经缺损，这不但会造成供体神经支配区失神经功能障碍，而且供移植组织来源十分有限，所取细小皮神经往往难以修复粗大的神经干缺损，而异体/异种神经移植又面临免疫排斥问题。因此，临床期盼一种能替代自体神经移植的有效治疗方法，组织工程技术的发展为构建神经移植替代物修复周围神经缺损提供了新策略。

研究过程：研究表明，采用人工合成或天然可降解聚合物通过适当方法制备的人工神经移植物，对动物和人体周围神经缺损具有一定修复作用，其中用聚乙醇酸、胶原制成的神经导管已经商品化，用于临床修复周围神经缺损[1]。前期研究发现，可降解天然多糖壳聚糖、合成聚合物聚乙醇酸与神经组织细胞具有良好的生物相容性，可支持和促进施万细胞黏附与迁移[2]。同时，壳聚糖在体内的降解产物——壳寡糖具有减少受损神经元凋亡，增加神经丝蛋白及钙黏蛋白表达，促进啮齿动物及兔周围神经损伤后的再生等作用[3]。采用模塑法和特殊工艺，在不添加任何交联剂、发泡剂的情况下，将壳聚糖加工成管壁多微孔的神经导管，其抗拉强度较好，孔径、孔隙率和降解速度可调节，能满足神经缺损修复的要求[4]。根据周围神经结构、再生机制和神经缺损修复的难点，在壳聚糖神经导管内嵌入纵行排列的聚乙醇酸纤维支架,构建成壳聚糖/聚乙醇酸人工神经移植物[5]。用该移植物桥接修复犬 30mm 坐骨神经缺损，术后 6 个月，移植物完全降解，再生神经组织修复了缺损，病犬术肢神经电生理和运动功能恢复良好[6]；该移植物对大鼠陈旧性神经损伤也具有一定修复作用[7]。在通过有关部门许可、伦理委员会审核批准和病人知情同意的条件下,开展了壳聚糖/聚乙醇酸人工神经移植物修复周围神经缺损的临床病例研究,术后功能恢复良好。

成果特征:

(1)该产品由导管和内置纤维组成。导管以壳聚糖、甲壳素、药用明胶为原料经冻干制备而成,内置纤维为聚乙交酯丙交酯(PGLA)纤维。导管经 ^{60}Co 辐射灭菌,内置纤维经环氧乙烷灭菌,产品一次性使用。用于长度在 30mm 以内的指神经、桡神经浅支及前臂正中神经缺损的感觉神经功能修复。

(2)该产品组成结构为国内外首创;其导管部分发挥桥梁作用,为神经再生提供合适的空间,防止或减少周围结缔组织的侵入,管壁的微孔有利于物质交换和血管生长;导管内置纤维支架为引导神经胶质细胞和轴突生长提供适宜的攀附条件。随着缺损神经的修复与功能重建,该产品在体内被逐步降解吸收。

研究意义:该成果是顾晓松院士团队多年研究累积的成果,是国内外首次研制出周围神经修复移植物的组成结构。该产品原料较易获取,在临床使用中技术要求相对简单,具有较好的可推广性。同时,研制组织工程神经代替自体神经以桥接修复周围神经缺损,重建受损神经功能,不但是显微外科、修复重建外科及手外科的重要领域,也是再生医学和转化医学的重要内容[8]。这标志着我国在周围神经缺损修复移植物的领域迈出了扎实一步。

成果 2:髋关节镀膜球头在全球运动关节材料领先

由中奥汇成科技股份有限公司自主研发的髋关节镀膜球头获得突破性进展,于 2020 年 8 月 20 日获国家药品监督管理局批复上市(国械注准 20203130707)。

研究背景:近年来,运动性关节损伤有上升趋势,运动性关节软骨损伤必要时需要接受人工关节置换。随着人工关节的需求量越来越大,人工关节要替代关节的功能,所以对材料要求非常高。虽然人工关节材料种类很多,但目前使用的人工关节,其质量并没有达到临床理想效果,这些材料的运用都存在一定的限制性[9]。主要原因为人工关节材料间出现的磨损,因为在磨损的过程中能够产生磨屑,进而在置换部位诱发无菌性炎症,影响了人工关节的使用效果[10]。因此,降低人工关节面之间的摩擦,减少磨屑的产生,提高人工关节的抗磨损性能将是人工关节研究急需解决的问题[11]。

研究过程:研究者对目前的人工关节材料不断改进,使其具备更加优异的耐磨性能、更好的生物相容性,提高人工关节的使用寿命。自 20 世纪 60 年代以来,超高分子聚乙烯材料一直是最重要的人工关节材料。聚乙烯材料具有耐磨损、高强度和抗疲劳、抗氧化与抗生物侵蚀等性质[12]。该材料由于有一定黏弹性,当负重时假体头部与髋臼杯表面呈面接触,髋臼内衬容易发生蠕变形。人工关节用金属材料是人工关节的理想材料,除有较好的生物相容性外,还有良好的耐腐蚀和耐磨损性能[13]。Ti-6Al-4V 钛合金是金属材料的代表,具有密度低、强度高、无毒、生物相容性好等优点[14],但是在体液中腐蚀释放的 Al 离子、V 离子和磨损产生的颗粒都会危害身体健康。陶瓷人工关节具有耐磨、生化惰性等特点,硬度高,光滑度好,耐磨损性能好,磨损碎屑对人体影响最小,可以替代股骨头。但是,有研究表明人工关节置换过程中陶瓷部件发生失效的风险估计为

2/10 000，其中大多发生于陶瓷球头[15]。聚甲基丙烯酸甲酯人工关节俗称骨水泥，骨水泥型髋关节置换出血量少，减少转换时间，减少感染松动等并发症，值得临床应用。但甲基丙烯酸甲酯的单体是具有细胞毒性的物质。在聚合过程中，未聚合的单体可以释放出来，被人体组织吸收[16]。因此，超硬、超润滑膜的髋关节镀膜球头在材料体系设计上有很强的创新性，并具有良好的机械性能、耐腐蚀性和抗疲劳性等。

成果特征：

（1）髋关节镀膜球头产品由金属球头基体及非晶碳纳米多层结构薄膜组成，薄膜含有 Ti、C 两种元素。该产品可与同一系统组件配合，用于髋关节置换。

（2）该产品中的非晶碳纳米多层结构薄膜经磁控溅射镀覆于金属球头基体表面，具有一定的膜-基体结合力与膜硬度，可降低表面粗糙度，提高金属球头耐磨性，从而预期提高假体生存率。

研究意义： 镀膜技术解决了软基体镀覆硬膜的世界核心难题，利用镀膜技术生产出的"运动型"髋关节球头是目前最先进的。镀膜球头填补了世界运动关节的空白，制造成本低于当前一般关节制造成本，是人工髋关节领域的颠覆性产品。目前国内尚无同类产品批准上市，已在中国、美国、欧洲申报了十几项发明专利。

成果 3：国产单极等离子手术设备应用于临床

由湖南菁益医疗科技有限公司自主研发的国产单极等离子手术设备获得突破性进展，于 2020 年 5 月 11 日获国家药品监督管理局批复上市（国械注准 20203010474）。

研究背景： 等离子手术设备是一种微创精细手术设备，为世界开放手术医疗器械的前沿技术产品，具有以下优点：①等离子工作温度在 40～70℃，安全性高；②手术时间短、创伤小、见效快，术中几乎无出血，局部皮肤没有伤口疤痕，见效快，术后 2～3 天即可康复出院。由于其可实施低温切割、对人体组织损伤小、术后恢复周期短，等离子手术设备成为实施开放手术操作的新选择，被广泛用于耳鼻咽喉科、美容科、外科、脊柱外科的手术。目前，国内的等离子系统基本被国外设备垄断，高昂的设备费用也增加了患者的治疗费用。

研究过程： 传统的等离子手术设备（包括相关附件在内的医用电气设备）在生理盐水或林格氏液作为灌注液的条件下，设备通过双极电极向手术部位释放电能，利用灌注液中放电形成的等离子体对组织进行切割和凝固[17]。此国产等离子手术设备是由中国人民解放军总医院原医师团队和资深高级工程师，经过长时间共同研发的成果。此成果突破了电外科医疗器械产业关键部件核心技术，改变传统双极电极为单极，损伤程度更小、预后更好。

成果特征：

（1）该产品由主机、一次性使用等离子手术电极、电源线、等电位连接线等组成。预期在医疗机构使用，用于开放手术中对人体组织进行切割和凝血。

（2）与常规高频手术设备相比，损伤程度更小、术后愈合情况更好，可适用于皮肤及浅表组织等微创精细手术操作。可进一步降低治疗费用，减轻患者经济负担。

研究意义： 此设备是中国首个具备自主知识产权的单极等离子手术设备，打破了我国高端等离子手术设备被国外产品垄断的局面，使我国高端医疗器械装备国产化迈出了新的步伐。单极等离子手术系统已经提前通过 CE 认证，获得欧盟地区销售认可。此设备会大大降低患者的治疗费用，减轻患者经济负担，让患者享受到国产高端医疗设备带来的福利。

参 考 文 献

[1] Meek MF, Coert JH. US food and drug administration/conformit Europe-approved absorbable nerve conduits for clinical repair of peripheral and cranial nerves. Ann Plast Surg, 2008, 60(1): 110-116.

[2] Hu W, Gu J, Deng A, et al. Polyglycolic acid filaments guide Schwann cell migration *in vitro* and *in vivo*. Biotechnol Lett, 2008, 30(11): 1937-1942.

[3] Gong Y, Gong L, Gu X, et al. Chitooligosaccharides promote peripheral nerve regeneration in a rabbit common peroneal nerve crush injury model. Microsurgery, 2009, 29(8): 650-656.

[4] 杨宇民, 顾晓松, 王晓冬, 等. 含甲壳素的医用神经移植物及制备方法, 中国: 2005, ZL2005-10039192.8.

[5] 顾晓松, 周赤, 张沛云, 等. 医用人造神经移植物及其制备方法, 中国: 2003, ZL01108208.9.

[6] Wang X, Hu W, Cao Y, et al. Dog sciatic nerve regeneration across a 30-mm defect bridged by a chitosan/PGA artificial nerve graft. Brain, 2005, 128(8): 1897-1910.

[7] Jiao H, Yao J, Yang Y, et al. Chitosan/polyglycolic acid nerve grafts for axon regeneration from prolonged axotomized neurons to chronically denervated segments. Biomaterials, 2009, 30(28): 5004-5018.

[8] Yang Y, Ding F, Wu J, et al. Development and evaluation of silk fibroin-based nerve grafts used for peripheral nerve regeneration. Biomaterials, 2007, 28(36): 5526-5535.

[9] Woolson ST, Haber DF. Primary total hip replacement with insertion of an acetabular component without cement and a femoral component with cement: follow-up study at an average of six years. J Bone Joint Surg Am, 1996, 78(5): 698-705.

[10] Shimmin AJ, Bare J, Back DL. Complications associated with hipresurfacing arthroplasty. Orthop Clin North Am, 2005, 36(2): 187-193.

[11] Buchanan RA, Bacon RK, Williams JM, et al.Ion implantation to improve the corrosive wear resistance of surgical Ti-6A-4V. Trans Soc Biomater, 1983, 6: 106-110.

[12] Jacons RR, Mc Clain O, Armstrong HA. Internal fixation of intertrochanterichip fractures, a clinical and biomechanical study. Clin Orthop, 1980, 146: 62.

[13] Oguchi H, Ishikawa K, Ojima S, et al. Evaluation of a high-velocity flame-spraying technique forhydroxyapatite. Biomaterials, 1992, 13(7): 471-477.

[14] Witvoet J.Ceramic on ceramic hip prosthesis: experience of 20 years.Proceedings of The 27th Annual Congress of Japanese Society for Replacement Arthroplasty, 1997: 33.

[15] Garino J, Rahaman MN, Bal BS, 等. 现代氧化铝陶瓷应用于全髋关节置换术的可靠性. 国际骨科学杂志, 2009, 30(2): 89-92.

[16] Sugino A, Miyazaki T, Kawachi G, et al. Relationship between apatite-forming ability and mechanical properties of bioactive PMMA-based bone cement modified with calcium salts and alkoxysilane. J Mater Sci Mater Med, 2008, 19(3): 1399-1405.

[17] 中华人民共和国医药行业标准. 等离子手术设备. YY/T 1409—2016.

第五章　特别关注——新冠肺炎防治重要医学进展

张　冉　杨　渊　魏晓瑶

中国医学科学院医学信息研究所

成果 1：最早发现和鉴定新冠病毒病原并阐明病原学特征

该成果包含三篇文献。

（1）来自中国医学科学院、中日友好医院等机构的研究人员在 *Chinese Medical Journal* 杂志发表题为 "Identification of A Novel Coronavirus Causing Severe Pneumonia in Human：A Descriptive Study" [1]的文章，研究者在极短的时间内分离获得了新型冠状病毒（SARS-CoV-2），通过全基因组测序分析，最早发现并鉴定出了新型冠状病毒是 2020 年初不明原因肺炎疫情的致病病原体。

研究背景：人畜共患冠状病毒感染，包括严重急性呼吸综合征和中东呼吸综合征，已引起全球公众的极大关注。2019 年 12 月，武汉出现多个不明原因肺炎病例，研究者从其中一例病例中发现一种从未报道的冠状病毒，并获得其全基因组序列，由此获得了引发武汉肺炎疫情的第一个新型冠状病毒的全基因组序列。该研究对这种新的冠状病毒进行了报道。

研究方法：研究收集了武汉金银潭医院 5 例重症肺炎患者的临床资料和支气管肺泡灌洗（BAL）标本，提取 BAL 中的核酸并进行下一代测序。随后进行了病毒分离，并构建了最大似然系统发育树。

研究结果：2019 年 12 月 18～29 日住院的 5 例患者，出现发热、咳嗽、呼吸困难，并伴有急性呼吸窘迫综合征并发症。基因测序结果显示，所有 5 例患者中均存在一种以前未知的 β 型冠状病毒，分离株之间的核苷酸同源性为 99.8%～99.9%。这些分离株与 SARS-CoV 基因序列（GenBank nc004718）同源性为 79.0%，与 MERS-CoV 基因序列（GenBank nc019843）同源性为 51.8%。该病毒在系统学上与蝙蝠 SARS 样冠状病毒（SL-ZC45，GenBank MG772933）最接近，核苷酸同源性为 87.6%～87.7%，但属于一个独立的分支。新发现毒株包含 *ORF3* 和完整的 *ORF8* 基因区域，这是蝙蝠源冠状病毒的特征序列。这些发现提示该病毒可能源自蝙蝠。此外，该病毒受体结合域的氨基酸序列与 SARS-CoV 相似，表明这些病毒可能使用相同的受体。

研究意义：研究者在极短的时间内分离获得了新型冠状病毒，通过全基因组测序分析，最早发现并鉴定出了新型冠状病毒是 2020 年初不明原因肺炎疫情的致病病原体。同时研究指出，这种病毒的出现对公众健康构成潜在威胁，迫切需要澄清病毒感染的来源和传播方式，以防止潜在的流行病。

（2）来自中国疾病预防控制中心等机构的研究人员在 *New England Journal of*

Medicine 杂志发表题为 "A Novel Coronavirus from Patients with Pneumonia in China, 2019"[2]的文章，该研究从不明原因肺炎患者的样本中分离出新型冠状病毒，并通过研究获得了对病毒基因序列和形态的初步描述。

研究背景：新发和再发传染病是全球公共卫生面临的挑战。2019 年 12 月，中国武汉出现了一群与海鲜批发市场有关的不明原因导致的肺炎患者，该研究者对 3 名感染者身上提取的样本进行了研究分析。

研究方法和结论：2019 年 12 月 30 日，研究者从武汉一家医院采集了三位严重肺炎症状患者的肺泡灌洗液，进行常规检测后未发现特异性病原体（包括 HCoV-229E、HCov-NL63、HCoV-OC43、HCoV-HKU1）。对这些患者的肺泡灌洗液进行 RNA 提取，进行基因测序，发现大多数序列结果显示与乙群冠状病毒属的 B 谱系匹配，有超过 85%基因序列与此前报道的蝙蝠体内分离到的 SARSr-CoV（bat-SL-CoVZC45，MG772933.1）有高度一致性。采用人呼吸道上皮细胞和 Vero E6、Huh-7 细胞系，临床分离出新的病毒被命名为 2019 新型冠状病毒（2019-nCoV，后被国际病毒分类委员会命名为 SARS-CoV-2）。通过模拟感染，研究观察到的病毒形态与冠状病毒科一致。进一步确定病毒特征，对患者肺泡灌洗液和人类呼吸道上皮细胞分离到的病毒用 Illumina 和 Nanopore 进行了测序分析，发现 86.9%核酸序列与之前报道过的蝙蝠体内分离到的 SARS-CoV（bat-SL-CoVZC45，MG772933.1）有高度一致性。研究经过分析确定，尽管 2019-nCoV 与蝙蝠体内分离到的乙型冠状病毒相似，但是与 SARS 冠状病毒和 MERS 冠状病毒有明显不同，2019-nCoV 是一种新型乙型冠状病毒，属于冠状病毒科中的 Sarbe 冠状病毒亚属。研究将新型冠状病毒（2019-nCoV）完整的基因组提交给了 GASAID 网站。同时，基于在研究中得到的三条完整基因组，研究者设计了几个针对 2019-nCoV 基因组的 ORF1ab、N 和 E 区域的特异和敏感的检测，可检测出临床样本中的病毒 RNA。引物集和标准操作程序已与世界卫生组织共享，用于在全球和中国监测、检测 2019-nCoV 感染。

研究意义：在新型传染病暴发的早期，该研究确定了不明原因肺炎的病因来源，并描述了在肺炎患者中检测到的一种新型冠状病毒。研究同时提示，未来至关重要的是进行流行病学调查，确定病毒传播方式、繁殖间隔期和临床症状谱，从而为制定预防、控制和制止 2019-nCoV 传播的战略提供指导。

（3）中国科学院武汉病毒研究所等机构的研究人员在 *Nature* 杂志发表题为 "A Pneumonia Outbreak Associated with A New Coronavirus of Probable Bat Origin"[3]的文章，研究证实新冠病毒与蝙蝠冠状病毒的序列一致性达 96%，提出蝙蝠可能是该新型冠状病毒的宿主。

研究背景：自 2003 年严重急性呼吸综合征（SARS）暴发以来，在其自然宿主蝙蝠体内发现了大量 SARS 相关冠状病毒（SARSr-CoV）。先前研究表明，一些蝙蝠 SARSr 病毒有可能感染人类。武汉不明原因肺炎病例患者的典型临床症状为发热、干咳、呼吸困难（呼吸困难）、头痛和肺炎。临床医生根据临床症状及其他标准，确定该疾病是由病毒引起的肺炎，胸片上有新的肺部浸润，抗生素治疗 3 天后无明显改善。

研究方法和结论：疫情早期，研究者从 5 名患者身上获得了全长基因组序列，与 SARS-CoV 同源性为 79.6%。基于这些病例，研究发现 SARS-CoV-2 在整个基因组水平上与蝙蝠冠状病毒的同源性为96%。对7个保守的非结构蛋白质结构域进行成对蛋白质序列分析，表明该病毒属于SARSr-CoV。研究还发现从危重病人支气管肺泡灌洗液中分离出的2019-nCoV可以被一些病人的血清中和。研究还证实了2019-nCoV使用与SARS-CoV相同的受体——血管紧张素转换酶II（ACE2），进入细胞。

研究意义：该研究从核酸检测、血清学诊断、病毒分离和受体利用等方面揭示了该冠状病毒的基本生物学特性，为疫情控制和药物研发等工作提供了重要线索。

成果2：我国学者最早向全球预警新冠肺炎疫情

来自中日友好医院、中国疾病预防控制中心等机构的研究人员在 *The Lancet* 杂志发表题为"A Novel Coronavirus Outbreak of Global Health Concern"[4]的评论文章，在新型冠状病毒肺炎疫情发生初期向全球发出疾病流行警示，强调全球需警惕当前的新冠肺炎暴发转变为全球持续性流行。同时，该文章系统地总结了新型冠状病毒肺炎疫情的进展情况，指出将来临床和基础科学研究的方向。

在我国新型冠状病毒肺炎暴发初期，该评论文章及时向全球介绍了我国的疫情情况及应对措施，对新型冠状病毒的特征及相关研究进展进行了概述，指出作为一种RNA病毒，2019新型冠状病毒有着较高的突变率，推测这株来自动物的全新病毒将有可能越发适应人际间的传播，并有可能变得更加危险。

文章指出，中国已经建立起一个高效的应急机制来监控疫情发展并做出相应反应，新型冠状病毒肺炎已经被纳入国家法定传染病名单，国家和卫生部门对此均高度重视。总结我国的疫情防控经验，文章指出及时的信息公开是疾病防控的重中之重，在科学研究方面，获取SARS-CoV-2的基因组序列以及初步的流行病学和临床数据仅仅是第一步。许多重要的问题仍然没有答案，包括病毒的起源、在人群中的传播程度和持续时间、感染其他动物宿主的能力、感染人体后疾病谱和发病机制等。从连续多代感染病例中分析病毒株的变化将是更新诊断方法和评估病毒进化的关键。

基于对病毒特征、疫情传播情况、中国防控经验等方面的总结，文章向全球各国发出警示，必须认识到新型冠状病毒正在给人类共同体带来极大挑战。必须竭尽全力，了解和控制疾病，刻不容缓！

成果3：最先报告新冠肺炎临床特征和危险因素

该成果包含两篇文献。

（1）来自中日友好医院、中国医学科学院病原生物学研究所等机构的研究人员在 *The Lancet* 杂志发表题为"Clinical Features of Patients Infected with 2019 Novel Coronavirus in Wuhan，China"[5]的文章，介绍了新冠肺炎在我国暴发时最早期41例患者的流行病学、临床、实验室诊断和影像学特征及治疗和临床预后。

研究背景：针对在中国武汉的一组新型冠状病毒引起的肺炎病例，该研究报道了这些患者的流行病学、临床、实验室和放射学特征以及治疗和临床结果。

研究方法：通过实时RT-PCR和下一代测序收集和分析了经实验室确认的SARS-CoV-2感染患者的数据，基于电子病历进行标准化数据收集，此外直接与患者或其家属沟通，以确定流行病学和症状数据，比较入住重症监护病房（ICU）和未入住 ICU 的患者的预后。

研究结果：到 2020 年 1 月 2 日，41 例住院患者经实验室确认为 SARS-CoV-2 感染。大多数感染患者为男性（30/41，73%）；不到一半的人患有基础疾病（13[32%]），包括糖尿病（8[20%]）、高血压（6[15%]）和心血管疾病（6[15%]）。中位年龄为 49.0 岁（IQR 41.0～58.0）。41 名患者中有 27 名（66%）曾接触过华南海鲜市场，其中还发现一个家族簇。患者发病时的常见症状为发热（40/41，98%）、咳嗽（31[76%]）、肌痛或疲劳（18[44%]）；较不常见的症状是咳痰（11/39[28%]）、头痛（3/38[8%]）、咯血（2/39[5%]）和腹泻（1/38[3%]）。40 名患者中有 22 名（55%）出现呼吸困难（从发病到呼吸困难的中位时间为 8.0 天[IQR 5.0～13.0]）。41 例患者中有 26 例（63%）出现淋巴细胞减少。41 例患者均有肺部 CT 异常表现的肺炎。并发症包括急性呼吸窘迫综合征（12[29%]）、核糖核酸血症（6[15%]）、急性心脏损伤（5[12%]）和继发感染（4[10%]）。13 例（32%）患者入住 ICU，6 例（15%）死亡。与非 ICU 患者相比，ICU 患者血浆 IL-2、IL-7、IL-10、GSCF、IP10、MCP1、MIP1A 和 TNF-α 水平较高。

研究结论：SARS-CoV-2 感染引起了类似严重急性呼吸综合征冠状病毒的严重呼吸道疾病，并与 ICU 入院和高死亡率相关。在疾病的起源、流行病学、人类传播的持续时间等方面仍需开展更多的研究。

研究意义：该文章是全球最早、早期纳入样本量最大的介绍新冠肺炎临床与流行病学特征的高质量研究论文，为各国医疗机构建立和完善新冠肺炎临床诊疗方案提供了宝贵的经验和线索。

（2）来自武汉市金银潭医院、广州医科大学附属第一医院等机构的研究人员在 *New England Journal of Medicine* 杂志发表题为 "Clinical Characteristics of Coronavirus Disease 2019 in China" [6]的文章，收集研究了全国 30 个省、自治区、直辖市共 552 家医院的 1099 例实验室确诊的新冠肺炎患者的临床信息。

研究背景：自 2019 年 12 月武汉市出现新冠肺炎并迅速蔓延到中国各地以来，为指导疾病治疗，亟须受影响患者的临床特征数据。

研究方法：对 2020 年 1 月 29 日在中国 30 个省、自治区、直辖市 552 家医院的 1099 例实验室确诊新冠肺炎患者进行了数据采集，主要复合终点为入住 ICU、机械通气或死亡。

研究结果：患者的中位年龄为 47 岁，41.9%的患者为女性。主要复合终点发生在 67 例患者（6.1%）中，包括 5.0%的 ICU 患者、2.3%的有创机械通气患者和 1.4%的死亡患者。仅 1.9%的患者有直接接触野生动物的病史。在非武汉居民的患者中，72.3%与武汉居民有过接触，其中 31.3%曾访问过武汉。最常见的症状是发热（入院时 43.8%，住院期间 88.7%）和咳嗽（67.8%），腹泻不常见（3.8%）。中位潜伏期为 4 天（四分位数范围为 2～7）。入院时，胸部计算机断层扫描（CT）最常见的放射学表现为磨玻璃样混浊（56.4%）。877 例非严重疾病患者中 157 例（17.9%）和 173 例严重疾病患者中 5 例（2.9%）未发现影像学或 CT 异常，83.2%的患者入院时出现淋巴细胞减少。

研究结论：在疾病暴发的前 2 个月，新冠肺炎在中国迅速传播并引起不同程度的疾病。研究发现近一半的新冠肺炎患者在入院时尚未出现发热，但随着疾病进展，88.7%

的患者相继出现发热，因此仅依靠发热作为诊断标准容易漏诊；消化道症状（包括恶心呕吐、腹泻）较为少见，但发现了新冠病毒通过消化道传播的证据（在粪便、胃肠道破损黏膜、出血处分离出病毒），提示社会各界需要注意预防粪口传播；确实存在部分核酸检测阳性、有临床症状但在入院时无任何影像学异常的新冠肺炎患者，而且非重度患者中这类患者的比例远高于重度患者；明确了重度新冠肺炎患者入住 ICU、进行有创机械通气、死亡的风险为非重度患者的 9 倍。研究还指出，因目前已在胃肠道、唾液和尿液内检出新冠病毒，需要对这些潜在传播途径进行研究。

研究意义：本研究在新冠疫情早期首次收集了全国范围的大样本量患者的临床信息，揭示并总结了新冠肺炎患者临床症状，提出了疾病传播、诊断、治疗等多方面的研究证据，为全国和全球疾病预防及诊疗提供重要参考。

成果 4：最先明确新冠病毒流行特征

该成果包含三篇文献。

（1）来自香港大学深圳医院、香港大学等机构的研究人员在 *The Lancet* 杂志发表题为 "A Familial Cluster of Pneumonia Associated with The 2019 Novel Coronavirus Indicating Person-to-Person Transmission：A Study of A Family Cluster"[7]的文章，首次证实新冠病毒可以人传人，为制定疫情防控措施提供了重要科学依据。

研究背景：武汉市暴发新型冠状病毒肺炎后，受影响的患者在地理位置上与当地海鲜市场有联系，这是一个潜在的来源。暴发早期，尚未公布关于人与人之间或医院内传播的数据。

研究方法：该研究报道了一个家族群中 6 名患者的流行病学、临床、实验室、放射学和微生物学检查结果。6 名患者中，有 5 名曾在访问武汉市后返回广东省深圳市，随后出现不明原因肺炎，另外 1 名家庭成员未前往武汉市。对这些患者的基因序列进行了系统发育分析。

研究结果：研究登记了 2019 年 12 月 29 日至 2020 年 1 月 4 日从深圳前往武汉的 6 名患者（同一家庭成员），其中 5 人被确认感染了新型冠状病毒。此外，1 名未前往武汉市的家庭成员在与 4 名家庭成员接触几天后感染了该病毒。这些家庭成员中无任何人与武汉市华南海鲜市场或动物有过接触，2 人曾去过武汉市的一家医院。5 名家庭成员（年龄 36～66 岁）在接触后 3～6 天出现发热、上呼吸道或下呼吸道症状、腹泻或上述症状的组合，症状出现后 6～10 天入院（香港大学深圳市医院）。这 5 人与一名无症状儿童（10 岁）胸部 CT 显示均有放射性磨玻璃样肺混浊，其中老年患者（年龄>60 岁）有更多的全身症状，包括广泛的放射毛玻璃样肺改变，淋巴细胞减少，血小板减少，C 反应蛋白和乳酸脱氢酶水平升高。除儿童外，5 例患者的 RT-PCR 扩增子和两个全基因组的系统进化分析表明，这是一种新的冠状病毒，它与中国马蹄蝠中发现的严重急性呼吸综合征（SARS）相关冠状病毒最接近。

研究结论：新型冠状病毒在住院和家庭环境中的传播，以及在其他地理区域感染者中的报告，与该研究的结果是一致的。这一家庭聚集性案例显示，冠状病毒已经出现第三代传播和第四代传播。更为重要的是，感染新型冠状病毒的儿童未表现出任何临床症状。

研究意义：该研究通过对深圳一个家族聚集性病例的家庭进行分析，首次发现了人传人的证据。同时，研究还提示，虽然目前正在对已经表现症状的感染者采取措施，但还有部分病毒携带者可能在不知道自己被感染的情况下在社区内传播疾病。

（2）来自中国疾病预防控制中心的研究人员在 New England Journal of Medicine 杂志发表题为 "Early Transmission Dynamics in Wuhan, China, of Novel Coronavirus-Infected Pneumonia" [8]的文章，在新冠肺炎暴发早期，开展了基于 425 个病例的流行病学研究。

研究背景：2019 年 12 月，湖北武汉暴发新型冠状病毒感染性肺炎，疾病流行病学特征尚未确定。

研究方法：该研究纳入截至 2020 年 1 月 22 日报告的实验室确诊新冠肺炎病例，收集了病例的人口学特征、暴露史和疾病时间线信息，描述了这些病例的特征，并估计了关键的流行病学时间延迟分布。在指数增长的早期，还估计了流行病的倍增时间和基本繁殖数。

研究结果：在确诊的 425 例新冠肺炎患者中，中位年龄为 59 岁，56%为男性。2020 年 1 月 1 日之前发病的大多数病例（55%）与华南海鲜批发市场有关，1 日后发病的病例所占比例为 8.6%。病毒平均潜伏期为 5.2 天（95%CI：4.1～7.0），第 95 百分位为 12.5 天。在早期阶段，该流行病的规模每 7.4 天翻一番，由一人传至另一人的平均间隔时间为 7.5 天（95%CI：5.3～19），基本传染数估计为 2.2（95%CI：1.4～3.9）。

研究结论：根据以上信息，有证据表明，自 2019 年 12 月中旬以来，密切接触者之间发生了人际传播。如果其他地区也存在类似的传播动力学，则需要做出相当大的努力来减少传播，以控制疫情。应在高危人群中实施预防或减少传播的措施。

研究意义：该研究明确了新冠病毒感染后的平均潜伏期，人传人的平均间隔时间，基本传播指数，为早期疫情防控、制定相应的防控措施提供了重要证据。

（3）来自中国医学科学院病原生物学研究所、北京大学等机构的研究人员在 National Science Review 杂志发表题为 "Cold-Chain Food Contamination As The Possible Origin of COVID-19 Resurgence in Beijing" [9]的文章，通过调查 2020 年 6 月在北京暴发的新冠肺炎疫情，补充了新冠病毒经冷链传播的证据。

研究背景：2020 年上半年，中国国内新冠肺炎疫情基本得到控制后，我国边境管制和检疫有效地防止了病毒由受感染的旅行者传播，但由其他传入和传播途径引起的病毒死灰复燃的风险仍不清楚，当时防止病毒死灰复燃的战略可能存在缺陷。自 2020 年 7 月以来，中国 9 个省份已报告从疫情持续国家进口的冷冻食品中存在新冠病毒 RNA 污染，该研究通过调查 2020 年 6 月在北京市暴发的新冠肺炎疫情来补充冷链传播的证据。

研究方法及结果：2020 年 6 月 11 日，在 56 天连续零新增病例时，北京市一名 52 岁的男子出现发热和咳嗽症状，后被诊断为新冠肺炎。该患者无已知新冠肺炎病例接触暴露史。6 月 12 日，通过定量逆转录聚合酶链反应（qRT PCR）对 112 名密切接触者和他访问过的地方收集的 242 份环境样本进行了检测。研究发现，所有密切接触者均为阴性，但北京市新发地市场的两份环境样本呈阳性。深入调查显示，共有 538 名靠近阳性环境样本展位的员工接受了检测，其中 45 名通过 qRT PCR 检测呈阳性。北京市疾病预防控制中心在全市开展了新冠病毒感染筛查活动，通过对流行病学调查结果的研究发现，北京市只有一个暴发源，即病毒感染在新发地市场交易大厅地下室表现出空间聚集性，在海鲜区发现高度聚集性病例，患者最早症状出现在 6 月 4 日。研究进一步确定了有 14 个展位存在员工感染和环境污染，通过血清学筛查、qRT PCR 检测等手段，证明了新冠病毒于 6 月之前被引入新发地市场，与此次疫情的假定开始时间非常吻合。

通过对 110 个病毒样本进行测序，推测新发地市场的病毒株可能是一种进口菌株，同时通过彻底的流行病学调查排除了其他感染源。最后，研究推测病毒可能通过环境途径引入，通过环境检查及基因测序，研究确定了来自 X 公司的鲑鱼中的病毒株与新发地市场的病毒株同有至少 7 个突变的可能性为 60%。鉴于上述事实，研究推测，新冠肺炎疫情在北京市复苏很可能是受污染的进口食品通过冷链物流由环境传播至人类。

研究结论：虽然目前尚不清楚鲑鱼的病毒载量是否足以确定感染，但存在食物和环境污染的风险。该研究发现对于各国制定控制或抑制社区传播的干预措施尤为重要，即病毒可能通过污染物品的冷链运输重新被引入，并可能引发疫情。即使这种病毒传播的可能性很低，但如果在第一个病例发生后不立即进行干预，也会导致大规模疫情暴发。

研究意义：该研究结合流调与数据分析，为北京市新发地暴发的新冠肺炎疫情溯源提供了证据，并提示受污染的进口食品经冷链运输可能导致病毒从环境到人的传播，冷链运输可能是新冠病毒传播的新途径，为制定"人物同防"举措提供了依据。

成果 5：疫情暴发早期，以严格的循证医学方法开展新冠肺炎关键治疗药物的临床研究

该进展包含两篇文献。

（1）来自中日友好医院、中国医学科学院北京协和医学院、首都医科大学、武汉市金银潭医院等机构的研究人员在 *New England Journal of Medicine* 上发表了题为 "A Trial of Lopinavir-Ritonavir in Adults Hospitalized with Severe Covid-19" 的研究论文[10]，公布了洛匹那韦/利托那韦（Lopinavir/Ritonavir）治疗重症新冠肺炎患者的临床试验结果。

研究背景：新冠肺炎疫情在全球暴发以来，临床尚无有效方法治疗 SARS-CoV-2 引起的严重疾病。

研究方法和结论：评价洛匹那韦/利托那韦治疗新冠肺炎感染住院患者疗效和安全性的随机、开放、对照的研究试验（ChiCTR2000029308）于 2020 年 1 月启动。入组患者 1∶1 随机分配接受洛匹那韦-利托那韦（剂量分别为 400mg 和 100mg，每天两次）联合标准治疗，或仅接受标准治疗，疗程为 14 天。主要研究终点是至临床改善的时间。标准治疗包括辅助吸氧、无创和有创通气、抗生素、血管加压素支持、肾替代治疗和体外膜氧合（ECMO）。在住院治疗的重症新冠肺炎成人患者中，未观察到"洛匹那韦/利托那韦联合标准治疗"超出"仅标准治疗"的益处。

研究意义：在传染病流行的艰难环境下，我国学者通过高质量的研究证明洛匹那韦/利托那韦（商品名"克力芝"）在新冠肺炎成人住院患者治疗中效果欠佳，第一时间为新冠肺炎的抗病毒治疗提供了有力的循证医学证据。*New England Journal of Medicine* 同期配发的社论称赞该临床试验为英勇之举。

（2）来自中国医学科学院北京协和医学院、中日友好医院、武汉市金银谭医院等机构的研究人员在 *The Lancet* 上发表了题为 "Remdesivir in Adults with Severe COVID-19：A Randomised，Double-blind，Placebo-controlled，Multicentre Trial" 的研究论文[11]。在疫情暴发早期以严格的循证医学方法开展研究，提供了瑞德西韦（Remdesivir）治疗重症新冠肺炎患者的关键临床试验数据。

研究背景：临床上一直缺乏有效的抗病毒药物治疗新冠肺炎，在研抗病毒药物瑞德西韦被全球寄予厚望。

研究方法和结论：研究人员在湖北省武汉市的 10 家医院中，纳入 237 名符合条件的（如从发现症状到入组在 12 天内、CT 确诊肺炎等），年龄在 18 岁以上的新冠肺炎患者进行了随机、双盲、安慰剂对照的多中心试验。以 2∶1 的比例被随机分配至瑞德西韦组（第 1 天 200mg，第 2～10 天 100mg，每日一次）或安慰剂对照组（剂量与瑞德西韦相同，共 10 天）。允许患者同时接受洛匹那韦/利托那韦、干扰素和皮质类固醇激素治疗。主要研究终点是至临床改善时间。与安慰剂相比，瑞德西韦治疗新冠肺炎重症患者未在临床改善时间、死亡率或病毒清除时间等获益。

研究意义：我国学者快速启动瑞德西韦治疗新冠肺炎重症患者的首次随机对照临床试验，为新冠肺炎的抗病毒治疗提供了循证医学证据，也充分证明快速启动、高质量的随机对照临床试验在传染病流行的艰难环境下可被实现。

成果 6：率先解析出新冠病毒的分子结构、病毒受体结合域的晶体结构及细胞受体（ACE2）的三维结构

该进展包含四篇文献。

（1）来自清华大学、浙江大学的机构的研究人员在 *Cell* 上发表题为 "Molecular Architecture of the SARS-CoV-2 Virus" 的研究论文[12]。使用冷冻电子断层扫描（cryo-ET）和子断层扫描图平均化（STA），解析了真实新冠病毒的分子组装。

研究背景：2019 年新冠肺炎（COVID-19）在全球快速蔓延，病原体被鉴定为新冠病毒，尽管在新冠病毒蛋白的结构阐明方面取得了最新进展，但完整病毒的详细结构仍有待揭示。

研究方法及结果：研究使用冷冻电子显微镜采集了新冠病毒超过 100TB 的断层图像（目前新冠病毒最大的冷冻电镜断层图像数据集），从内到外地解析出新冠病毒的完整结构，并重构出一颗具有代表性的完整病毒三维结构。通过质谱分析来自天然刺突的 *N*-连接聚糖的组成，揭示了天然聚糖与重组糖蛋白聚糖的总体加工状态高度相似。

研究意义：该研究详细揭示了新冠病毒核糖核蛋白复合物的天然结构及其分子组装机制，阐明了病毒如何在 80nm 直径体腔内堆积其约 30kb 长的单段 RNA。研究还首次解析了新冠病毒全病毒的高分辨率分子结构，使世界对新冠病毒的认识更进一步，对疫苗及抗体研发、分子动力学模拟等具有重要作用。

（2）来自清华大学、上海科技大学等机构的研究人员在在 *Science* 上发表题为 "Structure of the RNA-dependent RNA Polymerase from COVID-19 Virus" 的研究论文[13]。率先在国际上成功解析新冠病毒 "RdRp（RNA 依赖的 RNA 聚合酶）-nsp7-nsp8 复合物" 近

原子分辨率三维空间结构。

研究背景：新冠病毒在入侵宿主细胞后，即开始大量复制，其中又以遗传物质 RNA 基因组的转录和复制两个过程为核心。RNA 聚合酶作为这台转录复制机器的核心部件，是最重要的抗病毒药物靶标之一，破坏其功能预期将能够阻止病毒的复制，最终达到治疗的目的。

研究方法和结论：研究应用冷冻电镜（cryo-EM）技术解析的复合物结构显示，新冠病毒的 RNA 聚合酶具有其他病毒 RNA 聚合酶的保守特征，并含有套式病毒（Nidovirus）的 NiRAN（Nidovirus RdRp-associated nucleotidyl transferase）特征结构域；同时病毒 RNA 聚合酶与病毒的非结构蛋白 nsp7 和 nsp8 组成了转录复制机器的核心单元。首次在新冠病毒的 RNA 聚合酶的 N 端发现了一个独特的"β 发卡"结构域，这一结构域的发现为阐明新冠病毒 RNA 聚合酶的生物学功能提供了新的线索。

研究意义：研究报告了新冠病毒全长 nsp12 与辅因子 nsp7 和 nsp8 在 2.9Å 分辨率下的复合体的冷冻电镜结构。为设计以 RdRp 为靶点的新型抗病毒药物奠定了基础。同时模拟了瑞德西韦和法匹拉韦等候选药物的效应分子与新冠病毒 RdRp 可能的作用模式，为深入研究新冠病毒复制的分子机制奠定了重要的理论基础。

（3）来自清华大学等机构的研究人员在 *Nature* 上发表题为 "Structure of the SARS-CoV-2 Spike Receptor-binding Domain Bound to the ACE2 Receptor" 的研究论文[14]。揭示了新冠病毒识别和结合人 ACE2 的机制及形成的复合物的晶体结构。

研究背景：解析病毒如何侵染人体细胞是了解病毒感染过程中的重要一环，同时也可以针对相应的重要靶点开展药物筛选和疫苗研究。新冠病毒感染的关键一步，在于病毒表面的刺突蛋白与人体细胞表面 ACE2 受体蛋白的特异性结合。揭示新冠病毒刺突蛋白的结构，在分子和原子水平了解新冠病毒与 ACE2 之间的相互作用，对于阻止新冠病毒的传染有重大意义。

研究方法和结论：研究利用 X 射线晶体衍射技术，以 2.45Å 的分辨率确定了与细胞受体 ACE2 结合的新冠病毒刺突蛋白受体结合域（spike receptor binding domain，RBD）的晶体结构，进一步在新冠病毒 RBD 的结构分析中发现了对 ACE2 结合至关重要的残基，分析了以 RBD 为靶点的两种 SARS-CoV 抗体的表位，为今后交叉反应性抗体的鉴定提供了思路。

研究意义：研究准确定位了新冠病毒 RBD 和受体 ACE2 的相互作用位点，揭示了受体 ACE2 特异性介导新冠病毒细胞侵染的结构基础，为治疗性抗体药物开发以及疫苗的设计奠定了重要基础。

（4）来自浙江西湖高等研究院、西湖大学等机构的研究人员在 *Science* 上发表题为 "Structural Basis for The Recognition of SARS-CoV-2 by Full-length Human ACE2" 的研究论文[15]。解析了新冠病毒 S 蛋白三聚体 3.5Å 的近原子分辨率结构，新冠病毒细胞表面受体 ACE2 的全长三维结构，以及表面蛋白 S 受体结合结构域与细胞表面受体 ACE2 全长蛋白质复合物的三维结构。

研究背景：血管紧张素转换酶 2（ACE2）是严重急性呼吸综合征冠状病毒（SARS-CoV）和新型冠状病毒（SARS-CoV-2）的细胞受体，理解冠状病毒进入靶细胞的结构基础和功能特征，对发现和优化阻断进入细胞的抑制剂有重要作用。

研究方法和结论：通过共表达的方法获得了 ACE2 与 B0AT1 优质稳定的复合物，并利用冷冻电镜平台解析其三维结构。通过分析 ACE2 的全长蛋白质结构，发现 ACE2 以二聚体形式存在，同时具有开放和关闭两种构象变化，但两种构象均含有与冠状病毒的相互识别界面。

研究意义：研究的发现是世界上首次解析出 ACE2 的全长结构，从生物物理及结构生物学的角度提供了对冠状病毒识别和感染的分子基础的重要见解，为进一步解析全长 ACE2 和新冠病毒的 S 蛋白复合物的三维结构奠定了基础。

成果 7：创建"方舱医院"，有效隔离与救治患者，迅速重建医疗体系

来自中国医学科学院北京协和医学院、中日友好医院、中国工程院、国家卫生健康委员会等机构的研究人员在 *The Lancet* 上发表 "Fangcang Shelter Hospitals: A Novel Concept for Responding to Public Health Emergencies" 的研究论文[16]。描述了为何要建设方舱医院、建设方舱医院的过程，以及如何运转方舱医院，并详细解释了方舱医院的三大关键特征和五大基本功能。介绍了中国利用方舱医院应对新冠肺炎疫情的实践经验。

研究背景：2020 年 1 月底 2 月初新冠肺炎疫情在武汉市急剧暴发，对武汉市医疗系统造成了极大的压力，定点医院中可供新冠肺炎患者使用的床位严重缺乏，成千上万的轻中度新冠肺炎患者不得不进行居家隔离和观察，但居家隔离同时带来了疾病监测困难、居家隔离难以严格执行、居家隔离人员心理压力大等一系列严重后果，急需建设新的医疗设施替代居家隔离，减少家庭聚集性疫情，阻断新冠肺炎疫情链条。

研究方法及结论：中国的方舱医院通过将体育场馆、会展中心等现有公共场所改建成医疗卫生设施，迅速建成大型临时性医院，发挥将轻度至中度新冠肺炎患者与家庭和社区隔离，同时提供医疗、疾病监测、食物、住所和社会活动的作用。方舱医院具有三大特点（建设迅速、规模庞大、建设和运行成本低廉）及五大基本功能（隔离、分流、提供基本医疗服务、及时监测和快速转诊、提供基本的生活和社会交往）。在疫情防控中成为国家应对新冠肺炎疫情及未来疫情和突发公共卫生事件的有力组成部分。

研究意义：方舱医院是中国应对新冠肺炎疫情的关键举措之一，集中隔离轻、中症患者，有效阻断了定点医院的医疗挤兑并阻断了居家隔离导致的家庭聚集性传染链条，迅速重建了疫情中的医疗体系。武汉方舱医院的设立和运行在有效控制疫情方面发挥了不可替代的作用，并成为国际抗疫合作的一部分，在多个国家得到应用。未来大型公共场所（如体育场馆、会展中心、展览中心、体育馆、工厂和仓库）的设计和施工也可借助此次的经验整合一些战略功能，促进其将来可能向方舱医院进行转换。

成果 8：首次发布《新型冠状病毒肺炎相关静脉血栓栓塞症防治建议（试行）》和《新冠肺炎并发静脉血栓栓塞症的防治专家共识》

该进展包含两篇文献。

来自中日友好医院、中国医学科学院北京协和医学院、江汉大学附属医院、兰州大学基础医学院等机构的研究人员分别在《中华医学杂志》和 *Thromb Haemost* 刊登《新

型冠状病毒肺炎相关静脉血栓栓塞症防治建议（试行）》[17]和 "Prevention and Treatment of Venous Thromboembolism Associated with Coronavirus Disease 2019 Infection：A Consensus Statement before Guidelines"（《新冠肺炎并发静脉血栓栓塞症的防治专家共识》）[18]，为全球临床医生提供了关于新冠肺炎患者合并静脉血栓栓塞症（VTE）的防治建议。

研究背景：新冠肺炎合并静脉血栓栓塞症一直被国内外学者所关注。在抗击新冠肺炎疫情的临床实践中，发现近20%的新冠肺炎患者会出现凝血功能异常，几乎所有的重型和危重型患者都存在明显的凝血功能紊乱。随着新冠肺炎诊治患者的增加，一线临床医师在实践中发现有多例新冠肺炎患者合并 VTE 的病例报道，尤其是合并肺栓塞（PE），可能是造成感染者病情加重，甚至死亡的重要病因。此外，部分患者早期存在明显的高凝状态，若不加以干预可能继发广泛的微血栓形成，最终导致弥散性血管内凝血（DIC），严重影响患者的预后。由于目前对新冠病毒的认识尚不全面与深入，面对诸多凝血功能异常的新冠肺炎患者及疑似合并血栓形成的患者，临床医师尚缺乏可靠的指导意见与高质量指南。

研究方法及结论：基于目前循证医学证据及临床经验，对有并发 VTE 风险的新冠肺炎住院患者建议首选低分子肝素进行预防治疗。部分患者病情反复，导致治疗期间的血栓风险和出血发生动态变化，需反复评估和优化治疗对策。对于高度怀疑并发 VTE 的患者，在完善病史、仔细体格检查的基础上，应尽量完善影像学确证检查。对于疑似并发高危 PE 的患者，在无禁忌情况下，可结合床边超声心动图的提示尝试溶栓治疗。若无检查条件，在无禁忌情况下可尝试经验性抗凝治疗。对有新冠肺炎接触史而接受隔离的个体，或接受隔离治疗的轻型、普通型患者，应重视适当活动、补充水分，避免久坐、脱水，通过生活方式的干预，减少 VTE 发生的风险。

研究意义：凝血功能异常是造成新冠肺炎患者病情加重，甚至死亡的重要病因。这两篇文章基于我国抗疫实践经验与全面的文献检索，为全球临床医生提供了关于新冠肺炎患者合并静脉血栓栓塞症的防治建议，并对不同疾病严重程度、血栓形成风险、出血风险等具体情况提供详细的诊疗意见，被国内外广泛借鉴。

成果 9：最先建立新冠病毒感染动物模型，为新冠肺炎基础及临床研究提供关键性实验动物平台

该成果包含两篇文献。

（1）来自中国疾病预防控制中心病毒病预防控制所等机构的研究人员在 *Nature* 杂志发表题为 "The Pathogenicity of SARS-CoV-2 in hACE2 Transgenic Mice" 的文章[19]，率先建立国际首个 SARS-CoV-2 感染动物模型。

研究背景：血管紧张素转换酶 2（ACE2）是 SARS-CoV 感染细胞的受体，病毒 S 蛋白的 RBD 区域通过与 ACE2 结合而进入细胞内，该团队曾在非典期间用 ACE2 人源化的转基因小鼠研制了 SARS-CoV 感染小鼠模型。SARS-CoV S 蛋白和 SARS-CoV-2 S 蛋白具有大约 76% 的氨基酸序列一致性，生物学分析推测 ACE2 同为 SARS-CoV-2 的细胞受体，但尚缺乏确凿的证据。

研究方法和结论：在感染 SARS-CoV-2 的 hACE2 小鼠中观察到了体重减轻和病毒在肺中复制。典型的组织病理学是间质性肺炎，肺泡间质中大量淋巴细胞和单核细胞浸润，肺泡腔内巨噬细胞聚集。在支气管上皮细胞、肺泡巨噬细胞和肺泡上皮细胞中观察到病毒抗原。在具有 SARS-CoV-2 感染的野生型小鼠（没有转 hACE2 的小鼠）中未发现该现象。证实了 SARS-CoV-2 在 hACE2 小鼠中的致病性。这种 SARS-CoV-2 感染小鼠模型对于评估抗病毒治疗剂和疫苗很有价值。

研究意义：该研究首次成功模拟了 SARS-CoV-2 入侵并感染、体内复制、机体免疫、病理改变、症状发生和转归的全过程，体内证实了 SARS-CoV-2 的致病性，促进了对 SARS-CoV-2 的病原学和病理学认知，并遵循科赫法则证实了 SARS-CoV-2 的致病病原体。

（2）来自中国医学科学院医学实验动物研究所等机构的研究人员在 *Science* 杂志发表题为 "Primary Exposure to SARS-CoV-2 Protects Against Reinfection in Rhesus Macaques" 的文章[20]，率先建立了恒河猴 COVID-19 感染动物模型及再感染动物模型，发现初次感染 SARS-CoV-2 的猴子可对该病毒产生短期的免疫力。

研究背景：由 SARS-CoV-2 感染引起的 COVID-19 疫情成为全球大流行病，且当时尚不清楚正在康复的患者是否有再次感染 SARS-CoV-2 的风险。

研究方法和结论：这项研究使用了 7 只成年的中国恒河猴作为实验模型，来纵向追踪从初次 SARS-CoV-2 感染到同一病毒株再感染的短期感染状况。被 SARS-CoV-2 初次感染的恒河猴在早期恢复期可以防止该病毒的再次攻击。然而，仍然有必要阐明针对 SARS-CoV-2 的中和抗体或其他免疫作用的保护机制。这种短期初次感染-再次感染猕猴模型为疫苗接种研究、恢复期血清治疗和 COVID-19 的预后提供了很有用的信息。在初次感染的早期阶段，恒河猴体内已产生的中和性抗体足够抵御 SARS-CoV-2，相应地，正在康复的患者也能够形成足够特异性抗体免疫，不会再次感染 SARS-CoV-2。

研究意义：研究突破了疫苗、药物从实验室向临床转化的关键技术瓶颈，为发病机制、传播途径和治疗方法研究提供了关键性实验动物平台。

成果 10：从新冠肺炎康复期患者体内成功分离具有高活性的病毒特异性单克隆中和抗体

该成果包含三篇文献。

（1）来自中国医学科学院医学实验动物研究所等机构的研究人员合作在 *Cell* 杂志发表题为 "Potent Neutralizing Antibodies Against SARS-CoV-2 Identified by High-Throughput Single-Cell Sequencing of Convalescent Patients' B Cells" 的文章[21]，该研究表明可以通过高通量单 B 细胞测序有效地发现人中和抗体，以应对大流行性传染病。

研究背景：由 SARS-CoV-2 引起的 COVID-19 疫情是全球卫生紧急事件，急需治疗性药物以及预防性疫苗缓解疫情。抗体是治疗 COVID-19 的有效药物之一，目前已有不少临床试验正在使用恢复的病人的血清进行治疗，但是这种方法难以批量生产，同时病人血清中的抗体数量繁多，特异性不确定，因此效果如何未可知。所以从这些康复的病人体内找出 SARS-CoV-2 特异性的中和性抗体对于下一步的治疗性抗体的开发和批量生产至关重要。

研究方法和结论：该研究通过高通量单细胞 RNA 和来自 60 名康复期患者的抗原富集 B 细胞的 VDJ 测序对 SARS-CoV-2 中和抗体的快速鉴定。从 8558 种抗原结合 IgG1$^+$ 克隆型中，鉴定出 14 种有效的中和抗体，其中最有效的一种是 BD-368-2，对假型和真实 SARS-CoV-2 的 IC$_{50}$ 分别为 1.2ng/mL 和 15ng/mL。BD-368-2 在 SARS-CoV-2 感染的 *hACE2* 转基因小鼠中也显示出强大的治疗和预防功效。此外，中和抗体与刺突-胞外域三聚体的 3.8Å 冷冻电镜结构显示该抗体的表位与 ACE2 结合位点重叠。此外，该研究证明可以根据预测的 CDR3H 结构与 SARS-CoV 中和抗体的相似性直接选择 SARS-CoV-2 中和抗体。

研究意义：这些中和抗体为 COVID-19 提供了一种潜在的治疗方法及短期预防手段，标志着抵抗 COVID-19 疫情的一个重要里程碑。

（2）来自中国人民解放军总医院等机构的研究人员在 *Nature* 杂志发表题为 "A Human Neutralizing Antibody Targets The Receptor-binding Site of SARS-CoV-2" 的文章[22]，该研究首次报道了在非人灵长类动物实验模型中，能够有效治疗和预防新冠病毒（SARS-CoV-2）感染的特异性、全人源克隆抗体。

研究背景：针对新冠肺炎疫情也已开展了多项临床试验，以评估恢复期血浆治疗新冠肺炎的有效性和安全性。初步数据显示恢复期血浆对治疗新冠肺炎有潜在益处，具有临床应用的潜力。然而，恢复期血浆收集的现实局限性及缺乏相应风险评估等原因，导致大规模使用恢复期血浆输血进行新冠肺炎治疗的计划面临挑战。SARS-CoV-2 是一种感染人类的高致病性病毒，它与非典病毒的相似性在于它们都使用相同的 ACE2 进入细胞。既往研究表明，大量抗体通过靶向非典病毒或中东呼吸综合征冠状病毒的 RBD（RNA 结合结构域）表现出中和活性。因此，研究人员试图从恢复期患者中分离出针对 SARS-CoV-2 的中性单克隆抗体。他们利用 SARS-CoV-2 蛋白重组作为诱饵，从新冠肺炎恢复期患者外周血单核细胞中筛选特异性记忆 B 细胞，再通过扩增获得分类后的细胞中获取抗体可变序列。

研究方法和结论：在该研究中，研究人员报告了从一名恢复期新冠肺炎患者中分离出 2 种特异性人类单克隆抗体（MAbs）：CA1 和 CB6。研究人员发现 CA1 和 CB6 在体外对 SARS-CoV-2 表现出了强大的 SARS-CoV-2 特异性的中和活性。此外，在预防和治疗环境中，CB6 都能抑制恒河猴的 SARS-CoV-2 感染。进一步的结构研究表明，CB6 可以识别与 SARS-CoV-2 受体结合域（RBD）中的 ACE2 结合位点重叠的表位，从而通过空间位阻和直接的界面-残基竞争作用干扰病毒/受体的相互作用。这些研究结果表明，CB6 值得进一步的临床研究和转化。

研究意义：本次研发的中和抗体具有临床应用的重大前景。目前已经完成技术转化和治疗性抗体的生产工艺建设，产业化进展顺利，预期将在近期申请临床试验。一旦成功上市，将会为世界疫情防控工作做出贡献。

（3）来自清华大学和深圳市第三人民医院的研究人员合作在 *Nature* 杂志发表题为 "Human Neutralizing Antibodies Elicited by SARS-CoV-2 Infection" 的文章[23]，该研究分离得到的高活性中和抗体为开发新冠病毒临床干预抗体打下了坚实的基础。

研究背景：B 淋巴细胞是体内产生和分泌抗体的专职细胞，在抗击感染、肿瘤和自身免疫疾病过程中发挥着关键的作用。从数量上看，抗体可以构成血浆总蛋白质量的20%左右，并随着血液的流动在全身持续不断地巡视外来入侵的病原体，对其实施强大的抑制和清除作用。在人体接种疫苗后所诱导产生的保护性免疫反应中，B 细胞所产生的针对病原体的抗体，特别是具有中和能力的抗体起着关键性的作用。

研究方法和结论：研究团队报告了从 8 例 SARS-CoV-2 感染者的单个 B 细胞中分离并鉴定 206 个 RBD 特异性单克隆抗体。研究人员鉴定了具有有效的抗 SARS-CoV-2 中和活性的抗体，这些抗体与 ACE2 结合 RBD 的竞争能力相关。尽管发现了大量的针对其三聚刺突蛋白的血浆交叉反应，但无论是抗 SARS-CoV-2 抗体，还是感染的血浆与 SARS-CoV 或 MERS-CoV RBDs 都没有发生交叉反应。RBD 结合抗体的晶体结构分析显示空间位阻可以抑制病毒与 ACE2 的结合，从而阻断病毒的进入。这些发现表明，抗 RBD 抗体是病毒种特异性抑制剂。这里发现的抗体可能是开发 SARS-CoV-2 临床干预的候选抗体。

研究意义：此次 SARS-CoV-2 高效中和抗体的研究是又一重要成果，为治疗性抗体药物开发奠定了坚实的基础。目前，高活性中和抗体的生产和临床应用工作正在全力推进中，力争尽快实施动物体内的安全性和保护性评估，开展人体临床试验和推向临床应用，造福于广大新冠肺炎感染者，为遏制疫情发展做出贡献。

成果 11：快速成功研制国产新冠肺炎疫苗

新冠肺炎疫情暴发后，我国在疫情早期快速启动疫苗研发计划，紧急启动医疗器械应急审批程序，布局多条技术路线。

2020 年 3 月 16 日，军事科学院军事医学研究院和康希诺生物联合开发的重组新冠病毒疫苗（5 型腺病毒载体）在武汉启动 I 期临床试验，是全球首个进入临床研究阶段的新冠疫苗，2020 年 4 月 12 日进入 II 期临床试验，也是全球首个进入 II 期临床试验的新冠病毒疫苗。该疫苗的 I 期临床试验数据结果表明其具备安全性和良好的耐受性以及能引起免疫应答反应，是全世界最早的新冠病毒疫苗人体临床数据。

2020 年 4 月 12 日，由国药集团中国生物武汉生物制品研究所有限责任公司研发的新冠病毒灭活疫苗成为全球首个获得临床试验批件的新冠病毒灭活疫苗（Vero 细胞）；2020 年 12 月 31 日，由国药集团中国生物北京生物制品研究所有限责任公司研发的新冠病毒灭活疫苗（Vero 细胞）获批附条件上市，2021 年 4 月 1 日正式获得新冠病毒灭活疫苗欧盟 GMP 证书。2021 年 5 月 7 日，该新冠病毒灭活疫苗（Vero 细胞）获得世界卫生组织紧急使用授权，纳入全球"紧急使用清单"（EUL）。这款疫苗是世界卫生组织认证的安全有效的高质量疫苗，也是世界卫生组织批准的首个中国新冠病毒疫苗紧急使用认证，同时是第一个获得世界卫生组织批准的非西方国家的新冠病毒疫苗。6 月 1 日，世界卫生组织批准将中国北京科兴中维生物技术有限公司研制的"新型冠状病毒灭活疫苗——克尔来福®"列入紧急使用清单。

目前，我国已有 5 个生产企业的新冠病毒疫苗批准附条件上市或紧急使用。附条件批准上市的 3 个新冠病毒灭活疫苗产品分别由国药集团中国生物北京生物制品研究所有限责任公司（北京所）、武汉生物制品研究所有限责任公司（武汉所）和北京科兴中维生物技术有限公司（科兴中维）生产；附条件批准上市的腺病毒载体疫苗为康希诺生物股份公司（康希诺）生产的重组新冠病毒疫苗（5型腺病毒载体）；获批紧急使用的重组亚单位疫苗为安徽智飞龙科马生物制药有限公司（智飞龙科马）生产的重组新冠病毒疫苗（CHO细胞）。

成果12：中医药在新冠肺炎防治中的作用及"三药三方"的应用

在新冠肺炎疫情早期无特效药、无疫苗的情况下，以"三药三方"为代表的一批中药在缓解症状、减少重症和帮助康复中发挥了作用。

"三药"是指金花清感颗粒、连花清瘟颗粒（胶囊）、血必净注射液，其中金花清感颗粒和连花清瘟颗粒在治疗轻型、普通型患者方面显示出良好的疗效，可改善相关免疫学指标，有效减轻转重率。血必净注射液主要用于重型和危重型患者的早期和中期治疗，可提高治愈率、出院率，减少重型向危重型转化的概率。

"三方"是指清肺排毒汤、化湿败毒方、宣肺败毒方三个方剂，其中清肺排毒汤在阻断轻型、普通型向重型和危重型发展方面发挥重要作用。化湿败毒方和宣肺败毒方是在武汉一线的临床救治过程中，根据临床观察总结出来的有效方剂，在阻断病情发展、改善症状，特别是在缩短病程方面有着良好的疗效。

参 考 文 献

[1] Ren LL, Wang YM, Wu ZQ, et al. Identification of a novel coronavirus causing severe pneumonia in human: a descriptive study. Chinese Medical Journal, 2020, 133(9): 1015-1024.

[2] Zhu N, Zhang D, Wang W, et al. A novel coronavirus from patients with pneumonia in China, 2019. The New England Journal of Medicine, 2020, 382(8): 727-733.

[3] Zhou P, Yang XL, Wang XG, et al. A pneumonia outbreak associated with a new coronavirus of probable bat origin. Nature, 2020, 579: 270-273.

[4] Wang C, Horby PW, Hayden FG, et al. A novel coronavirus outbreak of global health concern. The Lancet, 2020, 395(10223): 470-473.

[5] Huang C, Wang Y, Li X, et al. Clinical features of patients infected with 2019 novel coronavirus in Wuhan, China. The Lancet, 2020, 395(10223): 497-506.

[6] Guan WJ, Ni ZY, Hu Y, et al. Clinical characteristics of coronavirus disease 2019 in China. The New England Journal of Medicine, 2020, 382(18): 1708-1720.

[7] Chan JF, Yuan S, Kok KH, et al. A familial cluster of pneumonia associated with the 2019 novel coronavirus indicating person-to-person transmission: a study of a family cluster. The Lancet, 2020, 395(10223): 514-523.

[8] Li Q, Guan X, Wu P, et al. Early transmission dynamics in Wuhan, China, of novel coronavirus-infected pneumonia. The New England Journal of Medicine, 2020, 382(13): 1199-1207.

[9] Pang X, Ren L, Wu S, et al. Cold-chain food contamination as the possible origin of COVID-19 resurgence in Beijing. National Science Review, 2020, 7(12): 1861-1864.

[10] Cao B, Wang YM, Wen DN, et al. A trial of Lopinavir–Ritonavir in adults hospitalized with severe COVID-19. The New England Journal of Medicine, 2020, 382(19): 1787-1799.

[11] Wang YM, Zhang DY, Du GH, et al. Remdesivir in adults with severe COVID-19: a randomised, double-blind, placebo-controlled, multicentre trial. The Lancet, 2020, 395(10236): 1569-1578.

[12] Yao HP, Song YT, Chen Y, et al. Molecular architecture of the SARS-CoV-2 virus. Cell, 2020, 183: 730-738.

[13] Gao Y, Yan LM, Huang YC, et al. Structure of the RNA-dependent RNA polymerasefrom COVID-19 virus. Science,

2020, 368(6492): 779-782.

[14]Lan J, Ge J, Yu J, et al. Structure of the SARS-CoV-2 spike receptor-binding domain bound to the ACE2 receptor. Nature, 2020, 581: 215-220.

[15]Yan RH, Zhang YY, Li YN, et al. Structural basis for the recognition of SARS-CoV-2 by full-length human ACE2. Science, 2020, 367(6485): 1444-1448.

[16]Chen SM, Zhang ZJ, Yang JT, et al. Fangcang shelter hospitals: a novel concept for responding to public health emergencies. The Lancet, 2020, 395(10232): 1035-1314.

[17]翟振国, 李承红, 王辰, 等. 新型冠状病毒肺炎相关静脉血栓栓塞症防治建议(试行). 中华医学杂志, 2020, 100(11): 808-813.

[18]Zhai ZG, Li CH, Chen YL, et al. Prevention and treatment of venous thromboembolism associated with coronavirus disease 2019 infection: A consensus statement before guidelines. Journal of Vascular Surgery Venous and Lymphatic Disorders, 2020, 120(6): 937-948.

[19]Bao L, DengW, HuangB, et al. The pathogenicity of SARS-CoV-2 in hACE2 transgenic mice. Nature, 2020, 583(7818): 830-833.

[20]Deng W, Bao L, Liu J, et al. Primary exposure to sars-cov-2 protects against reinfection in rhesus macaques. Science, 2020, 369(6505): 818-823.

[21]Cao Y, Su B, Guo X, et al. Potent neutralizing antibodies against SARS-CoV-2 identified by high-throughput single-cell sequencing of convalescent patients' B cells. Cell, 2020, 182(1): 73-84. e16.

[22]Shi R, Shan C, Duan X, et al. A human neutralizing antibody targets the receptor-binding site of SARS-CoV-2. Nature, 2020, 584(7819): 120-124.

[23]Ju B, Zhang Q, Ge J, et al. Human neutralizing antibodies elicited by SARS-CoV-2 infection. Nature, 2020, 584(7819): 115-119.